药海探艺

名老药师刘绍贵临床耕耘60年经验集成

主编 廖建萍 刘红宇

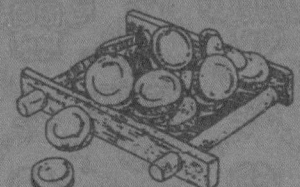

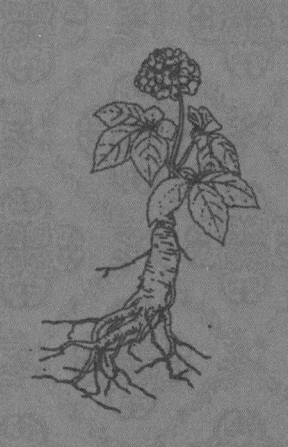

CSK 湖南科学技术出版社

国家一级出版社 全国百佳图书出版单位

·长沙·

《药海探艺——名老药师刘绍贵临床耕耘60年经验集成》编委会

湖湘首席中药专家刘绍贵简介

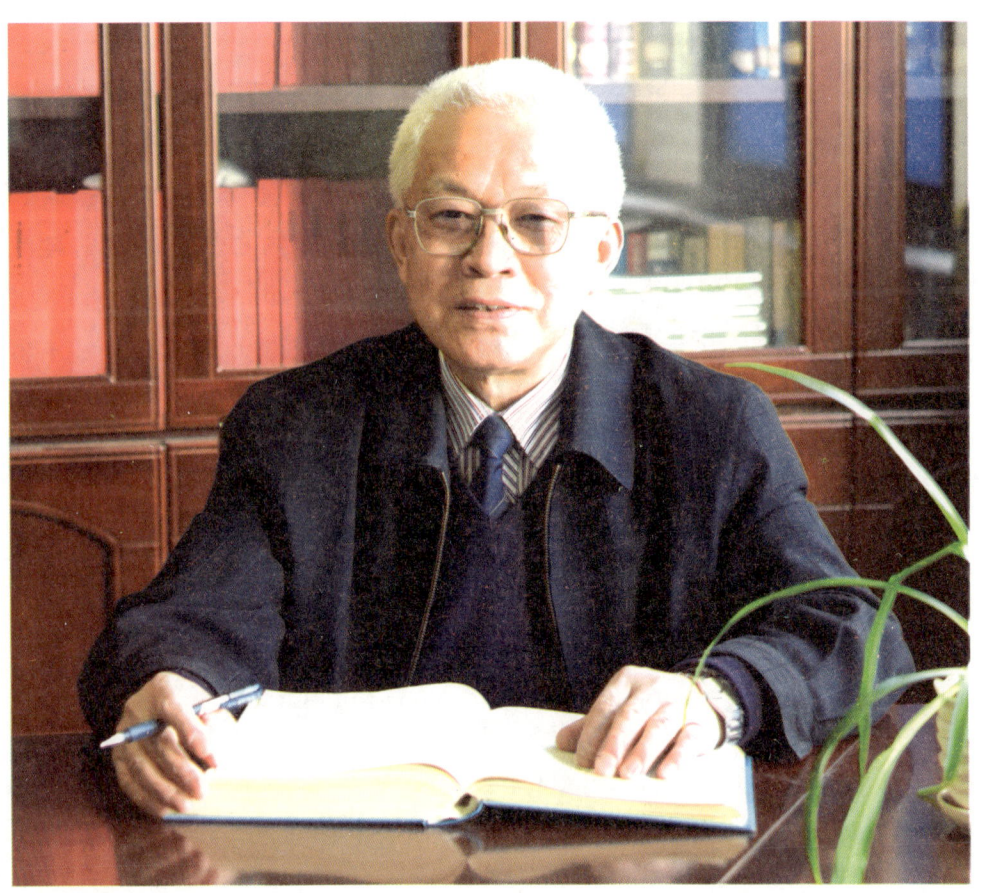

刘绍贵　1942年9月出生，汉族，湖南华容县人，主任药师，湖南省首批名中医，湖南省中医院药剂学科学术带头人，湖南中医药大学第一附属医院首届名医，第三批、第四批全国名老中医药专家学术经验继承工作指导老师，2012年成立"刘绍贵全国名

老中医药专家传承工作室",获湖南中医药大学"本科教育60周年春华秋实奖"。长期从事中药学教育和中医院药学工作,并兼任中医药学术团体职务40余年,专业理论基础和实践经验丰富,主持或参与完成了多项科研课题,主编出版了30余部专业著作,主审和参编著作各10余部,撰写发表学术文章200余篇。近20年来,主要致力于科普宣传,撰写发表了400余篇中医药科普养生文稿,先后被《环球时报》和《生命时报》授予"科普影响力奖";《健康报》授予"年度健康传播影响人物";《快乐老人报》授予"功勋作者"称号;被《中国中医药报》和《新湖南》等媒体分别誉为"科普痴人"和"科普达人"。刘老在行业内享有较高声誉和影响,被誉为德艺双馨的湖湘首席中药专家和后学者的楷模,已被《当代湖湘名医》《当代名老中医图录》《中国医院药学发展史》等多部典籍收载。

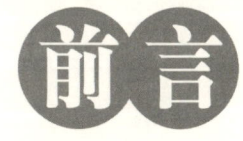

　　刘绍贵主任药师已习业、从业60余年，为湖南省首批名中医，被誉为德艺双馨的湖湘首席中药专家。他几十年如一日，坚持修身为人，治学求实，甘于奉献；勤于读书，勇于实践，注重总结，不仅在事业上卓有成就，而且在学术上凝练了许多真知灼见，蕴成了丰富的学术经验。至目前为止，已主编出版著作30余部，主审专著10余部，参编或审修著作10余部，并担任过《湖南药物志》《湖南省中药炮制规范》等多部典籍的编写顾问，发表了200余篇学术性文章，撰写了400多篇科普养生文章。

　　本书是继《刘绍贵文集》《药道传真——名老药师刘绍贵妙谈中医药养生》之后，再次由传承工作室廖建萍、刘红宇主任药师所辑集的47篇学术文章或讲座报告，内容极为丰富，凸显了先生在习药、从药、识药、鉴药、制药、用药、管药和开展中药临床药学，实现多元化药学服务，促进现代中药药事管理等方面的学术理念和独具特色的宝贵经验。同时，也呈现了先生修身治学、为人处世的良好风尚。本书按4类归集成章，体例结构合理，文中语言精练，许多立论颇有闪光点，有如在浩瀚药海中呈现的"珠宝"，献予诸君，以便在闲暇、有兴之余一阅。

刘绍贵全国名老中医药专家传承工作室

于湖南中医药大学第一附属医院

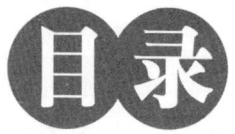

目录

CONTENTS

第三篇 执业领悟

第四篇 科普养生

附　录

第一篇 中药品质监管和辨识应用

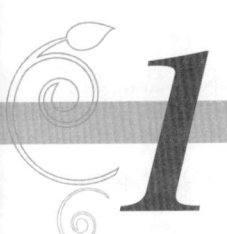

1 中药品种和质量变异

中药的品种、质量直接关乎着临床用药安全与疗效，故历代医药学家均有宏论，本草著作多有记述，当代中药学专家也进行了品种理论和应用研究，并取得了瞩目成就，特别是许多权威专家和药事管理部门对中药的宏观、微观质量管理进行了卓有成效的研究，不仅确立了整体质控标准，而且对大多数常用中药逐个建立了控制检识标准。随着社会文明的发展，人民健康、质量观念的改变，对中药品种、质量的需求和关注日渐增多，如近年来山银花与金银花等品种之争，甚至对有关标准和法规提出了质疑。现就中药品种、质量及其相关问题提出以下几点认识。

关于中药品种的记叙

传说神农以神鞭鞭打百草显现药性，被其尝过的花、草、根、叶甚多，著名的药草有茶叶、甘草、牛膝、天麻及断肠草等有毒药。古籍《诗经》最早记载了100多种可供药用的动植物名称，如车前、白薇、海藻、芦根、甘草、益母草、芍药、泽泻、白蔹、栝楼、香附、地黄、白芷、菟丝子、乌头、贝母、枸杞、苍耳子、木瓜、商陆、远志、马鞭草、乌梅、萱草等。《山海经》中共列出药物132种，其中植物药55种，动物药69种，矿物药和其他药各4种，并记述了各种动植物的性状及治疗作用，开了本草著作之先河。《五十二病方》中除收列280余个医方外，尚记叙了辛夷、肉桂、花椒、茅香、佩兰、桂皮、生姜、酸枣仁、高良姜、藁本、杜衡等许多治疗药物，计247种。《神农本草经》中详记植物药237种，动物药65种，矿物药43种，其他20种，总计365种，以应周天之数，尤其难能可贵的是在所记300多种药物中，仍有250余种为当今常用药物，且绝大多数系单原品种，被界定为正品药。《神农本草经》的最早注释本《神农本草经集注》增365种，共载730种。成书于公元659年，有我国和世界最早药典之誉的《新修本草》，载药850种，亦说844种，书分插图、图经、本草三部分，所定品种具有一定法定效应。宋代蜀医唐慎微撰《经史证类备急本草》，载药1558

种，若按《重修政和经史证类备用本草》计算，药品总数为1746种，每药附有药图，体现了图文并重。明代太医院院判刘文泰撰《御纂本草品汇精要》，可谓我国本草史学最后一部国家药典，载药1815种，特设五彩实物图4000余幅，可惜未能适时刊行。李时珍集古代药物学之大成，编著《本草纲目》，载植物药1094种，动物药443种，矿物药355种，总计1892种，成为古代本草载药之最，并绘制药图1160幅，被誉为史上的百科全书。据逐一仔细查对，在其所收的1892个品种中目前仍在使用的仅490余种，其余多数品种均被逐渐淘汰、更替或弃之不用。清代赵学敏多有补遗，在《本草纲目》基础上，使药物数增加到了2608种；吴其睿编著《植物名实图考》及《植物名实图考长编》，品种达1714，且图文并茂，但可惜所记均为药用植物。至于古代历史上出现的较为有名的本草著作约200余部，对药物品种均有论及，且数目不等，但均未超过当时的集成之作。

中华人民共和国成立以后，1956年出版《中国药用植物志》7卷，载药用植物350余种；1960年出版《药材学》，收载中药634种；1959—1961年出版《中药志》4册，收药500余种；1963年正式颁行《中华人民共和国药典》（简称《药典》），至2010年所有各版均界定了中药品种；从1975年起，先后出版《全国中草药汇编》上、下册，收载中草药近4000种；1977年出版《中药大辞典》上、下卷及附篇，收载中草药5767种，2006年修订版增收至6008种；还有《中国本草图录》《新华本草纲要》均载中草药6000余种；1999年出版《中华本草》，收载中草药8980种，集当代中药研究之大成；同时，自50年代中期至近年内先后推出6版《中药学》教材，其所介品种逐渐略有增加；进入21世纪之后，有关部门报告称，具有药用价值资源的品种达12807种。以上引述表明：历代发现或引用的药物品种数量是不断扩展和增加的。随着时代的变迁、生态环境的变异，以及人口的增加、用药需求和习惯的不同，用药知识和经验的积累，亦更替、淘汰了许多被认为不适宜和难以寻觅的品种。事实上，文献所载品种，药市上不一定有售，临床医家不一定都用，先生学习《中国药业史》了解到，战国时期上市的商品药材80余种，西汉初年，上市的中药品种仅180种左右；张骞出使西域后，胡药、番药品种增加，市售中药可见200余种，并出现了第一部药材商品学著作《范子计然》，记叙了87种药材规格；东汉末年成书的《神农本草经》记载了300余种药物；东汉后群雄割据，三国鼎立，两晋南北朝、五胡十六国，300 余年战争频仍，药市虽有发展，但品种并未见增多；大唐鼎盛时，药市品种、规模亦不是很大，官方下令在全国征集药物与药图，也仅 800 余种；宋代文化、科技、医药较为发达，官药局、民间药铺如雨后春笋般兴起，药市亦有发展，但未形成大的规模；明代形成较大规模药市，并逐渐成帮，营销品种达四五百种；清代药市拓展，同时先后出现了北京同仁堂、广州陈李济、上海童涵春、苏州雷允上等多家享有盛誉的药铺，经营品种大多达 500 种以上。当代，国家中医药管理部门规定，三级甲等以上中医院单味中药使用品种应在 500 种以上，实际上有的已达 600 种左右，综合全国各地医院所用到过的单味中药（包括部分民族药），约达 1200 种，药市普遍有售的品种仍不到 600 种，即许多文献品种并未成为药商经营和医家常用品种。这也说明用药需求虽然是品种增减的动因，但须具有相对恒量资源和市场保证，无论是几千种或万余种资源，均难以同时成为常用品种。

中药品种理论简介

中药品种是古代本草学和当代中药学中研究的重要内容之一，在 20 世纪 90 年代末并未见品种理论的提法，但 21 世纪初即 2004 年左右中药品种研究专家谢宗万先生，正式提出了中药品种理论之说，作为中药药性理论研究的重要部分，进行了较长时间研究，并先后推出了 31 论，2008 年出版专著，被称作"是我国第一部突出品种理论和具有中药品种学性质与内涵的专著"。全书 160 多万字。在谢老先生所述 31 论中，先生比较有兴致的是：品种延续论、变迁论、正品认识论和品种扩展论，除上述各论外，其他 20 余论中，先生认为有好几论尚够不成品种理论。

1. 所谓品种延续，即历代相传使用者，如人参、当归、黄芪、黄芩、黄连、黄精、地黄等许多品种，自汉魏六朝以来，历时 2000 余年，《神农本草经》中所载的药物有 200 多味药仍在应用，说明这些药物一直在延续使用。即使几百年前才被引用，而后一直相沿使用至今的三七、银柴胡、太子参等，亦可称其为延续使用品种。

2. 品种变迁，即李时珍所说的"古代药物兴废不同"，因为时代变迁、物种变异、各种习用品种不同，异物同名等多种因素所出现的变化。如通草与木通，《新修本草》以前的本草和《本草纲目》中所载的通草是木通科木通，而《药性论》和《食性本草》则直称木通，不叫通草。在《图经本草》

和《证类本草》中则将木通科的木通和五加科的通脱木等均称为通草。在《本草拾遗》和《本草品汇精要》中则明确将通草与木通分开；当今，木通科木通在国内大多数地区并不作木通使用，而用毛茛科的山木通和川木通，通草除五加科的通脱木外，尚更多使用旌节花科植物喜马山旌节花、中国旌节化的茎髓，或山茱萸科植物青荚叶的茎髓，并改称小通草；枳实在《神农本草经》及宋以前的本草中，均认定为芸香科植物枸橘的未成熟果实，而自宋《图经本草》后则均认为以酸橙枳实为优，直到现行药典一如界定；再如硇砂，古本草所载实为白硇砂，亦名淡硇砂，系氯化铵矿石，而当今市售品多为紫硇砂，即紫色石盐，为石盐中含少量硫和锂元素且呈暗红色的矿石，主含氯化钠和铁；紫石英，古代多用紫水晶（主含二氧化硅），而现代则用萤石（氟石），主含氟化钙；秋石，古代多用淡秋石，现代多用咸秋石，系食盐加工而成；还有续断、太子参、预知子、荜澄茄、鹤虱、橘红、泽兰、海狗肾等古今药用品种均有变化。

3. 所谓正品，谢老称："考证有据，名实相符，质量合格"即可视为正品，其类可分为法定正品、传统正品、新正品三种。法定者即由政府颁行的国家药典、部颁或局颁标准所载之品；传统者即历代权威本草著作所载，且较广泛使用和认同的、质量符合经验鉴别要求的品种；新正品即新近发现的质优品种，并经研究评审合格者，如新疆紫草、江香薷、塞隆骨、新疆阿魏、禹白附、龙血竭等。

4. 至于品种扩展，有两方面含义，一是药物总数的扩展，先生在前面已作记叙，二是品种的来源即基原扩展，即有许多药物的植物或动物基原只有一种，而有的则有二种、三种，甚至有四、五、六种。据考证多原性品种自古有之，如《新修本草》云"蓝实有三种"；《本草纲目》云"蓝有五种"；《本草拾遗》云"麦冬大小有三四种"，"三棱有三四种"；黄精在《证类本草》中有10图，沙参有3图；有人统计，《药典》1995年版收药材442种，其中植物基原有两种的为80余种，三原的30余种，四原以上的10余种，总计占收药总数的27.6%；先生对《药典》2010年版亦逐一进行了统计，药物总数613种，其中二原的100种，三原的46种，四原至六原的13种，占收药总数的25.92%。三原的如大黄、山慈菇、小通草、天南星、木通、五倍子、瓦楞子、升麻、水蛭、甘草、石韦、石斛、老鹳草、百合、百部、竹茹、牡蛎、吴茱萸、辛夷、青黛、松花粉、郁李仁、细辛、威灵仙、砂仁、莪术、党参、娑罗子、海龙、桑螵蛸、预知子、黄连、黄精、蛇蜕、麻黄、蒲公英、蒲黄、豨莶草、麝香等；四原的如三颗针、龙胆、地龙、苦杏仁、郁金、秦艽、秦皮、淫羊藿等；五原的如钩藤、海马；六原的如川贝母、石决明等；单原品种为454种。应该说及的是有的物种其基原可多达几十种，但被法定引用的品种基原应该是有限的，决不可太多大滥，随意扩展增加。

5. 关于忍冬、金银花与山银花的问题：忍冬之名，首见于《肘后备急方》，《名医别录》述其"味甘，温，无毒，主治寒热、身肿，久服轻身，延年，益寿。处处皆有，似藤生，凌冬不调，故名忍冬"。表明我国宋以前的忍冬仅代表一个中药名称，并未引入18世纪后期外来的植物学分类概念，即不可能与忍冬科忍冬属植物对接，更不可能将"处处皆有"的植物仅锁定为某一两个区域独有的品种。金银花之名，首见于北宋时的《苏沈良方》，后世诸家本草常将忍冬、金银花等名称互用，进入近代、现代以来更多以金银花成名。山银花在古代本草和近代本草著作中查无其名，而是现代不知哪位专家特造的一个名称，其名始见于《药典》1977年版"金银花"植物来源麾下，其载为忍冬、红腺忍冬、山银花和毛花柱忍冬四种来源中的一种，后经《药典》1985年版、1990年版、1995年版、2000年版均相继如此归并，自2005年版开始，突然将金银花、山银花分列，在金银花来源项下仅收忍冬科植物忍冬一种，而将原与山银花并列的红腺忍冬及灰毡毛忍冬、华南忍冬3种一并归于山银花，至2010年版再加黄褐毛忍冬，使"山银花"在不到10年的时间内一展为四。咨其理由，一说是缺乏传统本草依据，二说是成分含量多少有差异，三说是质量有优劣。先生在此问题上的认识是：山银花其名查无本草出处，也并不是植物分类检索中出现的名称，仅是广西地产金银花的别名之一，作为药典却将其定为法定名称，并把原载于金银花项下的几个品种一并归于旗下，从三原神速发展至四原，确显不够严谨，令人难以信服，这是其一。其二，多原性品种的药物或生长于不同地区的植物，所含成分或某一成分的含量存在一点差异并不足怪，只要对用药安全和疗效不构成明显影响应该是允许的，其实现行版药典不是同样收载了三至六原的品种吗？其三，中医临床用药不可能完全"唯成分论"，李时珍在《本草纲目》中所载的1892种并未标明有效成分及其含量。其实，经反复查阅，无论2005年版还是2010年版，对金银花与山银花的性味、归经、功效主治、用法用量、使用注意的文字表述完全一致，更未提及山银花有毒副作用或不良反应。其四，在2010年版所载品种中，二原及其以上多原的品种即有159种，如果再出现人为意念，均将其逐一分列，将会出现何种情景和影响？其五，中药有道地与非道地之分，质量有优劣之别，由于生态环境、种植、栽培和采集加工技术的差异，在一定时期内有的地产药材质量略显优胜是客观存在的，但并不需要在依据并不充分时排斥其他区域所产的同类品种。

中药质量及其某些变异

"质量"二字从字义来讲，应包括品质和用量双重含义。在正常情况下，"品质"的好坏可以决定"用量"的多寡。对中药质量优劣的评判，传统经验认为：一是形质、品规等级，固有的形、色、气、味及修治合法合度，二是安全、有效，疗效好即质量好，配伍使用无明显毒副作用，三是用量少，特别是稀缺、昂贵品种，用少而贵显。广义的药品质量，具有五种特征，即有效性、安全性、稳定性、均一性、经济性，但中药大多为天然物质，其稳定性、均一性则难以控制。同时，药品质量含义及其标准的确立和认知也是动态发展的。

1. 中药材及其饮片质量控制的主要方法是辨状论质。所谓"辨状论质"，实为性状鉴定法，俗称经验鉴别法，是几千年来相沿使用的方法，也是中药品质和真伪优劣最简便、最适用的鉴别方法，有人讲这种方法"永远是药材鉴定的精髓，准确率高，失误率很低，特征语言表述简洁、形象、易于记取。如黄连以身干、肥壮、连珠形、残留叶柄及须根少、质坚体重、断面红黄色者为佳；延胡索扁球形或倒圆锥形，表面灰黄或黄棕色，具不规则网状细皱纹，表皮脱落处显灰棕色，上端凹陷有茎痕，以个大、色黄、质坚、饱满、断面金黄发亮者为佳；茅苍术以断面"朱砂点"多，显露稍久即"起霜"，气香浓者为佳；野山参以芦长、碗密、枣核艼、紧皮细纹、珍珠须者为佳；三七以个大肥实、体重皮细、质坚实、表面灰绿色有光泽，断面灰黑色带绿、无裂隙，习称"铜皮铁骨"者为佳；北沙参以外表黄白色，略粗糙，呈半透明状，质坚密而脆，易折断，断面细腻而有黄心，微有香气，味甜者为佳；杭白芍多平直不分枝，两端平整，大小均匀，外皮棕色，粉性足、质坚、体重，断面灰白色或牙白色。亳白芍色白，皮较糙而不光润，有纵向刀削痕，两头时有红点。川白芍多弯曲或有疙瘩头，头粗尾细，外皮粉红色或淡黄色，质坚体重，木质程度较强，不易折断，断面淡粉色或淡黄白色。三种白芍断面均有菊花纹，其粉稍挂手，如此等等，形成了一门专门的学问，并根据此法的判定，结合独特的疗效和用药习惯，先后积攒沉淀了200余种著名的道地药材，如内蒙黄芪，驰名中外的西宁大黄和凉州大黄，四大怀药特别是怀地黄、怀山药，亳菊花、怀菊花，具有"芝麻点"的宣木瓜、贵州天麻、川贝母、辽五味、西秦艽、关防风、杭白芷、浙玄参、浙贝母、江枳壳、苏薄荷、茅苍术、建泽泻、广陈皮、广藿香、广木香、代赭石、东阿阿胶、泰和乌鸡、宁夏枸杞、小岷归、川黄连、川芎、江油附子、密银花等。当代，众多中药学专业领域的专家均认为：对有形的中药材及中药饮片而言，传统使用的凭感官"辨状论质"的鉴定方法，将始终是最有效、最可靠、最简便的方法，且能够得到现代科学理论和研究成果的证明与支持。并有很多专家认为：传统经验鉴别所形成的质量评判标准或道地药材标准与品规等级标准，是中药材质量控制的主要标准。

2. 进入近代和现代以来，一直在进行中药的化学成分研究，使"找成分、测含量"成为制定中药质量控制和评判标准研究的核心内容，想用化学评价取代感官评价，并将许多成分及其含量研究成果和方法不断引入药典标准、新药研制标准和多种教科书及各类辞典。但这些所得成分和含量、限量标识，大多难以与中医临床用药的安全性、有效性等直接对接，很难建立必然的联系，人参中已知的成分约100种，哪一种或哪几种大补元气，哪些生津止渴，哪些安神益智；黄芪中哪种成分补气升阳，哪种成分托疮利尿；还有从麻黄中提取的麻黄素虽有止咳平喘作用，但无发汗解表、利水消肿作用；玄胡索乙素亦难体现活血行气作用。直到目前为止，所有这些均无明确记叙，大多仅能作为某一想象指征的标示，至于各种成分含量的多寡，除某些十分清楚的毒性成分限量有意义外，其他许多药物因来源品种、产地、采集加工方法各异，其含量各不相同，且更难与效用对接，故有专家感叹：中药化学标准是"量而不准，难关药效，难控难评"。其费亦大。

3. 20世纪末与21世纪初，有专家为"寻求中药质量控制的新突破，着力研究和推崇生物评价技术和方法，确立以'道地优级药材'作为标准参照物，进行生物效价测定，寻求中药多成分、多效应、多靶点和整合作用特点"，寻求民族和国际认同性，有的成果已被纳入现行药典，但要全面推广应用，尚需较多时日，同时耗费也高，日常应用不便。先生认同有的专家提出的：中药大质量观，把老祖宗和中医药界同仁，以及老百姓广泛认可的传统经验标准、道地药材与药材商品品规等级作为"金标准"，把化学成分及其含量测定标准、生物效价测定标准均作为补充和辅助标准。要确立以"疗效"为中心的质控标准，在强调量效研究的同时，更要重视质效研究。质量与用量历来是中医药界难以把控的两个量，如何准确做到以质定量、量从质变、质量统一、质量标准与疗效对接，看来尚需要几代人的不断深入研究。

4. 关于某些中药品种的质量变异：限于篇幅，仅拟引述大家较为熟悉的一些品种。

（1）太子参：其名见于吴仪洛的《本草从新》"大补元气，虽甚细如参条，短紧坚实，而有芦纹，其力不下大参"。《本草纲目拾遗》引《百草镜》"太子参即辽参之小者，非别种也，乃苏州参行从参包中拣出短小者名此销客。味甘苦，功同辽参。"从上述不难看出，古《本草》所说的太子参即人参之小者。但近代和现代，全国大多数地区销售的太子参为石竹科植物异叶假繁缕的肉质块根，多呈纺锤形，外表淡黄白色，半透明，主要用治儿童出虚汗，故名童参或孩儿参。

（2）防己：历史上最早使用的防己，为马兜铃科植物汉中防己（异叶马兜铃），现代大量使用的为防己科的防己，广防己之名未见于历代本草，而是近百年来在广东地区应用的"防己"，销至外省则称为"广防己"。

（3）紫草：明代以前主要用硬紫草，明代发现滇紫草，以上均可认定为传统的药用紫草。以新疆紫草为代表的软紫草，包括内蒙紫草，是新中国成立初期发现的新的紫草药用资源，从《药典》2000年版即被作为正品收载。硬紫草呈纺锤形或圆柱形，外表紫红色或暗紫色。外皮薄，有时呈鳞片状剥落。断面木部较大，黄白色或灰黄色，有红色放射状纹理。气微，味微酸甜。软紫草略呈圆柱形或圆锥形，有时数个侧根扭集在一起。表面略显紫色，皮部极疏松，成条片状，多层相叠，质轻松。断面不整齐，木部较小，黄白色。气特异，具腥臭气，味微苦，稍酸涩。

（4）橘红：橘类橘红为元代《汤液本草》所载，商品有川橘红（川云皮）、樟红皮、建橘红及温橘红之分。由于加工费时，现代已较少生产，改用化橘红为主。化橘红本指产于广东的化州柚的未成熟或近成熟的果实，将其置沸水中略烫后捞起晒干，从果皮上纵剖 5～7 瓣，剥取果皮，并除其白色中果皮，晒干或烤干，再以水稍湿润后，对折压平成形，有"五爪"和"七爪"之分，但如今这种橘红亦少见，而多用普通"柚"的未成熟果实，剖切后制作而成。

（5）降香：又称降真香，始载于《海药本草》，"生南海山中及大秦国，其香似苏方木……入药以番降紫而润者为良"，主产国外，应为印度黄檀或紫檀的心材，但现代所用的降香，已为豆科降香檀取代，主产海南、广东、广西及云南。表面紫红色至红褐色，有致密纹理，质坚硬，富油性，入水下沉，火烧有黑烟及油冒出并残留白色灰烬。气香，味微苦。

（6）丹参：《本经》引为上品，20世纪70年代多用野生品，其根茎短粗，上方常有残留茎基。表面棕红色或砖红色，粗糙，具不规则纵皱，外皮有时呈鳞片状剥落。易折断，断面疏松有裂隙或略平整，皮部色较深、紫黑色或砖红色，木部导管束灰黄色或黄白色，8～10数束放射状排列。气微弱，味微苦涩。从20世纪80年代逐渐引用栽培品，目前已成市场主流品种，其主根粗壮，分枝少。表面红褐色，栓皮结实不易剥落，质地坚实，断面平整，略呈角质状，气微弱，味甘而涩。

（7）防风：古今均有异物同名现象，关防风为道地药材，山西防风亦为传统药用防风。地区习用品有川防风、云防风、水防风、西北岩风等。关防风呈长条形圆柱状，根头部较长，具密集的细环纹，称"蚯蚓头"或"旗杆顶"，其上簇生叶鞘腐烂后残留的叶脉（维管束），呈黑褐色纤维状，长者可达5 cm。根外皮粗糙，灰黄色或灰棕色，具纵皱纹和多数皮孔及点状突起的须根疤痕，质松散，折断栓皮易脱落，横切面中有黄色圆心，最外层浅黄色，俗称"凤眼圈"，稍有香气，味微甘。但目前所见的栽培变异品，多较粗壮、坚实、外色灰黑、黄色圆心不明显，亦无香气，多有"油哈气"。

（8）黄芩：自汉代以来，一直被引为临床常用药，除主流正宗品种外，其变种白花黄芩及黏毛黄芩、西南黄芩、甘肃黄芩等地区习用品亦相继出现。由于黄芩药用量大，野生资源日渐减少，故从20世纪90年代末开始，栽培品亦逐渐取代了野生品。正品黄芩有"枯芩""子芩"之分，"枯芩"即老根，又称腐肠，多中空，外黄内黑；"子芩"即新根，又称"条芩""枝芩"，内外鲜黄。商品药材多呈圆锥形，扭曲不直，长至30 cm，根头部大多被破坏，老根见有腐朽的木部外露，表面黄棕或深黄色，上部较粗糙，有扭曲的纵皱或不规则的网纹，下部皮细，有纵纹和细皱，上下均有稀疏疣状的根痕，质硬而脆，易折断，断面深黄色，中间有棕红色圆心，老根断面中央呈暗棕色或朽片状。根遇潮湿或冷水则变为黄绿色。气显著，味苦。而目前所见的栽培品，其形状、色泽、断面等均与上述特征有较大差异。近期内在验收中也发现一种外皮几近灰黑、内色几近淡黄而白，与传统正品完全不符。

除上述8种外，其性状质量变异较大的还有甘草、独活、桔梗、牡丹皮、猫爪草、石菖蒲、阿魏等，本篇将不再细述。总的来说，完全不变的事物是不存在的，由于已用药物资源的有限，用药需求的日益增大，变野生为家种家养，或寻找、启用新的药物资源，均是现实的需要，但应长远、科学预测和设计，取之有据，用之有效，不致有害，切忌盲目扩展品种，而忽视传统用药质量要求，一定要注意中药品种资源的保护和持续合理开发运用，既要基本满足治疗品种的需要，更要重视用药质量与变异情况的发生，也应防止浪费药用资源，或过度将药物引入膳食、饮料，争取从合理用药源头上为民造福！

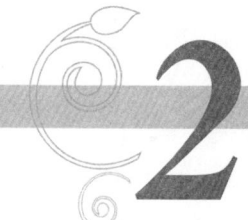

2 中药质量保证与临床用药安全有效

中药质量的优劣与临床用药安全有效，确有着十分密切的关系，但中药取自天然物质，不同于化学药物，且由于存在品种来源、种质、生态环境、栽培或养殖技术、采收时月、产地加工、炮制、贮运管理、品规等级的差异，致使任何一种单味药的内在质量均不是同一的，即质量不恒定，质量监控难度较大。加之时代变迁、生态环境变化、用药需求量增大、野生资源普遍减少，有的甚至枯竭，野生变家种家养，或北药南移、南药北移的品种日渐增多，且品种引用和更替迅速拓展，还有各生产、经营、流通管理，甚至使用环节的趋利倾向普遍存在，均企图图取最大利润和经济效益，有的地方甚至把药材种植、加工生产、集市贸易等作为富甲一方的重大措施加以推行。从整个中药行业来看，近几十年来确已得到了较快发展，无论种植规模、加工炮制、制剂生产、教学科研、品种开发、推广应用、人才队伍、基础设施、贮运管理、商品物流等，均有极大发展。中药材、中药饮片、制剂成品的内控质量指标也在初步提升，监管措施越来越先进，各级政府和药事管理部门对中药质量管理越来越重视，不断颁行了一系列法规和措施，有的甚至超过了国际水平。市售中药包括草药品种有了快速增加，由 20 世纪 70—80 年代的 600 余种，已增加到 1200 种左右，基本满足了不同历史时期人民的防病治病和康复保健需求，基本满足了临床用药供应，保障了人民用药安全有效。

当然，质量问题确实是存在的，有些问题甚至是严重的，简而言之，主要有以下几个方面：

1. 道地、野生品种逐年减少，家种家养品种逐年增多。历史上相沿形成的道地药材约 200 种，且野生品种较多，但近几十年来，由于过度采挖和开发，不仅道地品种减少，野生品种亦逐年减少，北柴胡、黄芪、甘草、丹参、黄芩、防风、桔梗、半夏、当归、党参、苦参、猫爪草、秦艽、重楼、野山参等常用药材的野生资源几尽枯竭。"小岷归""宁夏枸杞""杭白芍""淮山药"等需求量大，已很难满足供应。市场上代之以农药、化肥、生长素催生的栽培变异品，有的却打着道地药材的名义招摇过市，鱼目混珠，造成品种质量和用药混乱。

2. 有的相沿使用的部分常用品种，原仅引入一个来源或两个来源品种，可近 30 年来，逐年有所增加，有的地方药材标准也增加了不少草药品种，如川贝母，原仅有 3 种，现增加了二三种，枳实原只有酸橙一种，现增加了甜橙，还有很多，难以类举。增加来源品种，虽拓展了用药范围，满足了供应，但新品种的质量和疗效很难与传统正品等同，加之商家只看哪个品种图利空间大，就会在市场上大声吆喝、倾力推销。

3. 混伪和掺混现象时有发生。如用价格低廉的杂色川贝充松贝出售，用草珠子种仁充薏苡仁，用悬钩子充覆盆子，用普通柚子皮充化皮，用草苁蓉充肉苁蓉，用观赏的大朵菊花充白菊花，用新疆枸杞、青海枸杞充宁夏中宁枸杞，特别是一些价格高、货源较少的品种中常见有掺混现象。

4. 采收不适时，达不到用药质量要求。如延胡索应在立夏后 5～10 天，地上茎叶完全枯萎时采收；白芷应在栽培的第二年大暑后 5～7 天采收；半夏应在立夏后采收；薄荷应在阴历六月至七月采收；桑叶应在秋季采收；女贞子应在颜色变黑时采收；桑椹子应在颜色变红时采收；杜仲应选择生长 15 年以上树龄者采收；牡丹皮应选择生长 2~3 年的植株，于大暑至处暑期间采收，等等。但许多药农为了抓住商机，抢占市场，对很多不到规定生长年限和不到采收时节的药用植物提前采收，或者老嫩一起混而收之，致使质量难以保证。

5. 不炮不制或乱炮乱制。炮制具有增效、减毒作用，且系中医临床用药特色之一。但有的商家，为简化程序、减少损耗，获取更大利润，却不炮不制或乱炮乱制，如白术历来多用漂白术、麸炒白术或土炒白术，或蒸白术，但现大多为产地趁鲜切片，直接干燥后上市销售；白芍有生白芍、酒白芍和麸炒白芍之别，但目前多以生白芍入药；杜仲应刮去粗皮，洗刷干净后切片，并经盐炙后入药，而今既不去粗皮，也很少用盐炙；五味子、山茱萸、女贞子等不经蒸制直接入药；车前子、紫苏子、莱菔子、牛蒡子等种子果实药物不经炒制入药；咸全蝎不经漂洗连盐粒直接入药；僵蚕不用薄荷水制；许多动物药不用酒酥；黄精、何首乌、熟地黄未达蒸制要求即用黑色物料拌黑后出售，有的甚至将鲜货洗净、入锅煮制后烤干入药；瓜蒌子、柏子仁等本有除油制霜之用，但目前此类药霜已基本绝迹；饮片切制不按规定的形态、大小、长短或厚薄切制，本该切薄片的结果切成 3 cm 以上的厚片，如此等等，难以枚举。

6. 许多中药饮片的形、色、气、味特征变异，既与传统经验鉴别描述不符，也与《药典》标准、规范有异。如大黄、黄连、黄芩、黄柏不黄，特别是大黄变成了灰黑或黑褐；丹参本应为紫红色，现多变成了土色；当归的切面不再呈黄白色或淡黄色，很少见到裂隙和形成层环及棕色油点，香味不再浓郁而十分淡薄；白芍片不再呈玉白色，而呈灰白或暗灰色；白芷不白，香味变淡；野葛根丁块变成灰黑色等，且变异速度惊人，也一律归结为未熏硫的结果，或栽培变异所致。

造成上述质量问题的原因是多方面的，既有法规、政策执行落实不到位，以及上述的生态环境变异，用药需求量不断增大等客观方面的原因，也有教学、科研、监督管理及种植、加工炮制生产、经营活动、使用部门等方面的问题。缺乏对新时代、新的用药数量和质量特征，以及用药理论和合理用药的深入研究，同时，有的人提出"中医会亡在中药上"，强调"方对药不灵"，治不好病，但对如何促进医药协调发展，如何保证和促进更高品质中药的生产，如何深入理性探讨，所见却不多。

应该说：中药质量及其管理是一个永恒的话题。因为中药是一类特殊商品，是商品就存在图利空间，就会出现假冒伪劣之品，就一定要不断强化对任何一个生产和使用环节的管理，按照传统经验标准和现代科学技术标准严格检测和监管，在非正常变异加速的情况下，更应注重传统的形、色、气、味标准，即道地药材"金标准"，应指导和迫使种植、加工与炮制生产行业，生产出符合中医临床用药特点与人民康复保健用药需求的中药材和中药饮片。

由于中药的种植、养殖和生产，涉及农、林、牧、副、渔，以及矿山开采、海洋开放和外来品种的引用等多个行业系统，有相当一部分尚属农副产品，管理极为分散。从有利于管理而言，应适当集中，有相当部分的常用品种和紧缺品种，或资源近于枯竭的品种，应由国家有关管理部门提出较长期的规划生产和指导性计划。既要正视某些客观的实际的变化，也不能容忍很多以求取个人和集团最大利益，损害老百姓的欺诈行为和不法手段。我们不能完全迁就市场，相反的市场应尽最大努力，千方百计顺应人民群众正常用药与文明和谐社会发展的需求。

中医药的存在和发展已有几千年的历史，早已形成具有东方特色的医药学理论体系，临床实践和用药经验丰富，人民信赖，党和政府重视，种植、加工和炮制生产已在发展，药材生产的基本自然生态环境依然存在，中医中药的消亡或灭亡论应该不会成为现实。

在一个十几亿人口的大国，在用药需求量日益增大，野生资源日益减少，甚至枯竭的情况下，不断扩大引种栽培品种和面积，或增加养殖品种，或寻找新的替代品种，应该说都是情理之中的事，问题是应视具体情况而定，不能盲目，而应尽量选用适宜的生态环境，优质的种质基原，依照动植物的自然生长规律，尽量少用或不用农药化肥，更不要乱用"生长素"，不要采用嫁接等技术，尽可能生产出既符合传统形、色、气、味特征，又符合法典标准的药品，使广大医药工作者和人民大众都能用上"放心药"。

3 中药安全应用评价和监测

中药是药品中的大类，同属特殊商品，其疗效独特，相对安全，受到国人和世人的普遍信赖，应用日益广泛，在安全应用中反映出的问题越来越受到重视和关注。从国家层面而言，除颁行药品管理法、药品标准，制定各种管理规范、制度外，还颁行了中成药临床应用等一系列指导原则或指南。2009年，国家中医药管理局在等级医院复评验收"中药药事管理"标准中，明确规定："医院药事管理组织定期对临床使用中药进行监督、评价和指导，合理遴选医疗机构内使用的中药"；"未对临床使用中药进行监督、评价和指导，不得分"。并在中药临床药学检查内容中又规定："建立中药安全性监测管理和不良反应事件报告制度，按规定报告中药不良反应。"更加充分说明开展中药安全应用评价与监测的重要性。

中药安全应用评价的内容

由于中医临床用药灵活化裁、选用品种范围广，用法用量与配伍组方等均不恒定；加之药物品种来源复杂，等级质量缺乏科学、量化和统一标准，品种的有毒或无毒、大毒或小毒、使用禁忌，以及中西药联用、相互作用等尚难科学界定，且新近引入的草药与民族习用药日益增多，故中药安全应用评价的内容较为宽泛，其工作难度亦较大。

（一）用药适宜性的评价

辨证是否准确、药证是否相符，这是决定用药是否安全和有效的前提。药不对证或用药错误，必然导致用药失败或医疗事故。疗寒以热药，疗热以寒药，虚则补之，实则泻之，这是基本用药原则，但临床上有时也有寒热不辨、虚实不分者。如鱼腥草性属寒凉，功能清热解毒、消痈排脓，主要用于痰热咳喘，寒性病证不宜用，但有的无论寒热均在用；清开灵主要用于温热型病证，即温邪入里所致的高热烦躁、痰热惊厥等，久病体虚及脾胃虚寒者虽有恶寒、发热症状亦不宜用，但有的不加辨证地用于各种细菌感染、病毒感染和发热的患者；有的用左归丸、生脉饮、坤宝丸等防治感冒。双黄连制剂主要用于风温邪在肺卫或风热闭肺证，其他证型不宜用；蛇胆陈皮制剂主要用于痰浊阻肺的咳嗽痰多，外感风寒咳嗽及阴虚久咳者不宜用；六味地黄制剂主要用于肝肾阴虚证，体实及阳虚证不宜用，但有的人常混淆使用。更有甚者是在用药过程中已见不良反应却仍然继续为之，如用祛风湿药治疗风湿痹证，患者已出现口干咽燥、大便干结、舌红少津等灼伤阴液的症状，却仍不加用养阴生津药物，导致肝损害；慢性肾炎已由肾阳虚转为肾阴虚，却仍坚持桂附地黄丸治疗，此类例证不胜枚举，如不设立和依照相关标准进行评价、监控，采取干预和防止措施，其危害是无穷的。

（二）用药品质保证与评价

用药品质、用药疗效与安全密切相关。中药绝大多数取自天然的动物、植物、矿物，与农、林、牧、副、渔多个行业有关，品种来源历代均有更替和混淆，地域生态环境与种质有变异，野生、栽培有差异，采收、加工、炮制各自有法，品规质量各有标准，而且各个地区或每家医院引用的品种名录与数量均不一致。加之历代商贾多有掺杂使假、抬级抬价使用。当代生产、经营甚至使用者，亦乘市场经济之机追求利润最大化，乱采乱挖、不炮不制或乱炮乱制，保留水分和杂质及非药用部位、染色、增重，无所不用其极，更增加了用药品质保证与监控的难度。就目前市场情况来看，药品质量问题可谓已十分严重。作为医院药学工作人员虽无力管到种植、采收、加工、炮制或制剂、贮运等上源的生产、流通的源头，但对医院用药品种、数量、范围及其来源、真假优劣、毒性大小等，应行使自己的神圣职责，做出最大努力，依照已有的相关标准，根据各自的情况，创造设计出各类科学且实用的标准，构建中药质量保障和评价体系。中医院用药品种虽然不能恒定不变，总须更换和替代，但引用品种范围或数量在一段时期应相对固定，且品种的设定应以临床正常治疗需求为原则，临床医师和药师均应享有话语权。原则上应依等级建设的规定：中药饮片，三级医院 500～600 种，二级医院 400～500 种；中成药，三级医院 400 种左右，二级医院 300 种左右。中药饮片质量控制，如水分、杂质等的限定应依国家中医药局 1996 年颁行的规定，已有品规等级规定的，三级医院应购用一等或二等品规，甚至特等品规，每家医院均应形成自己的用药特色及品牌质量。民间草药、区域性或少数民族用药品种的引用，应经过科学论证，少量、逐步引入。对有毒品种或个别大毒品种的引用更应慎重，充分掌握其用法用量、毒副作用及监控措施，设定用药警示标志。

（三）用法用量合理性评价

对于中药的用量，特别是内服入汤剂或入丸散剂的用量，古代医药学家十分谨慎，并根据众多医家在临床用药中成功的或失败的经验教训，逐渐总结提出了几千种中草药入汤剂或入丸散的起始剂量和最大用药量。在现行各级药品标准和教科书中也规定了大多数常用中草药干燥品，入汤剂或入丸散的一日用量。照理说，一般情况下均不应随意超过规定的用量，特别是对那些具有毒性的单味中药和含毒性药的复方与中成药，如川乌、草乌、马钱子、洋金花、闹羊花、斑蝥、蟾酥、天南星、白附子、雷公藤、雪上一枝蒿、甘遂、大戟、芫花、商陆、巴豆、藤黄、轻粉、水银、砒霜、雄黄、朱砂，以及新近引入的搜山虎、吕宋果等一大批有毒草药，还有细辛、苍耳子、黄药子、麝香、冰片、丁香等一些性质较特殊的药物。但对于文献、医药典籍中标示或规定的用量，有部分医家一直有自己的看法。一是认为剂量是历代医家"不传之秘"，规定用量限制了中医临床用药的灵活化裁，影响了中医处方用药之秘，使得毫无奥妙之方；二是认为许多病症不用重剂，包括有毒药，不能疗重病痼疾，毫无效果，并提出中药的临床疗效，在一定范围内随着剂量的增加而增加，疗效与剂量成正比，故有用250 g黄芪治重症肌无力，用300 g赤芍治瘀阻重症，用黄连30 g甚至120 g，治糖尿病者；三是当代人的耐药性强，不用重剂根本无效；四是认为现在药品质量不好，不加大用量，更难保证疗效；五是认为即使有毒的中药或剂量偏大，由于受复方配伍的制约也是安全的，认为现行的中药的常用剂量，仅从保障用药的安全性考虑，且受传统思想影响及条件受限，大多数中药及其处方的量效关系，未经过严谨的试验研究与大样本的验证，多以个人经验或个案经过归纳、整理、分析而载于文献中，对指导临床用药有局限性，故对典籍、教科书中标示的用量提出质疑。最近又有人提出应因病施量、因症施量、因势施量、因人施量、因药施量、因剂型施量、因服药反应施量、因服药方法施量、因方药配伍施量、因制方原则施量，尽管这些说法本身没有错误，但其放宽药物用量、企求自由裁定的意图是明确的。笔者认为：中药虽然特殊，但"量"的界定是必需的，起效量、有效量、中毒量、致死量必须明确和掌握。用量不足达不到用药要求，而用药过量则是有害的。前人或当代的法典、教科书等对中药用量的界定是宽泛的，多数均为3～9 g，多数药物的起始剂量至最大限量均设立有1～3倍的过度量。现代研究证实：中药治疗作用的物质基础是其有效成分，而许多有效成分同时也是有毒成分，如果超大剂量用药，无论怎么配伍制约，风险仍然存在，因此，对用量的合理与否必须进行评价，尤其是对超大剂量用药、超量使用毒性中药必须进行监控和干预。

关于中药的用法，如剂型选择是否适当，汤剂煎煮是否依法，服用时辰与方法是否得当。在中药汤剂煎煮中，从古代至现代一直强调的是煎药容器、加水量、火候与煎熬时间、煎液得量，重视煎煮前的浸泡、先煎后下等特殊处理，还有阿胶等胶类药物的烊化兑入，人参、西洋参、羚羊角等单煎取汁后兑入其他药汁，肉桂粉、沉香粉、胡椒粉、三七粉须用药汁冲服，血竭等应用酒溶融兑入药汁，但许多时候并未认真执行。一般药剂应在餐前或餐后 1 小时服；一般情况下药液须温时服，少数热证可冷服；传统用药每剂药多煎 3 次，将药液混合后分 3 次饮服，有些清热解毒或急诊用药可多次频服，而现在大多只煎 2 次或 1 次，头煎、二煎分服，每日一律 2 次，与血药浓度的稳定维持肯定不符。

（四）用药禁忌的遵循与评价

用药禁忌主要包括配伍禁忌、妊娠禁忌、病证禁忌、服药食忌。在这 4 大禁忌中，除对妊娠禁忌和病证禁忌稍显重视外，对配伍禁忌长期以来争议颇多，对服药食忌不太讲究。就配伍禁忌而言，由于用药品种的不断扩大，新的有毒中药与草药的引用，新的毒副作用与不良反应的发现，一直将其禁忌品种定位为"十八反""十九畏"，即 37 种，肯定是不科学的，但现在的问题是连 30 多种药物的禁忌都很难认同和遵行，这就需要深入研究，进一步界定范围和评价。对于服药食忌，由于人们对饮食知识的日益丰富，觅食范围日益扩大，加之国门的开放，境内境外在市场的食物更加琳琅满目，新的药食宜忌品种无疑值得研究关注，目前虽有许多书市报刊新作，但多各执一说，甚至尚存虚假成分，难以遵信。

（五）中西药联用与相互作用的评价

从清代中西汇通派张锡纯，以石膏＋阿司匹林，即石膏阿司匹林汤，用治湿温病，见周身壮热、心烦口渴、苔白欲黄、脉洪滑、头痛等症状者以来，中西药联用日益增多和普遍，其目的是发挥各种药物的有益作用和协同作用，提高疗效，降低毒副作用，其临床意义为增效降毒、扩大适应证、缩短疗程、标本兼顾、减少用药量、节省药物资源、有利于剂型改进、发挥单用中药或西药没有的治疗作用。20 世纪 90 年代初中期贾公孚、谢惠民等更是推出了联用大全和中西药相互作用等大部头著作，专业期刊亦发表了大量文章。目前存在的问题是，重视联用益处，忽视害处，盲目合用，在认识上存在片面性。同时，缺乏联用依据，缺乏中西医两套理论指导和中西药全面的药理知识，更缺乏对众多药物组成的了解，如用速效感冒胶囊＋对乙酰氨基酚，用消渴丸＋格列本脲等，不断发生了许多问题。

从相互作用而言，在药剂学方面主要存在理化性质方面的配伍变化，导致沉淀、吸附、螯合、缩合、水解等化学反应，或出现外观颜色等物理反应；在药理学方面，可见吸收、分布、代谢、排泄等药动学变化，如大家熟知的含石膏、白矾、赤石脂等的中成药牛黄上清丸、牛黄解毒丸、橘红丸、清眩丸、白凤丸等，与四环素类抗生素、异烟肼等同用，因其含钙、镁、铁、铝等金属阳离子，可与之形成难溶性螯合物；碱性中药硼砂等，与氨基苷类抗生素同用，能增加脑组织中药物浓度，形成暂时或永久性耳聋，或步履蹒跚；苯巴比妥、苯妥英钠、利福平等药酶诱导剂，与芸香科类中药陈皮、佛手、枳实、枳壳、橘红、花椒及贯叶金丝桃、人参等药酶抑制剂同用，可影响药物代谢；薏苡仁、枳实等及参苓白术丸，与痢特灵、异烟肼同用，可致血压升高；煅龙骨、煅牡蛎、蛤壳等碱性较强的中药及其制剂，或酸性中药乌梅、女贞子、五味子、山茱萸、山楂等，与酸性或碱性西药同用时，均会导致体液酸碱度变化而减少再吸收，促进有效成分的排泄，降低疗效。还有药效学方面的协同与拮抗作用。

中药安全应用评价与监测的重点

以上所述，说明影响中药安全应用的因素很多，涉及的问题很广，需要探讨和研究解决的难题不少。加之，人们的认识未能统一，许多标准难以确立，且受多方面条件限制，要建立全面评价和监测体系，似乎在目前阶段尚难成行，需择其要而举之。

（一）对有毒中药品种安全应用的评价与监测

前已述及，有毒品种历来没有恒定，其分级的方法古今均有差异，即使对同一品种，各种文献对其有毒、无毒和毒性分级的标示亦有不同。提出毒性分级，最早见于《黄帝内经》，如云"大毒治病，十去其六；常毒治病，十去其七；小毒治病，十去其八；无毒治病，十去其九"。至李时珍，在《本草纲目》中标出312种药物有毒，并按大毒、有毒、小毒或微毒分级。当代的《有毒中药大辞典》和《常用有毒中药的毒性分析与配伍宜忌》使用四级分类法，前者分为极毒（22种）、大毒（50种）、有毒（230种）和小毒（201种），总计503种；后者分为剧毒、大毒、有毒和小毒。《中药大辞典》则采用五级分类法，分为剧毒、大毒、有毒、小毒和微毒。《药典》

2005 年版，按三级分类，标大毒 10 种、有毒 37 种、小毒 25 种，计 72 种；2010 年版，仍按三级分类，标大毒 10 种、有毒 42 种、小毒 31 种，计 83 种。包括目前所见的各种中药学教科书及各种版本的著作，大多采用四级或三级毒性分级。对上述的三级、四级和五级的分级方法，在学术界均将其归结为"传统经验分级"。近几十年来，有学者探索了一些毒性分级方法：①按急性毒性分级，即采用定量毒理学的方法进行分级，设定极毒为 $LD_{50}<$ 5 mg/kg 或更小，剧毒 5～50 mg/kg，高毒 50～500 mg/kg，中等毒 0.5～5 g/kg，低毒 5～15 g/kg，实际无毒＞15 g/kg。亦有将最小致死量（MLD）作为依据的。但具体的分级和剂量并不完全一致。且 LD_{50} 是以死亡为终点的指标，并不是临床应用的毒性。②按毒性剧烈程度及治疗量与中毒量接近程度分级，《有毒中药大辞典》在传统经验分级的基础上，指出"极毒"为毒性剧烈，生品内服常用量很小或未经处理不可内服，可能致死量多在 1 g以下的药物；"大毒"指毒性剧烈，治疗量与中毒量接近，超量可致严重毒性反应或易于致死的药物；"有毒"为毒性较大，治疗量和中毒量比较接近，超量也可产生毒性反应甚至致死的药物；"小毒"为有一定毒性，治疗量与中毒量差距较大，但剂量过大也可发生毒副反应的药物。③按毒性参数与临床情况分级，即将动物实验所获得的定量数据和中毒后的临床表现结合起来，如《现代中药毒理学》即根据中毒症状表现的程度、LD_{50}、有效量与中毒量的距离、一次服用中毒量的大小、中毒潜伏期的长短等，将有毒中药分为大毒、有毒和小毒三级。④另有根据中药的 LD_{50}、成人可能中毒量和致死量、临床中毒倍数（中毒量/极量）、临床致死倍数（致死量/极量）等参数，试拟极毒、大毒、有毒、小毒四级分类。而国际医学界则是按化学物质的相对毒性分类。目前，有人根据上述分级情况和存在的问题，提出了一些可供中药毒性综合评价的思路：一是定量毒理学方法，即针对具体中药，选择性地进行相关参数的测定，如 LD_{50}、最小中毒量、最小致死量、最大给药量、极量、有效量、蓄积系数、毒效衰减率、毒效半衰期、毒效联合效应等；二是毒性靶器官确认的安全性评价，由于某些毒性成分可造成多系统多器官的损害，但个别器官或组织损伤相对严重，可部分中毒的毒性靶器官尚不明确，故需确定研究平台，开展量毒、时毒、效毒、构毒等深层次研究，为毒性预警及监测提供参考；三是血清药理学研究；四是毒代动力学研究，以及毒理研究模型、数量化理论的毒性综合评价。先生认为，就目前的状况而

言，其评价与监测品种的范围，拟控制在新版药典和炮制规范标示的有毒中药品种，方法则主要取自药品标准和权威性期刊上刊载的权威性的文章中所述，有条件的则可自行研究提出一些方法。总的是必须监控，起码应先将用法用量、常见的毒副作用和不良反应、禁忌证、中毒解救方法等统一制定指南和干预、预警机制。

（二）中药注射剂安全使用评价与监测

中药注射剂，从1940年野战卫生材料厂研制生产出柴胡注射液以来，已经历了70多年的发展，上市销售使用过的中药注射剂已达170余种，临床经常用到的40余种，亦有说70余种的，如清开灵注射液、醒脑静注射液、双黄连注射液、茵栀黄注射液、复方丹参注射液、生脉注射液、参麦注射液、黄芪注射液、鱼腥草注射液、丹参注射液、苦黄注射液、热可平注射液、喜炎平注射液、路路通注射液、川芎嗪注射液、红花注射液、苦碟子注射液、刺五加注射液、舒血宁注射液、消癌平注射液、华蟾素注射液、香丹注射液、艾迪注射液、脉络宁注射液、板蓝根注射液、苦木注射液、胆木注射液、清热解毒注射液、鱼金注射液、肝炎灵注射液、参芪扶正注射液、肿节风注射液、野菊花注射液、热毒宁注射液、穿心莲注射液、穿琥宁注射液、炎琥宁注射液、莲必治注射液、白花蛇舌草注射液、复方蒲公英注射液、银黄注射液、田基黄注射液、岩黄注射液、清肝注射液、舒肝宁注射液、参附注射液、鹿茸精注射液、天晴复欣注射液、斯巴特康注射液、冠心宁注射液、毛冬青注射液、川参通注射液、疏血通注射液、灯盏细辛注射液、注射用丹参多酚酸盐、丹香冠心注射液、注射用红花黄色素、丹红注射液、乳腺康注射液、康艾注射液、蟾酥注射液、复方苦参注射液、鸦胆子油注射液、猪苓多糖注射液、得力生注射液、乌头注射液、痛可宁注射液、雪莲注射液、穿山龙注射液、野木瓜注射液、夏天无注射液、正清风痛宁注射液、丁公藤注射液、祖师麻注射液、健骨注射液、瓜蒌皮注射液、羚羊角注射液、补骨脂注射液、复方麝香注射液、复方当归注射液、血必净注射液、益母草注射液、喘可治注射液、止喘灵注射液、地龙注射液、消痔灵注射液等。应该说中药注射剂的应用为中医急症治疗提供了方便，已成为中医临床用药中一种必不可少的剂型，或者说是具有我国特色的剂型，目前已广泛用于危重疾病的急救，以及感染性、心血管疾病，但一个时期内出现了一些盲目使用的情况，即不遵中医理论和辨证施治，中药西用，或合并用药、超量用药、用法错误，盲目用于老人、儿童等特殊人群，加之制剂及质量控制等方面的问题，导致不良反应时有发生。由于近年来部分注射剂在用药过程中甚至出现严重不良反应和严重不良事件，其安全性受到广泛关注。引起了国家有关部门的进一步重视，相继颁发了《中药注射剂临床使用基本原则》《关于进一步加强中药注射剂生产和临床使用管理的通知》等多个文件，强调选用中药注射剂须严格掌握适应症，合理选用给药途径。能口服给药的不选用注射剂给药，必须选用静脉注射或滴注给药的应加强监测；要辨证施药，严格掌握功能主治，严格按说明书的规定使用，禁止超功能主治用药；严格掌握用法用量及疗程，按照说明书推荐剂量、调配要求、给药速度，不超剂量、不过快滴注和长期连续用药；严禁混合配伍，谨慎联合用药，如确需联合使用其他药品时，应谨慎考虑与中药注射剂的间隔时间及药物相互作用等问题；同时，在用药前应仔细询问过敏史。对老人、儿童、肝肾功能异常患者等特殊人群和初次使用中药注射剂的患者应慎重使用，对长期使用的在每疗程间要有一定时间间隔。使用过程中应密切观察用药反应，特别是开始 30 分钟。发现异常，立即停药，并采取积极措施救治患者。《药典》2005年版附录载"中药注射剂安全检查法应用指导原则"。"合理用药知识·临床药师网"为临床合理使用中药注射剂提供了 9 个方面的参考意见，即：①必须树立正确的输液观念，指出输液绝不是万全良方，因除去药品质量外，在静脉输液过程中即潜藏着很多隐患，如不溶性微粒、添加药物中的污染、灰尘、细菌，甚至唾液进入药液；②必须重视患者个体差异，人体基因、体内代谢酶、免疫系统及健康状况各异，对药物反应不尽相同，还有在空腹、饥饿、精神紧张、过度疲倦等情况下的用药亦易导致不良反应；③必须辨证使用，对虽有体温升高但属风寒束表或风寒袭肺的患者，使用鱼腥草等清热解毒类注射液，不仅表寒不解，反而出现寒颤、发热、体温上升的情况；对素体阳虚或脾胃虚寒的患者，使用药性寒凉的药物，反使气血、阳气受损、脾胃升降失调而出现腰痛、腹痛、呕吐等；对无体虚的患者，使用补益类药如参麦注射液等，反致心悸、眩晕、血压升高等不良反应；④必须正确选用溶媒；⑤必须单独使用；⑥必须按说明书规定的给药途径和剂量使用；⑦必须规范配药操作；⑧必须加强用药监护；⑨必须重视中药注射剂的储存。先生统计，在 150 余种较常用的中药注射剂中，发现有不良反应报道的有 120种，占注射剂品种的 68%，而在 3414 例中药注射剂不良反应中，有 3353 例是由静脉滴注引起的，占总数的98.12％，故对静脉滴注应引起高度重视。有人统计，我国每年使用中药注射剂的患者达3亿人次以上，更说明了对其重点评价与监测的必要性。

（三）对新近引用中草药品种的评价与监测

随着社会的发展和进步，以及疾病防治与用药需求的增加，探求用药资源，拓展和更替引用新的药用品种，从古至今均有发生，特别是现代显得尤为神速，先生根据50多年的从业经历，湖湘地区特别是省会长沙的常用品种一直到90年代末多在500～600种之内，虽在60年代末至70年代初大搞中草药群众运动，引用了部分草药，但各大药房的供药品种亦基本恒定在此范围。《药典》1977年版虽收草药较多，可从1985年版至2005年版均未超过600种，至2010年版引入90多种草药，其中有30多种少见，如三白草、山香圆叶、小叶莲、小驳骨、飞扬草、云芝、木棉花、瓦松、龙脷叶、亚乎奴、苦玄参、金龙胆草、金铁锁、洪连、臭灵丹草、冬葵果、高山辣根菜、通关藤、野马追、野木瓜、黑种草子、菁草、楤藤子、蜘蛛香、暴马子皮、颠茄草、藏菖蒲等。《湖南省中药材炮制规范》1983年版为630余种，2010年版猛增到980余种，新增300余种，其中有70～80种均为以往少见，如八角枫、大风藤、大红袍、地雷、飞龙掌血、枫荷桂、广升麻、红茴香根、猕猴桃根、墓头回、青羊参、水高丽、酸泡根、铁菱角、小红参、玉叶金花、云威灵、蔗鸡、走马胎、春根藤、地板藤、猴耳环、宽筋藤、绿包藤、牛白藤、买麻藤、七叶莲、清香藤、乌多年、乌骨藤、血风藤、显齿蛇葡萄、板栗花、人参花、三七花、葱子、分心木、凤眼草、海松子、巨胜子、马槟榔、天浆壳、香椿子、樟树子、丛枝蓼、倒扣草、地胆草、地桃花、赶黄草、红车轴草、红花龙胆、金盏银盘、苦豆草、鹿茸草、毛灯草、毛秀才、全叶青兰、三叶青、肾茶、胜红蓟、头花蓼、羊耳菊、一点红、鱼胆草、芸香草、蝉花、田螺壳、山羊血、蟋蟀等，上述这些品种，虽在《中药大辞典》《全国中草药汇编》《中华本草》等著作中收载，但大多属于草药，或民间习用品和少数民族地区用药，许多医院医生和药学人员知之不多，缺乏应用经验，可奇怪的是许多品种，经过商家的精心包装、策划炒作、凭借利益的驱动，许多小品种反而大行其道，如手参、肾茶、三七花、人参花、玉叶金花、水田七、地雷、走马胎、小红参、羊乳参、猕猴桃根等则一路走红，大有取代许多疗效十分确切的常规品种之势。对此，药学人员一方面似乎应尽快接纳和掌握新知，另一方面亦有责任开展评价、监控。

（四）对特殊人群用药的评价和监测

特殊人群包括老年人、妊娠期和哺乳期患者、婴幼儿患者、肝肾功能不全者。因老年人的脏器与组织结构和生理功能均有不同程度的退行性改变，影响药物在体内的吸收、分布、代谢和排泄过程。体内出现四少现象，即细胞数减少、细胞内水分减少、组织局部血液灌流量减少、总蛋白减少，肝肾功能、免疫功能较成年人减低 1/3～1/2，致使血液药物浓度高于一般成年人，药物半衰期相对延长，药物使用的安全范围变小，药物反应的个体差异增大，靶器官或细胞的敏感性增强，对中枢神经抑制药、降血糖药、心血管系统用药反应尤为敏感，加之老人体虚多病、病情复杂多变，如药物使用不当可使病情急转直下，甚至无法挽救，故在老人用药时更须强调辨证论治，严格掌握适应证；同时应十分熟悉药物的性能、功效主治、用法用量、配伍禁忌、使用注意、相互作用，务必做到恰当选择应用。

对孕妇用药不但要考虑用药所带来的风险，也要考虑不用药所带来的风险。如孕妇因感染性等疾病导致发热，体温上升 1.5 ℃即可导致胎儿畸形，致畸的部位和程度与母体发热时间的长短、热度和胎龄有关，故及时用药也是必要的。历史上总结了妊娠用药禁忌歌括，概括药物 40 余种，《中药药性论》从 81 部著作中汇集出 716 种，《药典》2010 年版载 99 种，实践上孕妇禁用、忌用和慎用的药物远远超出了上述数目，理应警惕。

由于乳母服药后，会通过乳汁进入新生儿体内，而新生儿对药物特别敏感，故哺乳期患者用药亦应特别注意，尤其是乳汁中浓度大于乳母血中浓度的药物，以及乳汁中浓度虽小、但含可待因等中西药复方制剂（如复方甘草口服液等），更需慎重。

婴幼儿无论在肌肤、脏腑、筋骨、津液等方面均显稚嫩和柔弱不足，许多器官和组织尚未发育成熟，新陈代谢旺盛，吸收、排泄较快，对药物敏感性强。其用药原则：一是应及时，用量要轻；二是宜用轻清之品，忌用药性过偏过猛、效用过于峻烈的药物；三是应注意顾护脾胃；四宜佐用凉肝定惊之品；五忌乱用滋补；六应注意剂型选择，方便服用。

肾脏具有排泄、调节和内分泌功能，肾功能不全时，药物代谢和排泄受到影响。对于同一药物、相同剂量，肾功能正常患者使用可能是安全的，但对肾功能不全者则可能引起蓄积而加重肾脏损害。对肾功能不全者用药的基本原则：一是应明确疾病诊断和治疗目标；二是忌用有肾毒性的药物；三是注意药物相互作用，避免产生新的肾损害；四是坚持少而精的用药原则；五是定期检查，及时调整治疗方案。对肾功能有影响的中药较多，如雷公藤、草乌、益母草、蓖麻子、麻黄、北豆根、昆明山海棠、马兜铃、天仙藤、寻骨风、巴豆、土荆芥、土牛膝、芦荟、苍耳子、斑蝥、鱼胆、海马、蜈蚣、蜂毒、砒石、砒霜、雄黄、红矾、朱砂、升汞、轻粉、红粉等，以及含上述药物的中药制剂。

肝脏是人体内进行解毒及药物转化和代谢的重要器官之一，最容易遭受药物或毒物的侵袭而损及肝脏的结构和功能。特别是肝病患者由于肝功能减退，药物的破坏较慢，药物作用加强或作用时间延长。不适当的用药，不仅不能取得预期的治疗效果，反而会加重病情，造成严重后果。易引起肝损伤的中药有菊科千里光属的千里光、菊三七等，以及款冬属、蜂斗菜属、泽兰属的少数药物；紫草科紫草属、天芥菜属的药物；三七、商陆、黄药子、苍耳子、蓖麻子、望江南子、相思豆、川楝子、艾叶、五倍子、石榴皮、补骨脂、诃子、蜈蚣、鱼胆、蟾酥、斑蝥、猪胆、朱砂、银朱、红粉、轻粉、白降丹、砒石、雄黄、代赭石、铅丹、密陀僧等。

中药安全应用评价与监测的基本方法与措施

每个地区和医院用药均有所不同，设备条件不一，人员队伍与专业技术水平有差异，各自开展的技术服务项目有多寡，软件网络设计不一致，所以要求所有医院统一方法和措施目前仍有一定困难，但确立评价与监测范围、寻求评价依据和标准、锁定目标、设定研究和工作平台、引用或制定软件，形成网络监控，根据各自的情况和特点，进行预警和干预是完全必要的。

（一）确立范围

确立范围即将哪些内容纳入评价和监控范围。教学医院、临床研究基地医院与三级医院，对上述五个方面的评价内容似应纳入，至于二级医院则可择其重点内容进行。

（二）寻求评价依据和标准

因为没有依据和标准，则无法评价和判断，也难以令人信服。理论依据是中医药基础理论及各专业学科知识、临证指南、选药用药指南，包括西医药学中的生理、病理、药理等方面的知识；法定标准，如药品标准（包括中药炮制规范），以及国家食品药品监督管理部门和原卫生部、国家中医药局所颁行的一系列规范与规定；还有国内一些权威性的专业期刊上发表的有关中药安全应用评价方面的文章；部分权威性的专业著作，如《中药大辞典》《有毒中草药大辞典》等。

（三）锁定目标

医院或科室准备在近期或远期内重点评价和监测的内容、达到的水平，或拟设立和达到的量化指标，或研究推出的成果。没有目标就没有追求和动力，评价监测工作就会停滞不前。

（四）设立平台

建立工作班子，明确研究和工作人员，提供必要的条件，制定和落实常规工作制度，保持工作的持续性，并将其纳入药学服务和药事管理的重要内容。

（五）引用或制定软件

据了解，有许多内容已有现成的软件，有的虽未制成软件，但有资料可以引用，如毒性中药的名录与用法用量、中药配伍禁忌、妊娠用药禁忌、病证用药禁忌、药食禁忌、药物与食物的相宜相克、中西药物联用与有益有害药物的相互作用，以及高血压、糖尿病、心血管系统病症与肝肾功能不全、老人用药宜忌、药食物和农药中毒解救的方法与药物，或服用中西药物不可同时饮酒等很多方面，均有专门资料或表格，只需稍加归纳即可制成软件或印成小册子，供医务人员浏览。对有些暂时无法找到现成资料的则可自行研究制定，一并利用网络进行传介和预警。

作为医院药师，在临床用药中应该履行自己的神圣职责，坚持"安全第一，科学监管"，尽量预防和规避用药风险，在参与药物治疗和用药管理中发挥更有效的作用。

4 中药饮片质量及其监控管理

广义的中药饮片，是指进入中医临床处方调配供应的全部药品，当然也是进入医院制剂和中成药生产的原料，其质量优劣直接影响临床用药的安全、有效和广大医药消费者的康复、保健，甚至生命安危。故有关中药饮片的质量及其管理，古往今来，一直受到政府部门、广大中医药工作者和广大人民群众的高度重视和关注，特别是新中国成立以后，先后颁行了一系列法规和药事管理制度。中药饮片形、色、气、味的传统经验质控标准一直在相沿使用，当代药典和炮制规范标准也在不断提升和补充、完善，有的省区特别是湖南省还成立了医院药事质量管理控制中心，把医院中药饮片质量管理作为重中之重，故笔者特以"中药饮片质量及其监控管理"为题，谈以下几个方面的认识。

不断强化医院饮片质量监控和管理的重大意义

为适应社会发展和进步，不断满足人们对用药质量的需求，毫无疑问的将使药品质控永远在路上，永远需要我们药学人员尤其是医院中药人员成为维护和保证中药饮片质量，保障人民用药安全有效的忠诚卫士。

1. 质量是疗效和安全用药的保证。药品质量是中医药界的脊梁，是中医药界的主要声誉和特色体现。药好疗效才好，真品和纯净优质中药，且用药对证、组方配伍得当、用量适宜才能保证用药安全。所以说强化饮片质量管理是保障中医临床疗效，保障人民用药安全，维护人民用药合法权益，提升中医医疗服务水平，促进健康中国建设的需要。

2. 强调用药质量和炮制入药，是中医药优势特色的体现。众多中医药学家历来强调要"药用道地""修治合度"。"道地"是一个什么概念，"道地"就是中药质量传统经验质控的金标准，是选择引用高质量中药饮片的通用标准。"炮制入药"是为了增效、减毒，需要按照一定法度和临床用药的特殊需求，提供合格的炮制成品即熟片入药。

3. 强化饮片质量管理，是坚持依法管药，执行药品标准、炮制规范及行业药品管理相关规定的需要。近几十年，国家和各省市对中药饮片质量管理均相继推出了很多规范、标准，但不遵法度或不依规行事，不按规定标准和规范办事的单位部门或个人还存在，有的甚至还较为严重。俗话说没有规矩，则难以成方圆。

4. 强化饮片质量管理更是现实和形势发展的需要。近几年来，中药饮片质量不断有所提升，人民用药的满意度也有所上升，但客观地讲，质量问题依然较普遍存在，在新的市场形势下又出现了一些新的问题和新的需求，故亟须我们采取一些新的措施，不断改进，才能顺应新时代的发展和人民群众对用药质量的新需求。

中药饮片质控标准和要求

许多人认为中药饮片质量没有可控和统一标准，要求不具体，进行质控难以操作，其实这种说法并不是事实，从各种中药被逐步引用起，即有了品种真假和质量优劣的辨识，特别是成为特殊商品，形成市场经营流动和常规应用以后，即出现了一套复杂的加工生产技术，第一部中药商品学著作《范子计然》及早期的《神农本草经》《神农本草经集注》等本草学著作，《雷公炮炙论》等炮制著作和古代的中药鉴别学著作中，均记载了较多的真伪优劣辨识经验。早在《神农本草经》中即提出了"道地"概念，《神农本草经集注》中进一步论述了"道地"的重要性，《新修本草》中则作出了精辟论述，明代刘文泰等许多医药家强调要引用道地药材，明清时代更为系统地总结提出了几百种常用中药的形、色、气、味特征，作为辨识和质量控制的依据。并在近代和 20 世纪 50 年代、60 年代、70 年代得以相沿传承使用。

1984 年，颁行药品法，从 1985 年版《药典》开始即逐步增加了饮片质量控制品种，既设性状、鉴别、检查，又设浸出物和含量测定，且内控标准逐渐在增加和提高。

1996 年，国家中医药管理局对医院中药饮片质量管理作出了更加明确的规定：如根、根茎、藤木类品种，含药屑、杂质不得超过 2%；果实、种子类药，含药屑、杂质不得超过 3%；全草类药，含药屑、杂质不得超过 3%；叶类药，含药屑、杂质不得超过 2%；花类药，含药屑、杂质不得超过 2%；皮类药，含药屑、杂质不得超过 2%；树脂类，含药屑、杂质不得超过 3%；动物类，含药屑、杂质不得超过 2%；矿物药，含药屑、杂质不得超过 2%；菌藻类，含药屑、杂质不得超过 2%；炒制品，其中炒黄品、米炒品，含药屑、杂质不得超过 1%；炒焦品、麸炒品，含药屑、杂质不得超过 2%；炒炭品、土炒品，含药屑、杂质不得超过 3%；酒炙品、醋炙品、盐炙品、姜汁炙品、米泔炙品含药屑、杂质不得超过 1%；药汁煮品、豆腐煮品，含药屑、杂质不得超过 2%；煨制品，含药屑、杂质不得超过 3%；煅制品，含药屑、杂质不得超过 2%；发芽制品、发酵制品，含药屑、杂质不得超过

1％。炮制品的水分含量应控制在 7％～13％，蜜炙品的水分不得超过 15％；酒炙、醋炙、盐炙、姜汁炙、米泔水炙、蒸制品、煮制品、发芽制品、发酵制品的水分含量不得超过 13％；烫制后醋淬制品，含水分不得超过 10％，等等。

20 世纪 90 年代初，实行医院分级评审，在药剂评审指标中，饮片质量检查条款总计达 60 条，总分 141 分，并规定药品质量检查评审不合格实行一票否决。

1997 年，国家中医药管理局全面开展放心药房建设，明确提出要让医生用上放心药，让人民吃上放心药，把建设、检查、评审重点放在中药饮片质量上，并严格了环节管理的各项规定，创立了"三员"验收制度。

2004 年以后，开展行风和药事管理质量持续改进检查，以及 2010 年开始的等级医院建设复评检查和验收，对医院中药饮片质量评审均制定了很多详细指标。

2007 年 3 月，国家中医药管理局、卫生部颁发《医院中药饮片管理规范》，强调中药饮片管理应当以质量管理为核心，制定严格的规章制度，实行岗位责任制，由本单位法定代表人全面负责，并对从事饮片管理的人员、采购、验收、保管、调剂与临方炮制、煎煮、罚则作出了明确规定。随后由孔祥明主编出版了《医院中药饮片管理规范实施手册》一书，对中药饮片质量从净度、片形、色泽、气味、含水量、灰分含量、浸出物含量及所含成分提出了更具体要求。如

（1）净度：指出一般饮片中不应夹有泥沙、灰屑、霉败品、虫蛀品及非药用部位的芦头、栓皮、壳核、头足翅等杂质，以达纯净度标准，保证用药剂量的准确度。

生品饮片：指出根及根茎类、藤木类、叶类、花类、皮类、菌藻类、动物类、矿物类药，含药屑、杂质不超过 2％。果实、种子类、全草类、树脂类，含药屑、杂质不超过 3％。

制品饮片：炒黄类、米炒类与酒炙、盐炙、姜汁炙、米泔水炙等，含药屑、杂质不超过 1％；炒焦、麸炒、煅制、药汁制、豆腐制等，含药屑、杂质不超过 2％；土炒、制炭、煨制类，不超过 3％。

（2）片形：应厚薄、粒度均匀、完整，色泽鲜明，表面光洁，无连刀片（蜈蚣片）、掉边片、周边卷曲、破碎细片等不合格饮片。

（3）色泽：应呈现固有的色泽和特有纹理。如甘草生片外层黄白色，内层显棕色及放射状纹理"菊花心"；蜜炙甘草显金黄色，有光泽，带有火色。炭药表面显乌黑色略带光泽。一般制品含生片和焦糊片不超过2%，炒焦品含生片和焦糊片不超过3%。

（4）气味：气味与其内含物质有关。每味药各具有特定的气味，如大黄的清香气，阿魏的浊臭气，黄连的苦味，甘草的甜味等。炮制品应具有辅料的特定气味，如醋炙的醋香气味，酒炙的酒香气味，盐炙的有咸味。

（5）水分含量：一般优质饮片的含水量应控制在7%～13%。酒、醋、盐及姜汁制、蒸制、煮制品的含水量不超过13%。蜜炙品的的含水量不超过15%。烫淬类成品的含水量不超过10%。关于灰分、浸出物及所含成分均有要求。

2016年12月25日，国家颁布的《中医药法》中，对医疗机构中药饮片炮制质量和安全使用，又进一步作出了明确规定。还有各省市行业主管部门作出的相应标准和规范、要求。

目前饮片质控中见到的问题

从整体情况来看，近几年来中药饮片质量管理得到了加强，质量有所提升，明显的假药有所减少，市场上已无公开打着清水货、非清水货牌子进行销售的商家，但质量问题依然普遍存在。

1. 混伪品还时有所见，如近年来出现用杂色川贝母充松贝高价出售；用美丽蔷薇果充金樱子；用观赏的大朵菊花充白菊花；用日本皂角刺充正品皂角刺；用金钟花果充连翘，用小蜡的果实充女贞，用参薯充正品山药，等等。

2. 掺混现象仍然多见，特别是一些价格较高、货源较紧的品种，如上面提到的松贝及麝香、龙骨、龙齿、柴胡、金钱白花蛇、宁夏枸杞子、西洋参、红景天、鹿筋、鹿鞭等。

3. 性状特征变异，即形、色、气、味与传统经验鉴别及药典、规范不符。更令人奇怪的是：很多药物的性状特征均出现了较显著变化，而且变化的速度惊人，如当归的切面不再呈黄白色或淡黄棕色，很少见到裂隙和形成层环及棕色油点，香味不再浓郁而十分淡薄；野葛的丁块全部变为灰黑色或黑褐色；甘草应以甜味为主，而时下常尝出以苦味为主；丹参原称紫丹参，以紫红色和红色为主，现在有的已变为土色；制黄精和熟地黄，原来味甘如饴，现常以苦涩味为主；青皮应为墨绿色、气香浓，但时下所见，相当部分已呈暗红色，片张明显增大，香气明显变淡；枳实本应以鹅眼大小为宜，一般多用整粒或分切成两瓣，但时下全部切成丝块片，与枳壳无异；白芍片不再呈玉白色而呈灰白或暗灰色；独活气味不再重浊，有的形、色反类似昔日的当归；藁本原本体轻、质硬、断面淡黄色或黄白色，气芳香，味辛苦而微麻舌，而现却见质地软绵，有油润，很难闻到香味；干姜本应为黄白色或淡黄色，但现时常见灰褐或灰黑色；冬桑叶应为黄绿色或黄棕色，但现多呈淡绿或青绿色；枇杷叶应为灰绿色、黄棕色或红棕色，可现见多为深绿色或绿色；女贞子表面应为灰黑色或紫黑色，现多见灰绿色或淡绿白色；刺蒺藜应为黄绿色或淡黄绿色，现多为淡绿白色或灰白色；菟丝子应为灰棕色或黄棕色，颗粒大小均匀，现多为淡黄或黄绿色，小粒、嫩粒较多；牛蒡子长 5～7 mm，宽 2～3 mm，表面灰褐色，带紫黑色斑点，现多数长、宽均达不到要求，色泽变淡，斑点不明显。还有黄连、大黄、黄柏不黄；白芷和白参不白；玄参和制何首乌不黑；党参、板蓝根变为油黑，如此等等，不胜枚举。对色泽的无端变异，尚一概归之为是未熏硫的结果，对形态和大小及气味的变异一律说成是由野生到栽培的变异，或说成是生态环境的变异。

4. 加工或炮制成品达不到传统和规范要求：由于在饮片生产和经营流动的各个环节均想追求利润最大化，减少成本和人工支出，偷工减料，任意简化工艺，或自创"新法"，"添油加醋"，以增"含金量"，有的则不懂加工、炮制，滥竽充数，胡乱操作，粗制滥造，出现很多伪劣炮制品，或应加工而未加工的生品，如土炒白术变成了灰黑色或粘有很多黑色油烟灰；三七片成了带有角质化的翘片；炒制大小不分档，大的未达标准，小的已经焦糊或炭化；川乌片制成了草乌片，草乌片则反类川乌；焙五谷虫变炒五谷虫，其色均变为黄黑；槟榔驱虫、下气行水、截疟，本该用生，现却一律成为炒槟榔；大腹皮传统多捶成腹毛用，现多改成机切的短段；杜仲片均带有粗厚的鳞状皮；肉桂传统多用肉桂粉，现多供应肉桂块片；盐苁蓉、酒苁蓉制成了熟地黄色；单剂量分装中，青黛、夜明砂等不布包，真可谓五花八门。

5. 在单剂量包装和单味浓缩颗粒销售中的质量问题。实现中药饮片单剂量分包的初心，是想在方便临床用药，减轻药剂人员劳动强度，促进药事管理的同时，增加用药透明度，提高用药质量，保证剂量准确，便于患者监督，减少调配误差。但从实行情况来看，优势虽有体现，但潜在风险和问题却在逐渐显现。有的商家不从改进设备、调整功能、规范操作、控制和提高质量着眼，而过分强调形体大不便包、装量规格小难成包。在小包装药袋中，装入了质量规格相对低劣的品种，如白术、猪苓、玄参、鸡血藤、苦参、山药片、太子参、白芷、党参、黄芪等，尽可能选个头或片块小的或低劣品入包，有的甚至还包入了部分碎屑、杂质；有的则包入了霉、蛀或油黑片，如三粒白果肉中夹有一粒油黑粒；四粒砂仁中出现一粒霉粒；杏仁或桃仁袋中出现2～3片败油片等。有的在散热未尽或未完全达到干燥要求时即进包，导致发霉。有的还出现装量不足，或空包、少包、连包。即使在单味浓缩颗粒、超微颗粒中也有原料质量无法控制、装量差异、空包、少包、连包，以及自动调配和分装中的质量问题。

强化质控管理的几点建议

药品质量控制是关系着疾病向愈、康复保健，甚至人民生命安危的大事。医院中药饮片质量管理虽有难度，但作为医院药师则应极力担当；从事医院药事管理和药品质量管理的法人更应予以高度重视，制定有效的质控措施；药学部门尤应身体力行，尽职尽责，严格把关，永不懈怠。

（一）强化质量教育，增强全员质量观念

质量出效益，质量创名牌，在高质量控制管理过程中可以造就一批高水平人才，防止各种质量和安全事故的发生。但药品质量管理不是某个人或少数几个人的事，必须让所有涉事人员都负起责来，不留质量管理死角和盲区。这就需要不断强化质量管理教育，提高对质量管理的认识，把药品质量、药事服务和管理质量作为大事来抓。要充分认识到在药品质量管理上每位药师和执业药师均有一份沉甸甸的责任和义务，决不可袖手旁观，因为它不仅关系到个人、单位和部门，更关系到广大人民的合法权益。

（二）不断建立健全质控组织，切实落实岗位责任制

每家医院都应以医院质量管理法人或者药学部门负责人为主，组成名符其实的有职、有责、有权的质控小组，加强中药饮片质量管理和监督检查，或承担质量验收。并明确规定采购、验收、保管、调配操作、临方炮制，以及药库和调剂室负责人等，在质量管理中的重要责任和奖罚制度。质量不是喊出来的，而是做出来的和严格管理出来的。

（三）严格坚持质量、信誉第一的招标和采购供应原则

招标采购、低价中标，原则上都是对的，都应该遵行，但应把质量放在首位考虑，在保证质量的前提下低价中标，不宜把低价中标绝对化，有些重点、常用的品种，只要是货真价实，尽管价格稍高一点，也可考虑随行就市。应防止少数无良商家，为了把生意做进来，招标报价可很低，也可信誓旦旦地承诺质量，但一旦中标做进来后，就讨价还价，做尽手脚，故招标时必须签具质量承诺，明确罚则，不执行承诺时应中止合同。招标采购虽可体现公开、公正、公平原则，给更多生产、经营单位提供销售机会，给医院提供更多新的合作伙伴，还可避免药品购销领域的某些不正之风。但从多年的实践和经验来看，针对一部分常用的、进销频率较快且用量较大的品种，应相对固定一些质量信誉度高、价格合理、供应及时、服务好的供应单位，以保证供应、质量相对稳定，更便于持续质量改进，应标中标单位不宜过多和过散，更替不宜过于频繁。

（四）确立医院用药质量控制标准

为保证质量，创造医院用药特点特色，提高临床疗效，满足人民用药需求，医院应该根据各自的特点和药品市场发展的现状，明确制定各自的饮片质量控制标准。总的原则是要保证供应和使用优质饮片，对有品规等级标准的120多个品种，所有二、三级医院均应采购一等品或特等品，对有多个来源的品种应选用临床习用的主流品种，如甘草应用新疆甘草，枸杞应用宁夏枸杞，山药应用正宗淮山药，柴胡应用北柴胡，尽可能引用真正的道地药材。对医院常用的且用量较大的50～60个品种，逐个制定各自医院的进货、验收质控标准。按照常理，无论药材生产、采收加工、炮制贮运、经营流通，均应以满足医疗用药和人民用药对质量的需求，不能过分强调药品生产和经营市场的所谓的现实。承认某些客观的实际变化，但不能容忍很多以求取个人或集团最大利益，损害老百姓的欺诈行为和不法手段。不能完全迁就市场，相反的是市场应当尽最大努力，千方百计顺应人民群众正常用药与文明和谐社会发展的需求，要给市场形成一种倒逼的态势，构成一种良性有序的供销关系。

（五）加强院内药品供应环节质控管理

医院药品供应处于药品质控终端，药品生产和经营流通领域的问题我们无能为力，但阻止假劣药品流入医院，引进最优质的药品，这是药学人员应

尽的责任，也是有能力办到的事情。院内饮片供应环节，主要是计划审批、采购、验收、入库管理、临方炮制、调配供应等。

1. 计划审批：中药饮片的购销计划，一定要以满足临床、教学、科研的正常需求和供应为原则，要有科学性、预见性，力戒盲目性和随意性。既要满足供应，又不能造成积压、浪费。要尽可能减少库存，加快周转，防止资金过多过长时间滞转。其审批必须坚持逐级审批，先由药库负责人签字，后报科主任审核签字，再报主管院长审批，务必要阻塞漏洞，防止购销领域的不正之风。保证购入药品的合法性、合理性。临床不可少的紧缺药的库存量应不超过 3 个月，一般药和销量大的药应不超过 1 个月。

2. 采购：采购是饮片进入医院的第一个把关人，故确定采购员时，一定要选择政治思想、职业素养、业务技术素养好，作风正派，原则性强，不谋私利，具有公关、协调和计划能力的人员担任。在拟定采购计划时，应坚持由保管员报缺，按医院的制度和集中招标采购制度，以及招投标中确定的单位和品种拟定计划，明确质量和配送数量要求，并负责报药库主任、科主任和院领导审核或审批，不得任意和盲目采购，对急危重症和抢救用药中提出的特殊品种，可临时告知主任后立即采购，事后补办手续。

同时，应收集、审查、保管供货单位和销售员的各种证照和资料。

3. 验收：是保证医院中药饮片使用质量的至关重要的环节，必须选定职业道德优良、原则性强，敢于负责，不徇私情，不贪图和谋求私利，鉴定辨识能力精良、经验丰富的同志担任，原则上均应实现采购员、保管员、质检员的"三员"验收制度，按医院质控领导小组制定的验收标准验收，对有争议和不同认识的品种，要求得共识，绝不可独断专行。

4. 药库保管：应实行专库专人管理、分类管理、电脑账务管理，特别是贵重和重点药物应时刻做到账物相符，防止漏洞。不仅要管数量，更重要的是要管质量，要随时检查存库药物的质量变异情况，发现异常立即报告处理。同时应坚持先进先出、清点、报缺，随时掌握进、销、存的数量和频率，绝不能心中无数，造成人为打缺，或积压浪费，或虫蛀、霉烂、变质等情况发生。要设立阴凉库和冷藏设施，搞好温湿度控制和消防安全，严禁闲杂人员和无关人员在库房逗留，严禁烟火。库内务必整齐、清洁，清点、收发药物顺流不逆，井然有序，严禁乱堆乱码和混放或张冠李戴。每位库管人员均必须做到尽职尽责，精心细致，充分运用传统的贮藏保管经验和现代科学技术，要力保进库、在库、出库饮片的质量，成为医院饮片质量的守护神。

5. 调配供应：中药饮片处方调配供应是目前中医院药剂工作中的最主要和最重要的业务技术工作，在岗人员的 60% 以上均在从事此项工作，处在服务窗口第一线。其服务标准既要求准确完成处方调配任务，杜绝调配差错，同时也要保证发出药的质量。回答患者的咨询和质疑。要求所有调剂人员，既要按照中药饮片调剂工作规范和医院要求，精心完成每张处方的调配，无错配、漏配和多配少配。同时，要保证配出的每一味药均符合规定的质量要求，发现不合格的药品，如假、劣、虫、霉、鼠咬、油败、变质的药品均不可发出。

6. 临方炮制：又称临方炒制，即要求调剂人员在调剂配方过程中，根据医生处方上的特殊要求，临时进行的一类加工炮制。这类加工炮制的特点是，适用品种不普遍；药房一般未备；且只限于单个处方的用量。医生的目的是改变或增强疗效，如不照方进行，则会影响治疗效果，贻误病情，故国家和省市中医药局一直在提倡，但事实上很多医院限于多方面原因并未落实执行，部分医院因设有炮制室，生产部分炮制品，也并未设置临方炮制室。不过无论临方炮制也好，常规炮制也罢，其成品质量亦应纳入医院中药饮片质控管理。

综上所述，医院中药饮片质控范围广，涉及环节和层面多，需监管的内容多，难度大，且始终处于动态变化和创新发展之中。因此，医院每位中药人均要牢记为人民服务的使命，争当忠诚卫士，勇于责任担当，尽最大努力为维护、保证、提升饮片质量，不断作出新贡献。

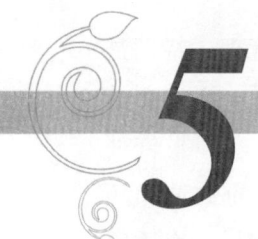

5 采收加工与药材质量

中药的采收加工始于疾病防治的引用，其历史悠久，经验积累极为丰富，对采收是否适时，加工是否科学合理及药材品质形成的相关性，历代众多医药学家均有精辟论述，并相继总结推出了较多专著或专篇、专论，《礼记·月令》提出"聚蓄百药"，《诗经》中记述白蒿、大枣、葫芦等的采集时节，《神农本草经》序例中有"药有……有毒无毒、阴干、暴干、采造时月、生熟、土地所出，真伪新陈，并各有法"之说，并出现了采制专著《桐君采药录》，吴普和陶弘景对采收时间和采收条件进行了具体论述，雷敩总结出多种产地加工法，孙思邈在所著《千金要方》及《千金翼方》中专论"药出州土""采药时节""药藏"，《新修本草》《太平惠民和剂局方》《用药法象》《本草品汇精要》《本草蒙筌》等古代医药学著作中，对中药的产地和采收加工及质地的相关性均有较多记述。

从 20 世纪 50 年代开始，许多医药学家在学习和交流传统采收加工技术与质量影响研究的基础上，先后出版了《中药材手册》《药材学》《中药志》《中药大辞典》《常用中药采集法》《采药参考手册》《中国道地药材》《中药材鉴别手册》《中药采集收购鉴别手册》《中国药材学》《中国药材商品学》《中药采制与炮制技术》《药材商品学》《中药材采收加工学》，在这些著作中分别就采收、加工的原则、方法、注意事项等进行了记述，有的还从学科理论、形成发展、历史沿革，以及采收加工与质量影响方面进行了初步探讨，为促进药材的采收和产地加工的规范化与质量提升起到了良好指导作用。但中药材的采制与生产，系商品化的生产，事涉农林牧副渔多个领域和系统，在发展中出现的新情况、新问题瞬息万变，规范标准难予统一或有规不循，加之趋利倾向的存在和发展，导致采收加工中的乱象较为普遍存在，源头质量管理问题较多，故笔者特设此题，简述其要，以盼得到业界诸君的更多关注。

采收与产地加工中若干问题的研究

采收，即采集临床需要使用的具有药用价值的药用植物、动物及矿物，并要"择优而用"，符合药用标准，具有采收年限和采收期的严格要求，以及技术要求，应视药用品种、入药部位的不同，考虑器官、组织发育状况，确立传统的形态经验指标或现代研究形成的理化指标，在最佳状态、最佳时限、运用最科学合理的方法，达到质量的最优化和产量的最大化。植物类药材采收年限的确定主要考虑 3 个因素：①植物本身特性。草本植物，有 1 年、2 年或多年生，采收年限多与其生命周期一致；木本植物的采收年限较长，多为 8～10 年或 15～20 年不等。②环境因素。同种植物可因南北气候或海拔高度而有差异，如雅连在海拔 2000 m 以上栽培者，可在 5 年以上采收；而在海拔 1700～1800 m 栽培者，4 年即可采收。③药材品质要求，即有的药材采收年限可短于该植物的生命周期。其分类有 1 年、2 年、多年或连年采收的不同，其方法有挖掘、收割、采摘、击落、剥离、割伤等法，剥离中有砍剥、活剥、砍枝剥、活树环剥、根皮剥离等不同。

产地加工，系采收的连续工序，即将采集的动植物药用部位进行初步处理和干燥等，使之成为药材的生产环节与过程。与成为药材后使之成为饮片所进行的加工炮制的内涵和概念有较大差异。其生产内容和方法，包括清除泥沙杂质、选取规定的药用部分，除去非药用部位、大小分档、清洗、修整；或将鲜品置于蒸气、沸水中进行蒸、煮、烫等加热处理；或置水中浸渍、漂洗；或将鲜品药材干燥到一定程度后密闭堆积"发汗"、覆盖"发汗"、加温"发汗"；或进行揉搓整理；或在产地趁鲜切制；或采用晒干、阴干、晾干等自然干燥或人工烘烤、电热、气流等干燥方法和技术，使鲜品药材及时得到干燥，以防止霉烂、变质，保证药用疗效和安全。

关于采收的时限研究，首先应认定药用部位是否达到外部形态特征和固有的色泽，然后认定品质是否已符合药用要求，即性味、成分是否达到应有标准。《诗经》中提出"八月剥枣""八月断壶"；陶弘景所云"其根物多以二、八月采"；民间总结的"三月茵陈四月蒿，五月茵陈当柴烧"，以及"秋天上山挖桔梗"等，均是时限研究和实践经验的极有价值的总结。王孝涛在《中药采制与炮制技术》中记载了 57 种药材的采收时限；吕侠卿在《中药培育大全》中记载了 228 种；秦民坚记载了 68 种；邬家林记述了 370 余种，《中药大辞典》中描述了 4000 余种，均体现了采收时限研究和经验总结的传承，为适时采收提供了有力依据。

草本植物的根及根茎，如牛膝等多为 1 年生，板蓝根等多为 2 年生，人参、三七、丹参等为多年生植物，应在植株停止生长后或枯萎期采收；延胡索和贝母应在夏初采收；半夏和太子参应在夏末秋初采挖；天麻宜在秋冬采挖；防风和明党参应在春天采收。树皮类药物一般均应在树龄达 10 年以上采收，且多应以春末夏初时节进行，但肉桂则应在寒露时节采剥。苏木、沉香等木本植物宜在秋冬落叶或春初萌芽前采；忍冬藤、络石藤、桑寄生等，宜在全株枯萎或秋冬至早春前采集。薄荷、紫苏叶等叶类药，一般宜在枝叶茂盛、色泽青绿的花前盛叶期采，但枇杷叶、冬桑叶等则应在立秋后或霜降期间采。花类药，如金银花、辛夷花、玫瑰、槐花、合欢花等多在春夏季采；菊花等多在秋季采；款冬花、腊梅花等则应在冬季采。全草类药则宜在茎、叶生长旺盛的花蕾期或初花期采。薏苡仁、连翘、马兜铃、巴豆、草果、砂仁、使君子等一般性干果，宜在7—10月间，在果实停止增大、果壳变硬、颜色褪绿而呈固有色泽时采；枳实、乌梅等肉果以幼果入药时，则在未成熟时采；枸杞子、山茱萸、五味子、大枣、陈皮、龙眼等，则应在果实成熟时采；决明子、白扁豆、王不留行、白芥子、胡芦巴等种子类药物均应在完全成熟后采。树脂类、菌藻及地衣类、动物类等药物的采集，则各有其异。

关于产地加工技术的创新与发展，我们的祖先最早多用鲜药，后来发现单用鲜药已不能及时满足治疗需要，而且容易腐烂变质，故逐渐创用了洗刷、修制、蒸、煮、燀及晒干、阴干、晾干、石灰吸湿、发汗等干燥方法，并创用了硫黄熏蒸等增色、防腐、杀虫之法。其中研究、变异较多的为干燥方法，因为理想的干燥法是要求干得快、干得透，干燥的温度不致破坏药材成分，并能保持药材原有的色泽、气味。研究表明：日光和温度是影响药材内在质量和色泽的重要因素，槟榔在日光下暴晒6小时，其生物碱含量降低；阴干、烘干均低，且导致色泽变异；牡丹皮暴晒48小时，比烘干多损失有效成分6％以上；薄荷、金银花、红花宜置通风处阴干，如需烘干，其温度以控制在50℃～60℃为宜；多汁的果实类药材则以70℃～90℃的温度烘烤至干；对需加速干燥，或增加美观、制作规格特征，以及杀死虫卵、杀酶保苷与解毒者，则宜采用蒸、煮、烫等法，如马齿苋经燀水后则很易晒干。"发汗"是一种晒、闷交替的特殊干燥方法，如厚朴即采用了"水烫发汗法"，将剥下的厚朴皮自然卷成筒状，以大筒套小筒，每3～5筒套在一起，将套筒直立放在开水锅中淋烫至皮变软时取出，用青草塞住两端，竖放在大小桶内或屋角，盖上湿草发汗，待皮内表面及横断面变为紫褐色并出现油润光泽时，取出套筒，分开单张，用竹片或木棒撑开晒干。亦可用甑蒸软，取出卷筒，用稻草捆紧中间，修剪两头，晒干。湖北等地也提出了"水烫青草发汗法""蒸笼发法汗"等发汗法。

采收加工对药材外观质量的影响

任何一种药材，在一定的生态环境、一定的历史时段内，均会在人们认知里形成一个相对恒定的固有的"形、色、气、味"特征，以作为比较辨识的依据。绝大多数中药材的性状特征，许多业内人士均很熟知，但习惯形成的认知会受到品种和生态环境变异、采收加工的异同而有所变化。

采收不时，则多会出现不及或太过，既影响正常色泽，也影响大小、质地。如桑叶，应采霜降后经霜自落的黄叶或用竹竿将树叶打落后收取。其叶多呈卵形或宽卵形，长 8～15 cm，宽 7～13 cm，不规则碎裂，上面黄绿色或浅黄棕色，下表面颜色稍浅，气微，味淡，微苦涩。但如提前采收，则色显青绿，叶片略薄，凝秋凉之气较少，治肺燥咳嗽之力较弱。女贞子，应在冬季果实成熟时采收，晒干或将果实略蒸后晒干，表面应为黑紫色或灰黑色，籽粒饱满。菟丝子，应在秋季种子成熟时，割取植株，晒干，打下种子，呈类球形，直径 1～1.5 mm，表面灰棕色或黄棕色，但如提前采收，多见淡黄绿色，籽粒较成熟者细小，细密突起的小点和微凹的线形种脐难见。杜仲，应选择 15～20 年以上树龄，且生长健壮、无病虫害、干形好、皮厚孔多，有较厚的未成熟的木质部的树，在 4—7 月树液流动旺盛、皮部与木部易分离时进行剥皮，以皮厚、块大、去净粗皮、胶丝多且长、内表面暗紫褐色者为佳，一等品厚度在 1 cm 以上，宽度不小于 16.5 cm，即使三等品的厚度亦为 0.43～0.66 cm，如不按生长年限及采剥时节要求，则其皮菲薄如纸、皮张窄如条状，胶丝少而短。青皮，在 5—6 月收集自落的幼果，晒干，称"个青皮"，呈类球形，表面灰绿色或墨绿色。7—8 月间采收未成熟的果实，在果皮上纵剖成四瓣至基部，除尽瓤瓣，晒干，习称"四化青皮"或"四花青皮"，外皮灰绿或墨绿色，但近年来，多推迟采收，所见"个青"则比以往所见要大，"四化青皮"不仅皮张变大，而且外皮变成红褐色，几乎与陈皮的颜色相近。刺蒺藜，应在 8—9 月间果实由绿色变成黄白色，大部分已成熟时，割取全株，晒干，脱粒，再晒干。果瓣呈斧状，长 3～6 mm，外青黄白色或背部黄绿色，隆起，但近年来，大多提前采收，嫩粒、小粒较多，颜色多为灰绿、淡绿或绿白色。牛蒡子，多在阴历 8～9 月间植株茎叶变黄，果实呈灰褐色时，分批采摘，堆积 2～3 日后，曝晒，脱粒，晒至全干而成。瘦果呈长倒卵形，略扁，微弯曲，长 5～7 mm，直径 2～3 mm。表面灰褐色，带紫黑色斑点，有数条纵棱，如提早采摘或不分批采摘，则短小的嫩籽较多，且颜色变淡，数条纵棱变无，紫黑色斑点几乎全然不显。

加工对药物形、色、气、味及外观质量亦有较大影响，如天麻，用笼蒸法加工的色泽较鲜艳、质量好。用水煮法加工的天麻，颜色稍次，且麻体养分流失较多，若经硫黄熏后，其色更黄白明亮，多以"明天麻"名之。若将鲜麻同白矾水煮之，则质地更显重实。当归，如用鲜品直接晒干，则会"泛油"变质，如若沾水，则会变黑发烂，如待水分稍蒸发后，扎把，搭棚熏干，则外色赤红，内色黄白，气香浓郁，味甘而辛。党参，加工须一把一把地顺握或放在木板上，用手搓揉，使皮肉紧贴、充实饱满，并富有弹性，质地稍硬实，如以硫黄熏过，则有刺鼻的硫黄气，且色黄发白，质地绵软。全蝎，因加工方法不同有"咸全蝎"和"淡全蝎"之分，"咸全蝎"质重、味咸，"淡全蝎"质轻、味淡。

药材的纯度与优良度，亦与采收、加工有关，在考虑药材品质规格时，首先要求以身干、无泥沙、无杂质、无虫蛀、无霉变为合格，然后控制为最佳条件，如黄连以条粗壮、质坚实、断面红黄色、苦味浓者为佳；延胡索，以个大、色黄、质坚、饱满、断面金黄发亮者为佳；三七有春采、冬采之分，并在产地按大小个数分头。酸枣仁的核壳不得超过 5％；金钱草杂质不得超过 8％；穿心莲的叶不得少于 35％；薄荷的叶不得少于 30％；稻芽、谷芽的出芽率应达到总粒数的 85％，等等。

采收加工与药材内在质量的相关性

药材商品，均应是在产地加工中形成的干燥品，其水分含量虽可因不同品种质地而有差异，但一般应控制在 7％～13％，近年来放宽至 10％～15％。水分含量的多寡，虽凭感官经验可判断出梗概，但准确计算则需仪器测定，故归在内在质量中述之。完全失水，可致药材脆、碎、枯朽变性；水分含量超标，则会加速药材霉变、腐烂。

有资料显示：4 年生人参，如在 9 月 15 日至 10 月 1 日期间采收，其人参皂苷的含量可达 4.152％或 4.216％，如在 6 月 1 日采挖则仅 1.750％，7 月 1 日采为 2.380％；5 年生在 10 月 1 日采则高达 11.248％，如在 5 月采仅 7.667％；6 年生 9 月 15 日采高达 12.492％，如在 5 月或 10 月 15 日采则均在 10％以下。如表 1-1 所示：

表 1-1			不同采收期人参皂苷含量的动态变化						（％）
日期	5月1日	6月1日	7月1日	7月15日	8月1日	8月15日	9月1日	9月15日	10月1日	10月15日
4 年生	—	1.750	2.380	—	2.944	3.689	3.870	4.152	4.216	3.930
5 年生	7.667	7.436	8.651	8.970	9.243	10.360	10.296	10.234	11.248	8.265
6 年生	9.120	12.138	11.797	10.044	12.000	10.626	11.055	12.492	11.840	9.480

又如西洋参的适宜采收年限为 4～5 年，北京地区的采收期一般为 9 月份，生长 5 年采时，人参皂苷的含量为 7.28%，生长 2 年的为 6.71%。春三七中总皂苷及总皂苷元含量分别为 14.90% 和 8.30%，冬三七中分别为 12.02% 和 6.65%。白芍水煮 5 分钟，其芍药苷和苯甲酰芍药苷的含量分别为 2.5865% 和 0.0548%；水煮 30 分钟，上述两种含量均下降，分别为 1.9744% 和 0.0475%。薄荷宜在小暑后大暑前或 10 月中旬两次采收，并以晴天上午 8—10 时或下午 2—4 时采收为宜，因此时所含挥发性成分最高。红花应在 5—6 月，花瓣由黄变红时采，所得干花中红花黄色素含量较高，可达 20%～30%。山茱萸 8 月 20 日左右采，马钱素含量为 0.45%，10 月 10 日前后采则为 0.67%，10 月 25 日左右采则为 0.63%。肉桂皮 5 月、7 月采，其挥发油的含量分别为 1.30% 和 1.20%，如 3 月、8 月采，则分别为 0.44% 和 0.34%。如表 1－2 所示：

表 1－2　　　　　　　　　　肉桂不同采收期挥发油含量

采收时间	采集地点	树龄/年	挥发油含量/%
3 月	广西平南	5	0.44
4 月	广西平南	5	0.75
5 月	广西平南	5	1.30
6 月	广西平南	5	0.90
7 月	广西平南	5	1.20
8 月	广西平南	5	0.34

还有射干中野鸢尾苷元的季节性变化较大，以 3 月的样品含量最高，达到 1.52%，5 月的样品有所下降，为 0.87%，7 月的样品含量有所增加，为 1.17%，9 月的含量最低，只有 0.54%，11 月和 1 月的样品含量较高，分别为 1.36% 和 1.38%，证明：春初新芽萌发前和秋冬茎叶枯萎时采挖的传统经验是合理的。甘草开花前甘草甜素含量最高，达 10.0%，故可定为其最佳采收期。益母草水浸出物、醇浸出物及总生物碱的含量，在花蕾期采收时分别为 18.63%、17.07%、0.93%，初花期为 18.57%、17.87%、1.26%，果熟期即下降为 10.70%、11.01%、0.39%，故传统经验将益母草定为夏季茎叶茂盛、花未开或初开时采割是适宜的。金银花的花蕾与已开放的花朵，其重量和绿原酸的含量各不一样，花蕾不仅重量重，而且绿原酸含量高，故规定一级金银花其花蕾应占 50% 以上，二级应占 40% 以上。天

麻中含天麻苷，即对甲醇基苯-β-D葡萄苷，它很容易被β-苷酶水解成对羟基苯甲醇和葡萄糖，故鲜天麻多采用蒸透后晾干。菊花生晒品，其挥发油含量为0.58%，烘干品为0.50%，蒸晒品为0.48%，炕干品仅0.25%。以上说明，采收时限和产地加工的不同，均可对药材内含成分和质量造成影响。

采收加工中存在的问题与应有举措

采收、加工是中药材生产中的两个重要环节，或称两个决定质量形成的工艺过程，其形成源远流长，特色经验丰富，文献记述多见，并逐步总结提炼出了基本理论，甚至形成了《中药材采收加工学》独立教材，且有很多有识之士开展了较深入研究，取得了较多成果，引起了多方关注和重视，但应该看到，在人们认知和生产、管理中尚存在较多问题。

（一）认识问题

影响商品药材质量的因素，一般认为主要是四个方面，即生态环境、采收时间和方法、产地加工、包装储存，在此四者中，采收、加工各占其一，说明采收、加工是影响药材质量的重要因素，是决定源头质量的关键性环节。但由于中药材生产涉及农、林、牧、副、渔及矿产，且管理多头，各自为政，千家万户，个体分散作业，大多以图利为主旨，根本没有把药材生产看作是特殊商品生产，以致出现乱采乱挖，随意处置。既无专职队伍和专业人员，也无固定经费投入，大多处于一种散乱的自发性生产状态。

（二）传统经验的传承与创新问题

几千年来，在采收、加工中积淀的经验极为丰富，但传承不够，科学合理的创新虽有，可被推广采用的极少，唯利是图的胡乱"创新"却易被效仿。如许多药材采集后，首先就应除尽非药物部位，洗净泥沙，大小分档，然后再分别晾晒或烘烤干燥，有的要"发汗"，有的要沸水焯潦或蒸煮，有的要刮去粗皮或抽出木心。但当下多见保留有许多非药用部位和杂质，不洗刷干净，不大小分档，不发汗，不干燥，直接投放市场。有的不应在产地切片的，时下大多切片，直接以饮片出售，生地黄直接用鲜地黄烘烤或焯一下烘烤，熟地黄在产地直接用鲜地黄水煮后烤制而成。而且在产地直接采用简易方法加工黄精、川乌、草乌等制品。特别是违时采收现象已较普遍存在，如刺蒺藜、女贞子、紫苏子、菟丝子、牛蒡子等常见较多未成熟者。应分批采的不分批采，老的嫩的一起收，药用植株与非药用植株、非药用部位一起采，有的皮类和根茎类药材则不到限定年限就提前剥、采，有的为了增色、增重、防虫蛀，任意用化学药剂或硫黄处理，如此等等，既不遵传统，也不守新规。

（三）采收加工工艺原始落后

设备设施极为简陋，有的稍为成样的也尚属于药农人工小作坊式生产，人参、白芍等的采挖、水洗、去皮、水煮或水蒸、干燥等尚停留在手工制作水平。由于个体经验的差异及随意处置现象的普遍存在，必然导致商品药材标准难予统一。

（四）监管基本缺失

客观原因是采收、加工生产是散乱的个体，千家万户，随意性大。现实的问题是没有专门机构和专职人员从事上述两个环节的技术指导和监管，导致各呈其"技"，各显"神通"。加之，目前的药品检验和质量管理部门较多关注中药使用环节的监管，不太重视生产源头环节的监管，故在有的环节出现了质管空白。

应有的举措，先生认为有五：①提高认识，加强监管，不应让采收、加工生产环节成为质控质管空白；②加强培训教育，建立采收、加工技术指导队伍；③加大投入，改善落后的生产条件和设施；④以地区为单位总结制定科学合理的采收、加工技术标准和指导原则，明确质量要求；⑤加强对采收、加工生产研究，既传承特色技术，又争取推出新的创新、发展成果。

结　　语

中药学与中医学同为一个整体，同样植根于中华文化和中国哲学的沃土中，同为华夏文明的结晶，在理论奠基、学术发展、临床应用等诸多方面，均体现着天人合一的整体观、阴阳平衡的中和观、三因制宜的辨证观。是运气学说中的气化理论决定和影响着药物与食物的性味，提出了"得天地之精专""质同而异"等之说。中药的要害在于性味，即气味，无论寒、热、温、凉四性，酸、苦、甘、辛、咸五味均分阴阳，质地轻重、作用趋向、升降浮沉，亦受气化运动影响，并维系着人体内外环境平衡，五味与五脏、五色、五方、五行等各有对应。药物包括所有生物的生、长、化、收、藏，均受自然界风化、热化、火化、湿化、燥化、寒化的影响。正所谓"在天为气，在地成形，形气相感而化万物"。五味各有所主的五气，故选择与性味相应的主气司岁时才能得其厚助，药力才精专，药味方能齐备。

中药材或饮片的种质基因、品种质量，以及固有的或特有的形、色、气、味，是在长期中药生产实践和临床应用中逐渐积淀形成的，是中药性状鉴定中，用于辨识和质量保证的主要依据，更是中医临床引用，保证安全、有效的主要凭借。但时下在很多方面过分强调所谓成分含量，完全不顾或忽视形、色、气、味的变异，忽视生态环境和五运六气气化对药物生长、繁殖的影响，忽视种质基因、野生变家种、家养的影响，不遵循运气规律采备药物，即不能"司岁备物"。在过度限硫、恐硫、禁硫的态势下，许多商家甚至包括某些质量监管人员，把时下许多药物形、色、气、味的非正常变异，均说成是未熏硫所致。如白芍、白芷、白附子发暗，黄柏、黄芩、大黄、黄连不黄，当归、川芎、党参等切面发乌或发黑，羌活、独活、藁本等药物的气味变淡，如此等等均被认定为许可范围。面对上述情况，先生认为值得业界予以重视和研究，不应完全被商业炒作所左右。应该承认有些变异是符合时宜的，有些变异是值得业界警醒和深入探求的。

中药源出自然界的植物、动物、矿物，在中医药理论指导下形成和运用，企求完全按照西方哲学或西方医学的标准来诠释和解读中药，将有碍中药学的发展，脱离中医药的原创思维。

6 坚持感官"十辨" 提升用药品质

识药求真，用药求质。中药是用于防病治病、康复保健的特殊商品，具有特殊使用价值。其来源大多为天然物质，其分布范围广泛，品种来源极其复杂，同名异物、异物同名多见，生态环境及种质、栽培或养殖、采收与加工方法各异，质控标准未能完全统一，商业运营中每个环节均企图利益最大化，习用品与混伪品大量显现，加之人为的掺杂使假、制假造假不断翻新，使中药质量控制检查的难度加大，也给人民安全有效用药增加了隐患和风险。先生为担当和执行药品质量监管的责任，在坚持感官质量评价的过程中，总结提出了辨品种、辨真伪、辨野生与家种家养、辨新陈、辨老嫩、辨清水与非清水（即有无掺杂）、辨含水量、辨生熟与加工炮制的合理性、辨品规等级、辨有无霉变和虫蛀变异现象等"十辨"体会和做法。

辨品种

在引入中医临床应用的所有中药中，虽然70％以上的植物来源只有1科1属1种，但有27％左右的药物有多种植物来源，大多虽同属但不同种，其性状和其有效成分与含量、价格等方面均有差异。如党参与素花党参、川党参；龙胆与坚龙胆；软紫草与硬紫草；木香与川木香；松贝与青贝、炉贝；黄连与雅连、云连；甘草与光果甘草、胀果甘草；茅苍术与北苍术、关苍术；柴胡与狭叶柴胡；栝楼根与双边栝楼根；禹白芷与杭白芷；大叶秦艽与粗茎秦艽、麻花艽、兴安秦艽；藁本与辽藁本；麦冬与山麦冬；威灵仙与棉团威灵仙、东北铁线莲；杭白芍与亳白芍、川白芍；赤芍与川赤芍；绵马贯众与紫萁贯众、狗脊贯众；钩藤与华钩藤、大叶钩藤；络石藤与薜荔藤；进口沉香与国产沉香；牡丹与凤丹；狭叶番泻与尖叶番泻；五味子与西五味子；花椒与青椒；白豆蔻与爪哇白豆蔻；杏与山杏；决明与小决明；珍珠透骨草与凤仙透骨草，等等，加上习用品和混伪品，要辨的品种难以数计，今仅例举正品中多原品种十数例加以提示。

（一）党参

1. 党参〔*Codonopsis pilosula*（Franch.）Nannf.〕：山西潞安、长治、壶关、晋城等地栽培者称潞党，又称白皮党、大条党，野生者称台党，甘肃、陕西及四川西北部产者称西党；东北地区产者称东党，系商品党参的主要品种。

根均为长圆柱形，少有分叉，长8～22 cm，直径5～20 mm，根头部通常留有蜂窝状，多数疣状突起的茎痕及芽，习称"狮子盘头"。干燥品外皮具环状横皱及纵皱，外表支根脱落处时有黑褐色乳汁溢出。质硬、体轻、有弹性。断面淡黄棕色，具裂隙，中有黄色圆心。由于分布地区的生长环境不同，其生药形状略有差异。以芦头而言，西党"狮子盘头"明显，潞党则较小，蜂窝状的茎痕较稀；就外皮环纹而言，以西党环纹最紧密，且约占全长的一半，而东党环纹则较小，潞党则更少；以参的直径而言，西党、东党通常均在1 cm以上，而潞党（栽培品）则较细，约1 cm。所谓"台党"，原指山西五台山野生党参，质较潞党为硬，一般认为台党与西党质量最佳。

2. 素花党参〔*Codonopsis pilosula* Nannf. var. modesta（Nannf.）L. T. Shen〕：又称纹党、晶党，或刀党、文元党、文党、川文党。也有西党、西党参之名。根长 10～35 cm，直径 0.5～2.5 cm，表面黄白色至灰黄色，根头下致密的环状横纹常达全长的一半以上。断面裂隙较多，皮部灰白色至淡棕色，木质部淡黄色。其野生者被认为是党参中的最佳品。

3. 川党参（川党）〔*Codonopsis tangshen* Oliv.〕：又称条党、八仙党、禹党、板桥党、大宁党、排党、庙党参、节面党、汉中党。药材性状与党参略有相似。大条者，根头部亦有"狮子盘头"，但茎痕较少而小，根呈圆柱形，多为单支条状，故称条党，较肥壮顺直或略扭曲，长 20～50 cm，直径 0.7～2 cm，表面黄白色或灰黄色，皮较细致，有明显纵皱沟，遍体或顶端有较疏的横纹。小条者，根头部小于正身，称"泥鳅头"。体柔润，坚实紧密，断面淡黄白色，裂隙少。气香味甜为其特点。质量仅次于西党之野生者。

党参的地区习用品很多：如管花党参（白党），球花党参（甘孜党、蛇头党、柴党），灰毛党参（北路蛇头党），脉花党参（柴党、臭党）等 20 余种。

（二）龙胆与坚龙胆

1. 龙胆（关龙胆）：包括以下几种。①条叶龙胆（又称东北龙胆、草龙胆、东胆草）：根茎多直生，块状或长块状，根头处具越冬芽 1 个，长不超过 1 cm，中有小芽 2～3 个。根系通常垂直，着生 10 条以下须根，稀有达 16 根者。根细长圆柱形，长可达 15 cm，直径 1.5～4 mm，上下粗细相近，外表黄褐色至暗棕色，具细密环纹和不规则纵皱，支根痕很少。质脆易折断，断面类白色，外侧有多数裂隙，中央有一淡黄色点状髓部。气微，味极苦。②龙胆（又称粗糙龙胆、观音草）：与条叶龙胆的区别为根状茎多横生，顶端有越冬芽 1 个，稀为 2 个，长不超过 7 mm，中有小芽 2 个。根状茎侧面斜向着生，细长圆柱形，根 4～30 条，通常在 20 条以上，长可达 20 cm，直径 1～4 mm，上下粗细相差较大，表面灰白色、淡黄褐色或橘黄色。③三花龙胆：与条叶龙胆的主要区别为根状茎粗壮，长 1～5.5 cm，直径 0.7～1.5 cm，顶端有越冬芽 1～5 个，粗壮，红紫色，长可达 2.5 cm，中有小芽 2～4 个，苞片有脉 6～7 个。根 4～30 条，自根茎处斜出，常多于 15 条，根细长圆锥形，长可达 20 cm，直径 1～6 mm，自上而下渐变细，表面黄白色，稀为黄褐色，有时外皮脱落，上部环纹不明显，折断面具众多裂隙，质较轻泡。

2.坚龙胆（又称川龙胆、滇龙胆）：根茎短小，呈不规则结节状，根丛生于根茎上，细长稍弯曲，长 8～20 cm，直径 0.1～0.3 cm，表面黄棕色，有细纵皱纹，外皮膜质，易脱落。略角质样半透明，断面木部黄白色，易与皮部分离。气微，味极苦。龙胆的习用品有 7 种以上。

（三）黄芪

1.蒙古黄芪：又称白皮芪、红蓝芪、炮台芪、北芪、正芪。根呈圆柱形，极少分枝，长 30～70（～90）cm。表面灰黄至淡棕褐色，栓皮较坚实不易脱落，有不规则的纵皱纹及横长皮孔。质硬而韧，可折断，断面纤维性并显粉性。横切面皮部黄白色，有时可见裂隙，厚度约半径的 1/2，形成层部位呈灰褐色的环，木质部淡黄色，有放射状纹理，俗称"菊花心"。气微，味微甜，嚼之有豆腥味。

2.膜荚黄芪：又称山爆仗根、箭杆花根、箭芪、西黄芪。主根圆柱形，常有分枝。表面呈棕褐色至黑褐色，纵皱纹较深，略呈沟状。未去根头者残留茎基略少，主茎基明显，质硬，难折断。味微甜，有豆腥气。

3.多序岩黄芪：商品通称红芪，又称晋芪、西芪，主产于甘肃武都地区，《药典》1990 年版将其独立为新品，然而红芪之名未见于本草。药材呈圆柱形，少分枝，长 10～50 cm，直径 0.8～2 cm。表面灰红棕色，具纵皱及少数支根痕，栓皮易剥落露出淡黄色皮部及纤维，皮孔横长，色浅，略凸出。横断面皮部淡棕色，约占半径的 1/3～1/2，形成层区呈棕色环。质坚硬而致密，难折断。断面纤维性且富粉质，气微而特异，味微甜，嚼之略有豆腥气。

黄芪的习用品有金翼黄芪、东俄洛黄芪、梭果黄芪、多花黄芪，以及甘青黄芪、马衔山黄芪、绵毛黄芪等。

（四）甘草

1.甘草：又称乌拉尔草、甜草、甜草根、红甘草、内蒙古甘草、梁外草、西北草、小白草、条草、毛草。甄权云："甘草能解一千二百般草木毒，调和众药有功。"故有"国老"之号。药材呈圆柱形直长条，不分枝，长短不一，直径 0.5～3 cm，外皮枣红色、红棕色或土红色，有显著的皱纹及不规则的皮孔，剥去外皮，内部显浅黄色。质坚韧，易纵裂，折断面呈粗纤维性，黄色，粉性，味甜。

商品甘草带土红色栓皮者称"皮草"，除去栓皮称粉草或粉甘草、白粉草及刮皮草。过去刮皮草强调"抽沟、瓦垅、缩屁股（髓部稍下凹）"表示质嫩之意。东北产者外皮发灰，纤维多，断面色灰黄，品质较差；外皮粗而铁心（心色黑）者为老甘草，质劣。

本品广布于东北、西北及华北地区。产于内蒙古、陕西、甘肃、青海、新疆等地的叫西草。产于东北、河北、山西的叫东草。西草的质量优于东草。

近30多年来，由于甘草用途广，生产供不应求，原老产区无法满足市场需求，故在新疆、甘肃等地开发了光果和胀果两种甘草。

2. 光果甘草：又称洋甘草、欧甘草，香港称大甘草。药材呈圆柱形，有的分枝，外皮略平整，根表面灰棕色或灰褐色，皮孔横长，或呈点状突起，横切面形成层环及纤维束淡棕色，质较坚实，折断面粉性小。气微，味甜。

3. 胀果甘草：根木质、粗壮，有的分枝，外皮粗糙，表面灰棕色至灰褐色，有粗的纵皱纹和沟纹，皮孔明显，横向长 0.2～0.7 cm，断面形成层浅棕色，木质部淡灰黄色，常见木质部呈偏心性，质坚硬，纤维性强，味甜后略苦。

习用品有黄甘草、无腺毛甘草。

（五）升麻

1. 升麻：通称川升麻或西升麻，湖北、甘肃、云南称绿升麻，青海称鸡骨升麻，贵州称毛药。根茎为分枝较多的不规则块状，长 3～13 cm，直径 0.7～3.5 cm，表面灰棕色至暗棕色，有多数空洞状的茎基痕（圆形窟窿），洞径较小，通常在 1 cm 以下，质硬而较重，横断面灰绿色或灰黄色。气微弱，味微苦。其药用已有 2000 多年历史。

2. 兴安升麻：又称窟窿牙根、牦牛架根、龙眼根、龙牙根。商品称北升麻。根茎干燥品呈不规则疙瘩块状弯曲，有分叉，长 7～15 cm，直径约 1.5～5 cm，外表棕黑色至黑色，上面有较密的圆形窟窿状的茎基或茎痕（窟窿牙之名由此而来）。见有淡黄色呈片状分离的辐射花纹，下侧或二侧着生多数须状根。根茎外表有隆起的细条纹，有时棕黑色的皮部脱落而露出淡黄色的木部，呈三棱形纹理。质坚硬而轻虚，不易折断，具焦气，味苦。

3. 大三叶升麻：商品称关升麻。其根茎比兴安升麻大，分枝较少，上面的圆形窟窿亦较稀少。其余同上种。

习用品有：多小叶升麻、毛叶升麻、南川升麻、单穗升麻、广升麻等。

（六）威灵仙

1. 威灵仙：陕西、江西、福建、四川称老虎须，浙江称铁扫帚，福建称百条根，广西称黑须公，广东等地尚称铁脚威灵仙或铁灵仙，贵州等地又称黑骨头或老牛须、黑灵仙。

根茎呈柱状，长 1.5～10 cm，直径 0.3～1.5 cm。表面淡棕黄色，顶端残留茎基，质轻坚韧，断面纤维性，下侧着生多数细根，根呈细长圆柱形，稍弯曲，长 7～15 cm，直径 0.1～0.3 cm。表面黑褐色，有细纵纹，有的皮部脱落，露出黄白色木部。质硬脆，易折断，断面皮部较广，木部淡黄色，略呈方形，皮部与木部间常有裂隙。气微，味淡。为商品威灵仙的主流品种。

2. 棉团铁线莲：又称棉团威灵仙，东北称黑薇、棉花团、山棉花、山辣椒秧。《救荒本草》的山蓼即此种。

根茎呈短柱状，长 1～4 cm，直径 0.5～1 cm。根细长圆柱形，长 4～20 cm，直径 0.1～0.2 cm，数十条丛生，表面棕褐色至棕黑色，有细纵纹，断面木部圆形，细小。气微，味咸。

3. 东北铁线莲（辣椒铁线莲）：根茎呈柱状，长 6～12 cm，直径 0.5～2 cm，生多数细长而弯曲的根，状如马尾，根长 5～23 cm，直径 1～2 mm。表面棕黑色或棕褐色，具多数明显的细皱纹。断面皮部白色，木心细小，圆形。气微，味辛辣。

习用品较多，如锥花威灵仙、柱果威灵仙、单叶铁线莲、短梗拔葜、粘鱼须等。

（七）苍术

1. 茅苍术：通称南苍术，又称茅术、茅山苍术、枪头菜。原产江苏句容、镇江一带，现主产地为湖北。以根茎火燎或棒打去须后入药。

药材为类圆柱形，呈连珠状或结节状，弯曲拘挛，不分枝或偶有分枝，长 4～10 cm，直径 1～2 cm。外表灰褐色乃至黑棕色，上侧具圆形的茎基或茎痕，下侧及两侧有根痕及短小的须根。质坚实，折断面不平坦，黄白色或灰白色，有多数排列整齐的红黄色"朱砂点"（油室），折断后放置，可析出白霉样的微细针状结晶（茅术醇和 β-桉油醇的混合物），一般认为生"白毛"者为佳。气芳香浓郁，味甘辛而微苦凉。

2. 北苍术：又称山苍术、津苍术，主产河北、山西、陕西等地。有研究指出：系茅苍术的一个变种。根茎多数分枝或呈疙瘩块状，体较轻，质较松，断面油室少，放置空气中不生白霉样针晶。气虽芳香，但较茅苍术为弱，味微辛苦。

习用品主见关苍术，根茎多呈结节状圆柱形，长 4～12 cm，直径 1～2.5 cm。表面深绿色。质较轻，折断面不平坦，纤维性。气特异，味辛微苦。另外，尚有朝鲜苍术等。

（八）秦艽

1. 大叶秦艽（秦艽）：甘肃称萝卜艽、鸡腿艽、鹅腿艽，陕西、青海、河北称西大艽、西秦艽、左秦艽、左拧根，河北称大艽、山大艽，山西称曲双。主产于西北、华北、东北等地。

根略呈圆锥形，上粗下细，长 10～25 cm，直径 1～3 cm，扭曲不直，有的根头部由数个根茎合生，因而可膨大至 6 cm 以上，残存的茎基上有时可见纤维状的残叶维管束。根外表灰黄至棕黄色，有纵向或扭曲的纵沟。质硬而脆，易折断。断面皮部棕黄色，木部土黄色，气特异，味苦微涩。

2. 粗茎秦艽：又称川秦艽、萝卜艽、牛尾艽，云南称大秦艽或白秦艽。根略呈圆柱形，较粗大，多不分枝，很少互相扭绕，长 12～20 cm，直径 1～3.5 cm。表面黄棕色或暗棕色，有纵向扭转的皱纹。根头有淡黄色叶柄残基及纤维状的叶基维管束。质硬脆，易折断，断面皮部黄白色或棕色，木心黄白色。气特异，味苦涩。

3. 麻花秦艽：又称麻花艽、辫子艽、扭丝艽。主产于四川、青海、甘肃等省区。

根略呈倒圆锥形，为多数小根相互缠绕交错而成，形如麻花或辫状，长 15～30 cm，根头部由数个小根组成，直径可达 7 cm 以上。表面棕褐色，粗糙，具多数旋转扭曲的纹理。独根者往往于主根下部多分枝或多数相互分离后又连合，略呈网状或麻花状。体干枯疏松多空隙。质松脆，易折断，断面多呈枯朽状。气微，味苦微涩。

4. 兴安秦艽：商品习称小秦艽，又称狗秦艽、狗尾艽、山秦艽。主产于河北、山西、内蒙古等省区。

根略呈纺锤形或细长圆柱形，长 8～20 cm，直径 2～9 mm。表面棕黄色或棕褐色，有纵向或扭曲的沟纹，已除去外皮者表面黄色。根头较细，单一，偶有二分叉，表面有纵向纹理，顶端残存茎基及短纤维状叶鞘，主根通常一个或于中部以下分成数枝。质轻而松，易折断。气微，味苦微涩。

习用品多见，如西藏黑秦艽、黑大艽、红秦艽、黄秦艽、五台秦艽等。

（九）赤芍

1. 赤芍：多为芍药的野生种加工而成，即采挖后，除去根头及须根，洗净泥土，晒干，不经去皮、水煮等加工步骤。主产于内蒙古、河北等地。

药材呈圆柱形，两端粗细近于相等，亦有根头粗下端渐细者，稍弯曲，长 10～35 cm，直径 0.6～3 cm，表面暗褐色或暗棕色，粗糙，有横向凸起的皮孔，具粗而深的纵皱纹，手搓之则外皮易破而脱落（俗称"槽皮"），显出白色或淡棕色的皮层。质硬而脆，易折断，断面平坦，显粉性（俗称"粉碴"），粉白色或黄白色，皮部窄，类粉红色，木质部约占根的大部分，内心有淡黄色菊花纹理或现裂隙。气微香，味微苦涩。以条长、断面粉白色、"槽皮粉碴"者为佳。

2. 川赤芍：主产四川。药材因加工方法不同，有刮皮赤芍与原皮赤芍之分。刮皮赤芍多为原条，肉身厚实，圆壮，粗直或微弯，外表淡紫红色或肉白色，有纵皱。断面粉质，白色，外围淡紫色，内心有淡黄色的菊花纹，幼根内心紫色；原皮赤芍间有分叉的双支，外表粗皮棕红色或棕褐色，亦有纵纹，均有浓香，味苦甜。

习用品可见草芍药、毛川赤芍、美丽芍药、块根芍药等。

（十）人参

1. 山参：又称野山参、野生人参、老山参、生晒山参。虽已少见，但伪品时见。

药材多呈"人"字形或圆柱形，根状茎（芦）较细长，其上有节，稍弯曲（雁脖芦），长 2 cm 以上，上部具有多数凹窝状茎痕（芦碗），下部芦碗逐渐消失呈圆柱状（圆芦），常有纺锤状不定根（枣核艼），主根上部较宽（宽肩膀），横向环纹明显而紧密（铁线纹），一般多具侧根（腿）2～3 枝，须根稀疏而细长，多为参体的 2～3 倍，密生点状突起（珍珠点）。气香，味苦，回甜。

芦碗紧密相互生，圆腹圆芦枣核艼，紧皮细纹疙瘩体，须似皮条长又清，珍珠点点缀须下，具此特征的野山参为老山参。

马牙雁脖芦，下伸枣核艼，身短体横灵，环纹深密生，肩膀圆下垂（或曰：细密铁线纹，肩膀落下垂），皮紧细光润，腿短二三个，分档八字形，须疏根疣密，山参特殊形（或曰：须疏珍珠点，文武各有征）。

讲求"五形全美"，即指主根、侧根、芦、纹、艼五者全合要求。

有的山参，活灵活现像个小人形状，其芦头连同芦碗形如人头，主根粗壮，形如人体，芦头两旁各生一"艼"似人之二臂，主体下部侧根八字形叉开宛如人腿。

野山参有长白山野山参、俄罗斯野山参、朝鲜野山参之分。还有山参艼变[主根伤残腐烂，不定根（艼）乘机茁壮生长]、移山人参、扒货。20世纪60年代辽宁桓仁、吉林抚松试行林下育参，出现林下参，又称林下籽货。一般均将其收归山参类描述。

2. 园参：又称秧参，主根（参体）呈圆柱形，表面淡黄色，上部有断续的横纹，根茎（芦头）长2～5 cm，直径0.5～1.5 cm，有稀疏的碗状（芦碗）及一至数条不定根（参艼）。支根2～5条。因加工方法不同而有多种品名和规格。

（1）生晒参与全须生晒参：生晒参，即以鲜参洗净直接晒干者，有的用姜汁浸，称姜生晒参，呈圆柱形或纺锤形，具芦头，一般无须根和细支根，参体有明显的纵皱纹理，上端有横纹，常可见突起的横节。全须生晒参具完整艼、芦头和参须，参须多以线缠绕。

（2）白参：形状似生晒参，但已刮去外皮，颜色较白，环纹已不明显，纵皱少或无，质较生晒参坚实。

（3）白糖参：多用园参的低档货制作，先用针扎参体，再用糖汁浸后干燥，常缺芦、破皮、吃糖较重。主根圆柱形，表面呈淡黄白色，可见糖的结晶。质坚实，断面白色，有菊花纹，气微香，味甜，嚼之能融化。

（4）大力参：将鲜参以沸水浸煮片刻，取出晒干者，称大力参。主根长5～15 cm，表面淡黄色，半透明，有明显纵纹。上端有棕色横纹，细支根及须根均已除去。质硬而脆，断面平坦，黄棕色，呈透明的角质状。气香，味苦。

（5）红参：将鲜参洗净、去须，经蒸煮2～3小时，取出晒干者。商品有全须红参、红参之分。主根肥圆或呈纺锤状，全长7～10 cm，参体长1～2 cm，上端钝圆与芦头相接，下部较粗，带有多数分枝的参腿作扭曲交叉状、表面红棕色或黄棕色。全体呈角质半透明状，有纵向皱纹，参体上端具环纹及纵皱。质硬而脆，断面红棕色，中间有浅色圆心。气香，味甘微苦。红参又有普通红参和边条红参两种，并各分多种等级。

边条红参，又称石柱参，原产辽宁宽甸石柱沟。形似高丽参较瘦长，其特点是芦长、身长、腿长，属长脖芦品种，其侧根较长。

（6）活性参：又称冻干参，用鲜参快速冷冻加工而成，形如完整园参鲜品。

此外，还有掐皮参、皮尾参等。

（7）高丽参：系朝鲜产人参经蒸制而成。国内多从朝鲜进口。呈圆柱形，有的加工呈棱柱状，长 10～15 cm，直径 1.4～2 cm。表面棕红色，具横纹或纵皱，或留有棕黄色栓皮（俗称"黄马褂"），主干肥壮，分枝 2～3 股，股枝整齐，芦茎粗短，底凹如盏，形似马蹄。体重、质坚实、断面角质，半透明。香气浓，味甘，微苦。以皮细、色红润、芦碗整齐、身长腿短、分枝少、质坚实、无破皮者为佳。

人参的伪品有野豇豆（山土瓜）、山莴苣、华山参、商陆、栌兰（土人参）等。

辨真伪

辨真伪，实际上主要是辨伪，即在牢牢把握法定正品、传统正品的基础上，准确识别混伪品。由于同科同属品种、形态相似品种多，人们认识和引入临床应用的仅成百上千种，法典界定的也未过千种，应该说伪品是大量存在的，加之趋利行为，有意掺伪，其辨识量和难度则不难想象，特别是货源稀少、价格昂贵的贵稀药材，伪品的出现频率更高。如人参、三七、党参、桔梗、北沙参、黄芪、何首乌、延胡索、当归、柴胡、独活、茜草、巴戟天、重楼、麦冬、射干、半夏、石菖蒲、天麻、山慈菇、三棱、香附、芦根、鸡血藤、络石藤、海风藤、通草、降香、沉香、杜仲、黄柏、秦皮、桑白皮、白鲜皮、辛夷、旋覆花、款冬花、凌霄花、西红花、密蒙花、玫瑰花、谷精草、五味子、八角茴香、小茴香、鹤虱、山茱萸、连翘、荜澄茄、夏枯草、马兜铃、木瓜、山楂、乌梅、枸杞子、刺蒺藜、吴茱萸、栝楼根、地肤子、鸦胆子、砂仁、菟丝子、苦杏仁、郁李仁、葶苈子、天仙子、决明子、赤小豆、白扁豆、沙苑子、青葙子、酸枣仁、龙眼肉、金樱子、牵牛子、王不留行、麻黄、细辛、透骨草、车前子、白花蛇舌草、萹蓄、瞿麦、肉苁蓉、金钱草、益母草、香薷、佩兰、茵陈、青蒿、鹅不食草、大蓟、豨莶草、蒲公英、败酱草、桑寄生、浮萍、石斛、石韦、灵芝、冬虫夏草、天竺黄、珍珠、土鳖虫、蛤蚧、蛤土膜、金钱白花蛇、乌梢蛇、蕲蛇、五灵脂、牛黄、鹿茸、麝香等，在常用药物中几乎60％以上品种均有伪品出现。下面仅选10种予以介绍。

1. 冬虫夏草：始载《本草从新》，为我国特产名贵药材，分布于甘肃、青海、四川、云南、西藏等地高寒山区。传统认为以四川嘉定府所产最佳，云南、贵州所出次之。正品子座细长似棒球棍状，具有不孕顶端，全长4～11 cm，头部稍膨大呈窄椭圆形，与柄部近等长或稍长，表面淡棕色至深褐色，断面白色。虫体呈蚕状，长3～5 cm。表面土黄色或深黄色、黄棕色，有环纹20～30个，且常3个环纹一组，5～7组，近头部的环纹较细。头部红棕色。腹部有足8对，中部4对较明显。折断面类白色，中间有1条灰黑色细纹，有的呈"U"字形。气微腥，具蘑菇样香气，味淡。

伪品较多，已发现的有亚香棒虫草、香棒虫草、凉山虫草、古尼虫草、蛹草、新疆虫草、地蚕等十多种，还有人工伪制品。但最易乱真的是亚香棒虫草（又称霍克斯虫草、黑虫草），因虫体亦似蚕，亦有20～30个环纹，只是虫体较正品略显瘦小，表体类白色或褐色，子座顶端膨大，端部钝圆，可见多数小黑点（子囊壳口），但无不孕顶端，子囊壳埋于子座内。柄部常有一至数个苞片样突起，形成数个节状结构。气腥微香，味淡微咸。

2. 金钱白花蛇：又称小白花蛇、金钱蛇，主产于广西、广东。正品主要特征为头圆形似龟头；全体间隔有序的白色环纹27个以上；尾下鳞单行排列；脊鳞明显较大，呈类六角形。伪品有金环蛇、赤链蛇、渔游蛇、铅色水蛇、水赤链游蛇等，还有人工伪制品。金环蛇横环纹黄白色，较稀，24～32个，尾较短，色较乌黑。赤链蛇头黑色，鳞片边暗红色，体背黑褐色，具有60～100个红色窄横纹。水赤链蛇背面灰褐色，体侧橙黄色，有黑色横纹，腹面粉红色和灰白色斑纹交互排列。

3. 乌梢蛇：又称乌风蛇、乌蛇，载《开宝本草》，系蛇类中入药最多的一种，其主要特征为"其身乌而光，头圆尾尖，眼有亮光，至死不陷"，剑脊、尾细。盘径13～16 cm。伪品可见黑眉锦蛇、灰鼠蛇、滑鼠蛇、王锦蛇、铅色水蛇、渔游蛇等10余种，但较为多见的为黑眉锦蛇、灰鼠蛇、滑鼠蛇、王锦蛇。黑眉锦蛇眼后有两条"眉状"黑纹，背面褐色，体背中央及两侧有黄绿色纵贯全身的条纹，背部无高耸屋脊状；灰鼠蛇前面鳞连成黑褐细纵纹，背鳞平滑或仅在体后段中央几行起棱；滑鼠蛇后部有黑色横斑，至尾部形成黑网纹，背鳞仅体后部中央几行起棱，腹侧面黄色；王锦蛇头部鳞沟形成"王"字黑斑，蛇体粗大且长，背黄棕色，可见"工"字形黑色花纹，后段有黄色斑点似油菜花瓣。

4. 肉苁蓉：又称肉松蓉、黑司令、金笋、沙漠人参。主产于内蒙古、陕西、甘肃等省区，以戈壁滩上盛产。《本经》列为上品，商品有淡大芸、盐大芸、咸大芸、盐苁蓉之名。淡大芸呈扁圆柱形，稍弯曲，或切成短段。表面灰棕色或褐色，密被肥厚的肉质鳞片，呈复瓦状排列，质柔软肉性，断面棕黑色，有淡棕色点状维管束，排列成波状环纹。气微，味甜，微苦。盐大芸，形似淡大芸，黑棕色，外披盐霜，质较软，断面黑色，显层纹，气微，味咸。地区习用品有盐生肉苁蓉、沙苁蓉、管花肉苁蓉（寄生于多枝柽柳或其他沙漠植物根上的寄生物）。伪品可见草苁蓉、蛇菰、多蕊蛇菰。草苁蓉，全体无毛，茎单一，肥厚，褐紫色，鳞片叶多数，三角状或卵状，先端锐尖，穗状花序长 8～14 cm，花萼平滑、杯状。

5. 巴戟天：又称鸡肠风、糠藤、兔子肠、黑钴藤、三角藤，首载《本经》。正品巴戟天根呈扁圆柱形略弯曲；具纵皱及深陷横纹，外皮缢缩断裂处常露出木部；质坚韧，木心细而韧且呈齿轮状；断面肉厚、紫色或蓝紫色。味甘微涩。新兴品种有广巴戟，根肉质肥厚，圆柱形，有不规则的断续膨大部分，呈念珠状，外皮黄褐色，有的微带紫色，具纵皱及深陷的横纹，有的呈缢缩状或皮部横向断离露出木部。质坚韧，折断面不平，紫褐色，木心亦呈齿轮状。混伪品有多种：

（1）羊角藤：广东称乌泥藤，江西等个别地区混称巴戟，有的称建巴戟。其根多不呈念珠状，外皮粗糙，棕褐色，木心粗大，约占直径的60%～70%，星状或放射状，皮部较薄，有的几乎无肉，少有横缢纹。气微，味淡微甜。

（2）假巴戟：又称副巴戟、巴戟公。根呈长圆柱形，不呈念珠状或念珠状不明显，仅有少数横缢纹，外表粗糙，灰褐色，具纵皱纹。根皮菲薄、松脆，木心特别发达，约占直径的80%，放射状。

（3）虎刺：又称绣花针、千口针。根呈念珠状，木心硬，圆形，肉不呈紫色，味微苦。

（4）四川虎刺：湖北恩施地区以其作巴戟入药。根呈圆柱形，略弯曲。表面土棕黄色至棕黑褐色，具不规则纵皱纹或细横皱纹。横断面肉质，黄白色或略带淡紫色，中间具一圆形孔洞。质坚脆，易折断，气无，味微甜。

此外还有黑老虎根等伪品。

6. 连翘：在《本经》中列为下品，最早的药用品种为金丝桃科的湖南连翘，宋代《本草图经》《本草衍义》载用木樨科连翘，其后一直引为主流品种。正品呈长卵形至卵形，稍扁，长 1.5～2.5 cm，直径 0.5～1.3 cm，表面有不规则的纵皱纹及多数凸起的小斑点，两面各有 1 条明显的纵沟。顶端锐尖，基部有小果梗或已脱落。有"青翘""老翘"之分。"青翘"多不开裂，表面绿褐色，凸起的灰白色斑点少，质硬。"老翘"自顶端开裂或裂成两瓣，表面黄棕色或红棕色，内表面多为浅黄棕色，平滑，具一纵隔，质脆。种子棕色，多已脱落。气微香，味苦。混伪品有秦连翘、金钟花、湖南连翘、紫丁香等。

金钟花：又称迎春条、细叶连翘、狭叶连翘、单叶连翘，亦为木樨科植物。其果实与连翘相似，但较小，顶端呈喙状，壳薄，表面浅棕色，稍光滑，无灰白色颗粒状突起，边缘无明显的翅。

7. 金樱子：又称糖罐子、黄茶瓶，载《雷公炮炙论》。主产于广东、广西、湖南、江西等省区。正品为花托发育而成的假果，呈倒卵形，长 2～3.5 cm，直径 1～2 cm，表面红黄色或棕红色，具多数突起的刺状刚毛的残基，顶端有盘状宿萼残基，中央有黄色柱基，下端渐尖。质硬，切开后，花托壁厚 1～2 mm，内表面密生淡黄色有光泽的绒毛，内含小瘦果 30～50 粒，瘦果扁纺锤形，具 3～5 角棱及纵沟，淡黄棕色，被白色细长毛。气微，味甘，略涩。

已发现的混伪品有美丽蔷薇、西北蔷薇、长尖叶蔷薇、大叶蔷薇等。

美丽蔷薇，亦为花托发育而成的假果。呈长卵形或圆球形，表面橙红色至深红色，稍具光泽，皱纹明显，无刺，上端留有花萼残基。切开后，假果皮内壁附有光亮的金黄色绒毛，含瘦果 10～20 粒，瘦果卵形有棱，表面淡黄色，光滑无毛。质硬，内含种子 1 粒。气微，味微甜略酸。

8. 龙眼肉：又称龙眼、桂圆肉、龙眼干、元肉、荔枝奴，载《本经》。主产于福建、广西、广东等省区。传统加工法有生晒与火焙两种。生晒即将果实晒至外壳干脆，再去壳与核，晒至不黏手；火焙即将果实用开水烫约 10 分钟，晾干外壳，放至特别焙炉中，常翻动至剥开果肉紧缩时剥取果肉，复焙或晒至不黏手；除此两法外，还有一种鲜剥加工法，即趁鲜剥取果肉。加工法不同，成品颜色、形状则不同。生晒品为黄棕色，火焙品多黏结成块，褐棕色或棕黑色、棕红色。鲜剥品呈中空的球形囊状，展开后略呈扇形，黄白色至黄棕色，略皱缩不平。

市场所见，多为纵向破裂的不规则形片或圆筒形块片，常数片黏结，长约 1.5 cm，宽 2～4 cm，厚 0.1～0.2 cm，黄棕色至棕褐色，外表面皱缩不平，内面光亮而有多数细纵皱纹，质细腻，柔润。气微清香，味甜。

已发现的混伪品：同科植物龙荔的果实（又称"疯人果"），以及荔枝肉。

龙荔（疯人果）：为卵圆形核果，果壳外表黄色或棕黄色，被有黄色粉末，有许多圆点状突起，内表面浅黄色，具细密点状突起及交叉维管束。种子为肉质假种皮包裹，假种皮黄色或棕褐色，外表面皱缩不平，内表面较光亮，有细纵皱纹。质黏软、半透明，味甜涩。成熟种子的种皮往往纵向开裂，假种皮嵌入而难于剥离。

荔枝肉：多不完整，常切割成不规则形的厚片，且片较大而厚，黑棕褐色，微透明，粗糙。内表面略平滑，具粗而稀的纵纹。外表面皱缩不平。质稍硬而韧。气微香，味甜。

9. 女贞子：又称女贞实，为《本经》所载且一直相沿使用的品种。主产于浙江、湖南、江西、四川、湖北、两广及福建等省区。

正品多为肾形（称"猪腰女贞"），少数为椭圆形或卵形（称"豆豉女贞"）。其特征有五：①呈肾形或椭圆形、卵形，长 6～10 mm，直径 3～5 mm，体轻；②表面黑紫色或灰黑色，皱缩不平，基部有果梗痕或具宿萼及短梗；③外果皮薄，中果皮松软、易剥离，内果皮木质、棕黄色、具纵棱；④种子肾形，多为 1 粒，紫黑色，油性；⑤气微，味甘、微苦涩。

已发现的混伪品有：鸦胆子、荚蒾果、小蜡果等多种。①鸦胆子，来源于苦木科植物，有毒。呈卵形或椭圆形，长 6～10 mm，直径 4～7 mm；表面黑色或棕色，有隆起的网状皱纹，网眼呈不规则的多角形，两侧有明显的棱线；果壳质硬而脆；种子卵形，表面类白色或黄白色，具网纹；气微，味极苦。②蒙古荚蒾，来源于忍冬科，呈卵圆形，长 6～8 mm，宽 3～7 mm。

表面棕色，皱缩。有的先端具花柱残迹，基部有果梗，长约 1 mm，果皮不易剥离。气微，味淡。③陕西荚蒾，表面暗红棕色或紫红色，皱缩。有的先端具花柱残基，核扁圆形。味酸涩。④小蜡果，呈类球形，表面黑紫色或灰黑色，皱缩，基部具宿萼，其下有果柄痕或短果柄。体轻，外果皮薄，中果皮较松软，易剥离，内果皮木质，棕褐色，破开后种子通常为 2 粒，有时 1 粒，椭圆形，油性。气微，味甘，微苦涩。

10. 灵芝：其名见《本草原始》，古名为"芝"，古人奉之为"仙草""瑞草"。《本经》虽称有"六芝"，但相沿药用的仅有赤芝、紫芝，当代药典仍界定用赤芝、紫芝二种。所谓"六芝"，即赤芝（丹芝）、黄芝（金芝）、白芝（玉芝）、黑芝（玄芝）、紫芝（木芝）。

（1）赤芝：菌盖木栓质，呈半圆形或肾形，有柄，表面红褐、红紫或暗紫色，皮壳有漆样光泽，有环状棱纹及辐射状皱纹，菌肉锈褐色。大小及形状变化很大，大型个体的菌盖为 20 cm×10 cm，厚约 2 cm，一般个体为 4 cm×3 cm，厚 0.5～1 cm，下面有无数小孔。管口呈白色或漆褐色，每 1 mm 内有 4～5 个，管孔圆形，内壁为子实体层，孢子产生于顶端。菌柄侧生，极稀偏生，长度通常长于菌盖的长径，紫褐色至黑色，有一层漆样光泽，中空或堵塞、坚硬。

（2）紫芝：菌盖木栓质，多呈半圆形或肾形，少数近圆形或匙形。大型个体长宽均可达 20 cm，一般为 4.7 cm×4 cm，小型的仅 2 cm×1.4 cm。表面黑色，具漆样光泽，有环形同心棱纹及辐射状棱纹，边缘常呈截形，菌肉褐色至深褐色。菌柄近圆柱形略扁平，侧生或偏生，与菌盖同色，有光泽。

带有灵芝之名的据称有 240 余种，也有说 400 余种的。地区习用品有密纹薄树芝、薄树芝、云芝。还有所谓弱光泽灵芝、喜热灵芝、四川灵芝、硬孔灵芝、海南灵芝、有柄树舌等。其形各异，均不同于正品赤芝、紫芝，较易辨识。但由于时下很多人迷信灵芝，市场上亦有多种显现，也有很多人亲自寻觅采食，需要正确引导。

辨野生与家种家养

随着用药需求的增大及许多品种的过度开发利用，加之对药用资源保护的缺失，野生品种呈不断萎缩减少趋势，有的甚至几近枯竭，促使家种家养品种日渐增多。20 世纪 80—90 年代中期尚维持在 200 多种，近年内有报道称家种家养品种已达 300 余种，有的讲已占常用中药品种的 70%。有许多原有的野生品种在市场上已难寻觅，如丹参、黄芩、甘草、防风、独活、柴胡、天麻、灵芝、野山参、犀角、虎骨、豹骨等。而目前市场上可见的大多为栽培品，有许多已列入珍稀濒危保护品种，被禁止或限制使用。

1. 天麻：尽管市场上有以高价标售的野生天麻，但其实多为栽培品的精心加工品，野生品已极少，根本无法满足市场需求。

天麻的传统加工方法为：先将挖取的鲜麻洗净，擦去外皮，再按每 5 kg 鲜麻用 62 g 白矾的比例，将白矾用水溶化煮沸，然后放入鲜麻同煮或蒸片刻，冷却后取出摊放，晒或微火烘至 8~9 成干，再用硫黄熏后晒干。

人工培植天麻的主要特征：全体略呈长椭圆形，略扁，皱缩而弯曲，长 3~13 cm，宽 2~6 cm，厚 1~3 cm，先端有残留茎基，或红棕色干枯芽苞，末端有自母麻脱落后的圆脐形疤痕，淡黄色至淡黄棕色，表面有纵皱纹和由点状略突起的芽排列成环的节纹数圈（习称密环纹或点状环节）。质坚实，半透明，断面平坦，角质状。气微（有鸡屎气），味微苦而甜，嚼之发脆而有黏性。

野生天麻多为椭圆形，个头不如人工培植的大，且大小不均匀，颜色不光鲜，形状不统一，有油点状须根痕，环纹较少（一般仅有 10 条左右），多带茎基，底大，圆形。表面黄白色或淡黄棕色。全身皱缩多沟，鸡屎气较浓。

2. 丹参：又称紫丹参、血丹参、红丹参、红根、血参根。野生品根茎短粗，上方常残留茎基，下方着生数枝细长圆柱形的根，稍弯曲，有时分枝，并具须状细根，全长 10~20 cm，直径 3~10 mm，表面红棕色或砖红色，粗糙，具不规则纵皱，外皮呈鳞片状剥落。易折断，断面疏松有裂隙或略平整而致密，皮部色较深，紫黑色或砖红色，木部导管束灰黄色或黄白色，8~10 数束放射状排列，气微弱，味微苦涩。

栽培品：主根粗壮，分枝少，全体较野生品肥实，直径 5~15 cm，表面红褐色或淡红、淡褐色，具纵皱，栓皮结实不易剥落，质地坚实，断面平整，略呈角质状。气微弱，味甘而涩。目前已成市场主流品种。

3. 防风：有多种，以关防风为道地药材，山西防风亦为传统药用防风。野生关防风，呈长条圆柱形，根头部较长，具密集的细环纹，称"蚯蚓头"或"旗杆顶"，其上簇生叶鞘腐烂后残留的叶脉（维管束），呈黑褐色纤维状，长者可达 5 cm。根外皮粗糙，灰黄色或灰棕色，具纵皱纹和多数皮孔及点状突起的须根疤痕，质松软，折断栓皮易脱落，横切面中有黄色圆心，最外层浅黄色，俗称"凤眼圈"，稍有香气，味微甘。

栽培品，多较粗壮、坚实、外色灰黑，黄色圆心不明显，亦无香气，多有"油哈气"。

4. 黄芩：自汉代以来，一直引为临床常用药。正品黄芩有"枯芩""子芩"之分，"枯芩"即老根，又称腐肠，多中空、外黄内黑；"子芩"即新根，亦名"条芩""枝芩"，内外鲜黄。商品药材多呈圆锥形，扭曲不直，长至 30 cm，根头部大多破坏，老根有腐朽的木部外露，表面黄棕或深黄色，上部较粗糙，有扭曲的纵皱或不规则的网纹，下部皮细，有纵纹和细皱，上下均有稀疏疣状的根痕，质硬而脆，易折断，断面深黄色，中间有棕红色圆心，老根断面中央呈暗棕色或朽片状。根遇潮湿或冷水则变为黄绿色，气显著，味苦。

栽培品：其性状、色泽、断面等均与上述特征有较大差异，色多淡黄，断面紧实，尚见一种外皮几近灰黑、内色几近淡黄而白者。

辨清水与非清水

清水与非清水，是近 20 年来药材市场不法商人创用的两个时髦名称，是掺伪作假的变异用语，是为公开掺杂使假，进行质量作弊，与监管执法和医药消费者叫板的霸气用语，其实质是为掺杂使假合法化。所谓清水货即未掺杂者，所谓非清水货即明白告诉你已掺假，实质是"清水"未必不掺假，非清水肯定已假得无法形容。"非清水货"中所含的"杂"，不仅包括非药用部位，以及泥沙、杂质、杂物，还包括明矾水、盐水浸或细沙、细盐及糖粉拌和，同时可能还是混乱品种，确需"火眼真精"认真辨识，重点检识杂质是否超标，是否使假。

对于药材及饮片中的杂质、灰屑及非药用部位与片型，中药炮制学中早有界定，90 年代中期国家中医药管理部门也作出了相关规定，如净制应除去泥沙、杂质，非药用部位不得超过 2％，果实种子类不得超过 3％，毛、刺未去净的不得超过 1％，灰屑不得超过 3％，不得挟有其他异物，或采用染色、掺杂、增重等非法手段。但有的药农和经销商人，为了图利，在药材或饮片中掺入泥沙、滑石粉、食盐、淀粉、铁钉、竹签、铅丝等，有的甚至不惜灌铅，浸入明矾水、盐水、糖水、蜂蜜水及水泥、石膏等，如在红花、菊花、金银花等药物中拌入少量淀粉或细沙；用明矾水浸杏仁、桃仁、炮山甲后再干燥以增重；将乌梢蛇灌铅后再剖杀，并保留大部分内脏不晒干；冬虫夏草中插入铁丝、铅丝、竹签，或在子座中灌入铅粉；有的将紫河车、人参、冬虫夏草、连翘、丹参、石斛、黄连、贝母、山楂、薏苡仁、苦杏仁、红花、茉莉花、玫瑰花等，经过提取、处理、干燥后再行销售；海马中掺入水泥、石灰、淀粉或石蜡；枣皮中保留大量果核及短刺，或掺入楝皮、葡萄果皮、樱桃皮等；海金沙中掺入红砖粉等；山药片、粉葛丁中掺入滑石粉；木香中掺入牛蒡根；桔梗中混入南沙参；秦艽、柴胡、威灵仙、桔梗、前胡、龙胆、茜草等带的茎枝或芦头比根还长。如不辨识和恰当处置将后患无穷。

辨新陈

除个别含挥发性或较强刺激性成分的药物，按传统用药习惯需用存放稍长时间的以外，绝大多数药物均应使用当年或当季的新货，成色新鲜，具有固有的色香气味。但由于许多中药使用量较难预测，缺乏统筹计划，有的使用率一度下降，药材种植的盲目发展，目前药材市场上既有很多药材紧缺，也有很多药材供大于求，造成积压，有的药物因贮存过久，出现色泽变异或变质。但商家出于利益考虑，或经过增色处理，或将变质陈货掺入新货中反复销售，如大黄本应黄色鲜明或呈橙黄色、橙红色，但却常见暗黑或黑黄色；木瓜表面应为棕红色至紫红色，微有光泽，大的抽皱内又有细皱纹，具有清香气，但经常见到有的已变为棕黑色，或见虫蛀过；山楂外皮红色或紫红色，上布灰白色斑点，气清香，味酸而甜，但现常见已变为暗黑色或暗黄色，缺乏应有气味；羌活断面应见黄棕色油点，木质部黄白色，髓部黄棕色，有明显的菊花纹及多数裂隙，气味浓烈，但市场常见整体变为棕黑色，断面亦多变黑，气味变淡；独活表面应为棕褐色或褐色，常带烟熏迹，质柔韧油润，但目前所见多为黑褐或黄白色，干枯无油性；前胡断面皮部应为黄白色或浅棕色，木质部黄色，与皮部中均有多数金黄色油室，气芳香，味先甜而后苦辛，但陈货则色泽灰暗，既不香，更不甜；还有厚朴与威灵仙变脆；桃仁、杏仁走油变色；秦艽中掺入的陈货可捏成碎粉；太子参外表应为淡黄白色，半透明，断面色白，但陈货则显灰白或灰黑，断面呈油色；山茱黄的新货紫红色，具酸味，而陈货多为棕褐色或棕黑色，气微弱，味酸涩苦。如此等等，均需在掌握正品成色和质量特征的基础上，注意观察，认真总结积累经验。

辨老嫩

辨老嫩，即辨引用药物的成熟度及是否达到药用要求，也即判断其采收是否符合时宜。因为采收时宜、方法与标准，对其品质优劣有着重要影响，动植物在生长过程的不同阶段，其药用部位所含有效成分的质和量均有所不同，其药性强弱、疗效的好坏往往会有较大差异，尤其是植物药材的根、茎、叶、花、果实与种子等各部位的生长成熟期具有明显的季节性，或一定的生长年限。古人早就有言："三月茵陈四月蒿，五月茵陈当柴烧"；"九月中旬采麻黄，十月山区五味找，知母、黄芩全年采，唯独春秋质量高"。一般而言枝叶类多在枝繁叶茂时采；花类药多在含苞待放或初开时采；果实种子类药除枳壳、枳实、吴茱萸等少部分品种外，多在成熟饱满时采集；根茎类药应根据生长成熟年限，在秋冬季节或来年春刚出苗时采挖，当然也有例外，如何首乌、拳参、重楼宜在春、秋季采挖；麦冬应在栽培后第三年的小满至夏至期间采挖；川芎应在夏季当茎上的节盘显著突出，并略带紫色时采挖；白芷应在夏秋间，叶黄时挖取根部；大黄于春、秋季选择三年以上植株采挖；刺蒺藜于秋季果实成熟后采收；女贞子于秋冬两季果实成熟后采收。依药物的成分而言，不仅受年月季节时限的影响，甚至与早晚昼夜都有很大关系，有的同一药材的不同有效成分，对采收也有不同要求，如洋地黄，其有效成分夜间分裂的较多，所以在日落后采收的洋地黄，效力仅及白昼采收的一半左右；知母的水不溶性皂苷，在六月开花时采含量较高，而其所含的水溶性皂苷，则在12月地上部分枯萎时采含量较高。可当前很多地方的药农、药商为了图利，抢占市场，不讲季节时限，不顾质量，不到采收时节即予采收，有的未到生长年限即予采挖，有的老嫩一起收，以致出现很多药材与过去相比已面目全非，味淡气薄不堪入药。

辨含水量

辨含水量，即辨药材或饮片的干燥程度是否得当。因为药物干燥度达不到要求，是加速腐烂变质的重要原因之一，故以往一直规定中药材及饮片的含水量一般应控制在7％，少数特殊品种最高不应超过13％。干燥药物，如山药、白芷、泽泻等放在手中上下簸动有轻脆的响声，如干燥未透或已吸潮则疲软无响声或声音重浊；有的花类、叶类药物虽无明显响声，但如过于柔软或濡润亦可判断为含水量过高。含水量的合理规定本是一项必须遵行的法定质量标准，但近年来更多的不法商人由于利欲熏心，洗润、切片后不经干燥或稍加摊晾，以湿货上市销售，如天麻片的含水量达35％以上；山药片、粉葛丁的含水量达30％以上；牡丹皮、白芍的含水量达25％左右；党参、桔梗、当归等润软切片后直接上市。

辨品规等级

中药材商品规格与等级是传统习惯和现代标准分别制定的品质外观标志，是用以衡量和控制中药质量，贯彻执行"等价交换"和"按质论价"政策的重要依据。而规格等级划分的依据则是国家或地方颁布的有关标准。中药材商品规格的划分，一是按加工净度和方法分，如山药带有表皮者称"毛山药"，除去表皮并搓圆加工成商品的称"光山药"。再如毛香附与光香附、个茯苓与茯苓块、生晒参与红参、毛壳麝香与麝香仁等；二是按采收的时间分，如三七有"春七"和"冬七"；三是按生长期分，如连翘根据采摘早、晚不同时间的果实，将色黄老者称"老翘"，色青嫩者称"青翘"；四是按产地不同分，如白芍有"杭白芍""亳白芍""川白芍"之分，厚朴有"川朴""温朴"之分；五是按药用部位形态分，如当归根据其不同部位分为"归头""归身""归尾""全当归"四种规格。"等级"是指同种规格或同一品名的药材，按加工部位、形态、色泽、大小等性质要求，制定出若干标准，每一标准即为一个等级，通常以品质最优者为一等品，较佳者为二等品，然后依次为三等、四等……最次者为末等。中药材的等级标准较规格标准更为具体，如一等白芷，规定每千克36支以内；二等每千克60支以内；三等每千克60支以外。再如三七，一等每500 g 20头以内，二等每500 g 30头以内……。统货，有些全草、果实和种子类药材，品质基本一致，或好、次差异不大，常不分规格和等级而列为"统货"，如益母草、枇杷叶、柏子仁、补骨脂等均为统货。

在历史上，战国秦汉时期即有《范子计然》一书，书中记述了80余种药材的质量评判标准。说明早已有"看货评级，分档议价"的检测经验。新中国成立后，党和政府对药材质量给予了高度重视，早在 1959 年卫生部即组织制订了 38 种药材标准，至 1964 年增加为 54 种，并由卫生部和商业部联合下达，明确为部颁标准，以后又协助各地，统一制定了 100 种地方标准。1982 年以后，为了加快标准化工作的步伐，扩大全国统一标准的范围，又确定在原来 54 种基础上，增加 22 种，总计 76 种，并于 1984 年 3 月由国家医药管理局和卫生部，以国药联材字（84）第 72 号文"附件"的形式颁布执行。76 种中药材具体名称为：当归、川芎、地黄、黄连、白术、甘草、白芍、茯苓、党参、麦冬、黄芪、贝母、金银花、麝香、枸杞子、泽泻、附子、酸枣仁、山药、牛黄、枳壳、槟榔、山茱萸、红花、菊花、牛膝、白芷、三七、郁金、使君子、延胡索、木香、玄参、北沙参、天麻、木瓜、牡丹皮、羌活、款冬花、杜仲、五味子、细辛、僵蚕、龙骨、黄柏、广藿香、桔梗、肉苁蓉、砂仁、吴茱萸、厚朴、防风、龙胆、人参、鹿茸、丹参、大黄、半夏、天花粉、紫菀、板蓝根、天冬、牛蒡子、益智仁、栀子、连翘、黄芩、知母、赤芍、远志、葛根、柴胡、苍术、香附、秦艽、陈皮。1998 年张万福主编的《现代中药材商品手册》，载药 353 种，其中注明规格、等级的为 97 种，而 97 种中有如下 21 种是上述 76 种中没有的，即川乌、三棱、川木香、升麻、怀牛膝、何首乌、茜草、高良姜、莪术、辛夷、芡实、茺蔚子、枳实、牵牛子、莲子、钩藤、桑白皮、夜明砂、蛤蟆油、穿山甲、蛤蚧。四川邬家林等于 1998 年编写的《药材商品学》，在 2013 年再版时收记有品规等级或质量标示的达 380 余种，先生主编的《常用中草药鉴别与应用》一书，为所载 800 余种药物均作出了质量标示或品规等级记述。

掌握品规等级和质量特征标示，并有效用于质量验收及监督，对保证用药质量和安全有效具有十分重要的意义。由于特等品、一等品与末等品的价格相差悬殊，经销商家为了逐利，常会抬级抬价，以次充好，把一等品甚至二等品当作特等品销售，或在一等品中掺入二等品、三等品变卖。这在人参、党参、枸杞子、甘草、三七、当归、黄连等药物购销中经常出现，如三七有 20 头、30 头、40 头、60 头、80 头等十三等之分，常有将 80 头混充60 头者，甚至有用无数头的小三七粘结成大个的"优质 30 头"三七变卖者，更有在西枸杞中掺入津枸杞者，亦有把川白芷当杭白芷、把关黄柏当川黄柏、把平贝母掺入松贝中销售者，故须认真积累经验，严格辨识。

辨生熟与加工炮制的合理性

按照传统用药经验，多数药物均应用"熟药"，即经过必要的加工炮制后入药，或在产地加工的基础上再经炮制后入药，但目前很多药农和商家，为了降低成本、减少损耗、赚取更大利益，常以生品充"熟品"，如白术趁鲜切片后直接上市；僵蚕不用薄荷水制；黄连不用酒制或姜制；许多动物药不用酒酥；许多矿石、贝壳类药物不经煅烧直接研粉；白芍、枳实、枳壳不经炒制；山茱萸、五味子不经蒸制。更有乱炮乱制者，如熟地黄传统系用生地黄经九蒸九晒而成，20世纪60—70年代时尚用三蒸三晒，要求黑如漆，甜如蜜。现代《中药炮制学》规定为：取生地黄洗净，拌入黄酒置容器内，密封，隔水蒸至酒吸尽，显乌黑色，味甜。可时下却有人改用鲜地黄直接水煮后晒干或烤干冒充，味道不甜反带苦；生地黄本应经"发汗"处理后直接晒干，其断面90%以上应为灰黄带淡紫色或黑黄色，现多改用烘烤法，由于温度火候掌握不好，大多烤过，切断面可见大小不一的蜂窝状孔眼，显油润具黏性，与熟地黄无异；黄精，在唐代即提出需九蒸九晒，后一直采用三蒸三晒，其味甘甜如饴，便于服食；现代《中药炮制学》亦强调应用黄酒拌蒸至内外滋润、色黑、味甜，可目前的市售品多显黄黑、质地尚硬、味苦涩。还有一些药物，如党参、天麻、山药、当归、贝母、百合等，为了防止虫蛀、质量变异，或适度增色，在产地加工时允许适度硫黄熏蒸，属于一种限制性的使用方法，但现实中有很多商家为了防蛀、保色、增重，则广泛或反复使用硫黄熏蒸的方法，如莲子、银耳、枸杞子、天麻、百合、党参等，使其不堪入药。在辨识时应一看色泽（过度增白），二闻气尝味（气酸臭、味酸苦）。

辨有无虫蛀、霉变等质量变异

由于中药材和饮片大多为天然物质，受空气、温湿度、阳光及霉菌、虫害等因素影响，在贮运期间极易出现虫蛀、霉变、泛油、变色、气味散失、风化、潮解溶化、粘连、挥发、腐烂等质量变异现象。商家售给用药单位的中药材或饮片，对虫蛀、霉变或走油、变色的一般均做了一定处理，大量的虫、霉或明显走油、变色的情况可能不复存在，但只要仔细辨识常可发现部分木瓜、山楂、白芷等药材或饮片上留有虫蛀孔眼；莱菔子、柏子仁、紫苏子、薏苡仁等果实种子类药物中具有虫串；黄芪、党参、当归等药物中具有虫卵或虫屎；在玛卡、灵芝等药物中发现蛀粉；枸杞子、黑枸杞、天麻等药物中发现白色软体小肉虫；或药物开包后发现飞蛾，则说明这些药物已遭虫蚀，不可轻易放行。如在检查中发现有的药材或饮片上已有霉点、霉斑，或药物表面显得特别洁净，颜色略为变淡，则很可能是药物长霉后经过了水洗或酒精擦洗，亟须高度警惕。党参、当归、牛膝等断面本应为黄白色，如变为淡棕或淡红并显油黑则已走油、泛糖；羌活、独活、木香等的香气浓烈、重浊，如香气变淡，说明气味已散失；防风、薏苡仁等闻到较重"油哈气"，说明已现质量变异。白芷、泽泻、天花粉、山药等颜色由浅变深；黄芪、黄柏、黄连、大黄等由鲜黄变为暗淡；金银花、菊花、红花、梅花、玫瑰花等花类药及大青叶、荷叶、人参叶、番泻叶等叶类药的颜色由鲜艳变暗淡等均为质量变异，均需在牢牢把握各药质量特征的基础上，逐一辨析。

以上"十辨"既是先生在中药质量监管中坚持的十项内容和方法，也是先生在辨状论质中的一点体会和经验。无论哪种药材和饮片均有固有的形、色、气、味和质量特征，作为一个中药人，特别是在医院药学领域的中药人，则应掌握所有引用药物的品种来源，辨明真伪优劣，熟悉药用标准，坚持用药选药原则，择其质优效佳者荐于临床，以为万民和万世造福！

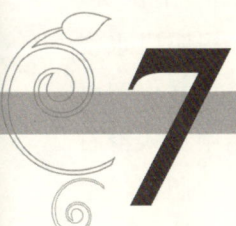

7 中药品质保证和性状辨识

人们普遍认为：在诊断正确、药证相符、用药途径选择得当、剂量恰当的前提下，用药质量决定用药的疗效与用药安全。严格禁止生产、销售和使用假劣药品，强调依法治药、依法管药。保证药品质量是法律赋予药师的神圣职责，是药师职业道德的基本要求，故先生特就中药材与饮片质量监管中的一些主要问题、性状鉴定的基本方法与认识简介如下：

当前中药饮片与药材中存在的主要质量问题

近几年来，无论中药材或中药饮片，在生产、流通及质量监管等方面均存在较多问题，归纳起来，大致有如下几方面：

1. 药材市场上伪劣药品时有出现，质量严重滑坡。有调查显示，目前市场上假药已超过数十种，如有的用奉节贝母或平贝母冒充松贝；用霍克斯虫草或蛹草、凉山虫草等冒充冬虫夏草，或用淀粉模压、染色伪充虫草，还有用地蚕或地笋的根茎及甘遂、三白草的根等伪充虫草；用国产生晒参、种参伪充进口西洋参；用普通红参伪充高丽参；用水半夏、小南星或小白附充旱半夏；用石仙桃充石斛；用普通石斛充铁皮枫斗；用参薯、木薯充正品山药；用羊等动物胎盘充紫河车；用马等动物的牙齿充龙齿；龙骨本为多种动物的化石，而现多见直接用动物骨头粉碎后充龙骨用；用灯心蒉缀、旱麦瓶草、丝石竹等充银柴胡；用昆明山海棠或黄藤充雷公藤；用乌蔹莓充绞股蓝；用杂色动物皮包裹树屑、血粉充鹿茸。用鹿角裹毛的伪制品称"骨片"。用蛋清加色素的伪制品称"血片"。用蛋清加工的伪制品称"蛋白片"。用骨块加工的伪制品称"血片"。还有用水鹿茸、驼鹿茸、狍鹿茸、扁角鹿茸、驯鹿茸等的幼角经切制后伪充鹿茸者；用板蓝根或木蓝属植物的根、滇豆根、百两金、二色胡枝子等充山豆根等。很多商人为图利，在药材或饮片中掺入泥沙、滑石粉、食盐、淀粉、铁钉、竹签等；有的甚至不惜灌铅，浸入明矾、盐水、糖水、蜂蜜水及水泥、石膏等；有的则不除去非药用部分或增加非药用部位。近几年，在药材市场上公然喊出了两个新的行话，"清水货"和"非清水货"，如红花、杭菊花、金银花等掺入淀粉或细沙。用明矾水浸泡杏仁、桃仁、炮山甲后再干燥以增重。将乌梢蛇灌铅后再剖杀，并保留大部分内脏不晒干。在海马腹中灌入水泥浆。在山药、粉葛、地龙中掺入滑石粉。菟丝子、车前子、紫苏子等细小果实种子中掺细沙。柴胡、龙胆草、牛膝等留取茎芦超过 5 cm。山茱萸中留存大量果核，或混入滇刺枣果肉、雕核樱果皮、山荆子果实、山楂果皮、酸枣果肉、山葡萄果实、葡萄皮，有的则掺入白矾。连翘留果柄。乌药中掺入大量茎枝。冬虫夏草中插入铁丝、竹签或灌入铅粉。还有将紫河车、人参、冬虫夏草、连翘、丹参、石斛、黄连、贝母、山楂、薏苡仁、杏仁、红花等，经过提取、处理、干燥后再行销售。有的反复使用硫黄或其他化学药剂，烟熏杀虫或使其增色，给用药安全留下了极大隐患。有的则以次充好，抬级抬价销售。有的则在正品中掺入一定数量的混伪品。

2. 采收不适时，产地加工不规范，达不到用药质量要求。如延胡索应在立夏后5～10天，地上茎叶完全枯萎时采收；白芷应在栽后第二年大暑后5～7天采收；半夏应在立夏前后采收；厚朴应在种植20年左右才能采收；杜仲应选择生长15年树龄者采收；黄柏一般要生长10～15年后才采收；牡丹皮应选择生长2～3年的植株，于大暑至处暑期间采收。但许多药农为了抓住商机，抢占市场，对很多不到规定生长年限和不到采收时节的药用植物实现提前采收，如许多果实种子类药物在未完全成熟时即予采收；杜仲、厚朴、肉桂、牡丹皮、黄柏皮以及白术等未达到规定年限即予采收；玄参采挖后，经晒5～6天，达到五六成干，应堆积起来"发汗"（俗称"蒸"），使其里面变黑，内部水分蒸出表面，然后再晒干；丹参挖出后应先晾至八成干，再捆成束，堆放"发汗"；生地黄则应先将挖得的鲜地黄按大、中、小分成3类，置于特制烘道内烘焙4天左右，取出堆放"发汗"。但目前许多传统的好方法，或弃置不用，或被省略简化，大多采用直接烘干或晒干，达不到规定要求。

3. 道地、野生品种逐年减少，家种家养品种逐年增多。道地药材是药材质量的独特的综合评价指标，其学术思想的渊源是《内经》"天人相应"理论的延伸，即动物、植物、矿物药材的品质形成无不依赖于生态环境。历史上相沿形成的道地药材，包括南药、北药、川药、广药、浙药、西药、怀药、关药、贵药、云药，约200种，且相沿使用的野生品种较多。但随着生态环境的变化，种质的退化变异，特定加工技术的失传和中医药文化传承不够，加之人口不断增长，用药需求量增大，过度采集，不仅道地药材品种减少，连普通野生品种亦逐年减少，许多几尽枯竭。为此，从1999年以来国家先后批准建立了10多个国家中药材规范化种植基地，并相应建立了400多个中药材品种的GAP基地，中药材种植面积已达2000万亩，许多省区还建立了自己的基地，对有些野生药材实现了修复培植。但有些非主流品种千篇一律的低水平重复生产，造成供大于求，有并非道地的地方性品种在贸易环节中打着道地药材的名义招摇过市，鱼目混珠，造成质量和用药混乱。有些家种品种能否等同于野生品种的质量和疗效尚有存疑。

4. 不炮不制或乱炮乱制，饮片质量问题尤多。第一是大量生品入药，如五味子、山茱萸、女贞子不经蒸制直接入药；车前子、紫苏子、莱菔子、牛蒡子等种子果实类药物亦不经炒制入药；石决明、珍珠母、瓦楞子、海蛤壳、龙齿、海浮石等本有生用和煅用之分，但现多以亘货直接粉碎入药；黄连不用酒炙或姜汁炙；僵蚕不用薄荷水制或不经炒制；许多动物药不酒酥；咸全蝎不经漂洗连盐粒直接入药；竹茹、草果、厚朴等本应用姜制，现大多免炙而入药。第二是既不依法也不按传统经验炮制，如鸡内金传统多用油砂炒泡，现有的改用油炸后入药；炮姜应用油砂炒泡或清炒成炭，现多用土粉或盐炒，其成品多呈黄白色，完全违背了"红见黑止"的炭药理论；肉桂、牡丹皮等本不应用高温烘烤，有的为省事却用高温烘烤；原规定用蜂蜜炙的有的地方却改糖水炙；黄精、熟地黄、何首乌未达蒸制要求或用黑色物料拌黑后出售，最近还发现用生地黄直接水煮后晒干冒充熟地黄，用生黄精直接水煮，待稍干后再用糖水拌后冒充制黄精；瓜蒌子、柏子仁等本有除油制霜之用，但目前此类药霜已基本绝迹；饮片切制则不按规定的形态、大小、长短和厚薄切制，本应切薄片的结果切成 3 mm 以上的厚片，凡此种种，难以尽述。

性状鉴定的基本方法

性状鉴定的基本方法就是运用眼看、手摸、鼻闻、口尝、水试、火试等方法，以鉴别药材或饮片的外观性状，其内容包括药材或饮片的形状、大小、颜色、表面特征、质地、折断面、气味等。这些方法在我国医学宝库中形成了丰富的传统鉴别经验，也是中药工作者必备的基本功之一。

1. 眼看：即细微观察药材或饮片外形的全貌、长短、大小、厚薄、颜色、纹路、花瓣、质地、折断面等特征。如防风的根茎部分称为"蚯蚓头"；何首乌外侧皮部呈云锦状花纹；广防己有明显的车轮纹；黄芪断面有"菊花心"；海马呈"马头、蛇尾、瓦楞身"。在观察某些干燥的叶、花类药材外形时，须用热水浸泡，然后摊开观看。若鉴别某些果实和种子药物，亦可用热水浸软，以便剥去外皮或种皮，观察内部特征。

2. 手捏：又称手摸，即用手触摸或揉捻的办法观察药物，根据软硬程度不同，分为"糯"和"软"、"糙"与"硬"。"糯"像冷却后的糯米粑，以手触之表面似硬，用力捏之，觉有软感，如宣木瓜、杭白芷等。"软"即柔软或绵软之意，如南沙参软而空泡，内蒙黄芪软而绵韧。"糙"是软中带硬的意思，某些药材看似柔软，而用手捏之有触手之感，似有硬意，如羚羊角片、水牛角片、犀角片望之薄而软，捏之糙手。"硬"是坚硬的意思，击之有声，捏之不变，如石决明、苏木之类的药材。同时，用手触摸和柔捻药材，还可确定某些药物的科属，如大戟科大戟的叶和桑科、桔梗科、罂粟科、瑞香科、薯蓣科等大多数植物均具有乳汁。

3．鼻闻：即揉碎叶子、剥开果实或切开根茎来闻，利用嗅觉来辨别药材的香气、浊气，或某些特有的气味。如当归香而清，独活香而浊，新木香之香气芳烈，老木香之香气幽雅，冰片香而带凉，没药香而微臭，白鲜皮嗅之有羊膻气，鱼腥草有鱼腥味，鸡屎藤有鸡屎气，阿魏有蒜样臭气。

4．口尝：即用嘴舌来尝药，放在口里咀嚼后品尝药味，根据舌喉的感觉辨别药物的酸、甜、苦、辣（辛）、涩、咸、淡，或数味相兼；嚼之有渣无渣，黏性大小，有无刺激感或灼热感。如黄芪嚼之味甜渣少，具豆腥味；党参嚼之味甜无渣；熊胆苦而后甘，其气清与牛羊胆有别；牛黄虽苦而具有清凉感，且质脆不黏牙；生半夏麻而刺喉；荜茇辣而戟鼻；五味子酸多辛少；海藻咸而腥；玄明粉咸而涩；薄荷辛而凉；肉桂以甜辣为优；乌梅、木瓜、山茱萸以酸为好；厚朴以辛辣为好。这些鉴别与药物所含成分及含量有密切关系，如味有变异，则应考虑其存在质量问题，绝不能轻视。目前有许多含淀粉类的药物常有馊或酸臭味。

对具有强烈刺激和毒性的药材，如生草乌、雪上一枝蒿、生半夏等口尝要特别注意，取样不能太多，尝后一定要吐出来并用水漱口、洗手，以免中毒。

5．水试：即取少量样品放入洁净的冷水或温水中，或用水湿润，观察颜色变化。如红花用水泡后，水变金黄色，花不褪色；苏木投入热水中，呈鲜艳的桃红色透明药液，加酸（如醋）则药液变为黄色，加碱（如石灰水）药液则变为猩红色；秦皮用热水浸泡，浸泡液在日光下可见碧蓝色荧光；丁香坚实而重，入水则萼管垂直下沉直立水中，花蕾则浮于水面，如果去油后，丁香则不垂直下沉而浮于水面；西红花水浸后柱头膨胀，呈长喇叭状，水被染成黄色；熊胆粉末投入清水杯中可逐渐溶解而盘旋，有黄线下垂至杯底不扩散；小通草、南天仙子、菟丝子遇水有黏性；麝香入水，水不变色，去水后仍有麝香气味。

6．火试：即用火烧或火烤，从产生的气味、颜色、烟雾、响声、灰烬等以资区别。如降香微有香气，点燃则香气浓烈有油流出，燃烧完后留有白灰。血竭放在纸上，下面用火烤，熔化后色鲜红如血而透明，无残渣者为真品。牛黄，取一小针烧红刺牛黄，牛黄破裂呈层状，内心有白点，气清香；

而刺入伪品中不破裂，剖开，内部不起层纹，内心无白点，并微有臭浊气体。麝香，取少许放入坩埚中或锡纸上燃烧有轻微爆鸣声，起油点如珠，香气四溢，燃透后灰呈白色或灰白色，而伪品烧时无此现象。如掺有矿物则不起油珠，灰烬砖红色；如掺有植物类组织，则不起油泡，起黑烟，灰烬灰黑色；如掺有动物类组织则有焦臭味，不起油泡，灰黑色。熊胆，取熊胆粉末少许置于铁皮上或坩埚内用火烧之，起白色泡而无明显腥气，伪品烧之不起泡而着火，或浊液下滴，或起白炮，但发出令人不快的臭气（如猪、羊胆）。马宝，取马宝粉末少许于锡皮纸上或坩埚内，下面用火烧其粉末迅速聚合在一起并发出马粪臭，伪品则无。珍珠，用火烧之有爆裂声，呈层状破碎，内外色泽一致，烧时无气味，而伪品经火烧后，表面光泽消失，呈灰黑色，少数爆裂，破碎后表面洁白，无臭无味。蜂蜜，取光滑铁丝烧红插入蜂蜜中，及时取出，铁丝上应保持光滑，否则为掺假。琥珀与松香，琥珀烧之易溶，稍冒黑烟，熄则冒白烟，微香；松香易点燃而发出爆鸣声，冒浓烟，有较浓的松香气。海金沙，燃烧时发出闪光，同时冒黑烟而不留灰烬，而松花粉、蒲黄却无此现象。雄黄与雌黄，取少许粉末置于纯洁薄铝片上烧之，雄黄的烟雾浓而持久，以橙色或黄色为主；雌黄则不及雄黄浓，以青烟、白烟为主。生石膏与砒石，生石膏烧之先熔化起泡而失去结晶水，凝固成块，烧时无气味；而砒石则无此现象，烧时有蒜臭。芒硝与火硝，两者外观相似，但火硝易燃，具有爆炸性；而芒硝燃烧无爆炸声，有黄色火焰，且易风化为白色粉末。沉香，取少许用火烧之，其香浓烈，有油渗出，青烟直上。苏合香，烧之呈黏胶状，挑之起丝。

上述方法，是前人在长期实践中总结提出的性状鉴定的基本方法和宝贵经验，仍具有广泛适用性。

部分常用中药的经验鉴别

要求所有中药人员能准确辨识几千种药物是不现实的，但掌握300～400种常用中药的性状特征或基本辨识经验是应该的。本文仅以20多种常用中药为例，简而述之。

1. 天麻：一应有密环纹，二应有肚脐眼，三应有鸡屎臭，四应断面平坦、角质样、半透明。

2. 西洋参：有长枝、短枝之分。无芦头、无须根及支根，未去皮者表面糙米色，去皮者白色，表面细横纹密集，顶端纹更密集成环状，断面平坦，淡黄白色，有暗色形成层环，俗称"菊花心"。质硬，体轻，气微香，味甘苦，含口中能生津者为佳。

3. 当归：外皮细密，棕灰色至棕褐色，主根粗短，支根 3～10 条，上粗下细。质柔韧，断面黄白色或淡黄色，皮部厚，有裂隙和黄棕色环纹，并有棕色油点，中心色淡，根头断面的中心有髓和空腔。气清香浓厚，味甘，微苦辛。

4. 独活：呈长圆锥形，根头部肥大，有横纵纹，顶部留有残茎，向下逐渐转细成牛尾状，外表灰黄色或棕褐色，断面黄白色或鲜黄色，有棕色或黄棕色油点，形成层明显，皮部疏松，质轻坚脆，气微香而浊，味苦辛，微麻舌。

5. 藁本：根茎呈不规则的结节状圆锥形。表面黑褐色，有纵皱纹。顶端留有茎基。根头及结节膨大，节间中空而扁。皮部粗糙有皱缩的沟纹。横切面黄白色，形成层环明显，显棕色。气香，味辛。

6. 川芎：呈不整齐结节状拳形团块。外表深黄棕色，粗糙皱缩，顶端有类圆形窝状茎痕，侧面及轮节上有众多的瘤状根痕。饮片边缘不整齐，形似蝴蝶，黄白色或灰黄色，中有错纵纹理，散见棕黄色小油点。有特异浓郁的香气。味苦辛，稍有麻舌感，后微甜。

7. 松贝：呈卵圆形。顶端钝圆或稍尖，闭口，底部平，微凹入，中央有灰褐色的根蒂，一般可直立放稳。外层鳞片大小不一，大瓣紧抱小瓣，未抱部分呈新月型，俗称"怀中抱月"。色多纯白，有光泽，质坚实而脆，折断面白色，粉性。气弱，味微苦。

8. 青贝：呈扁球形或圆锥形，两鳞片大小相近，顶端多开口，内有小鳞片数枚。底部平整不一，颗粒多歪斜。外表色白或呈浅黄棕色，也有光泽。质地较松贝略疏松，折断面粉白色。气微，味微苦。

9. 卢贝：呈棱状圆锥形或椭圆形。粒大，外面两瓣大小相近，顶端多开口。内有鳞片数片。底端多呈锥形。外表白色或棕色，且间有棕色斑点，无光泽。有的形似马牙状，故有"马牙嘴""虎皮斑"的俗称。质较脆，断面粗糙，色白，粉性，气微，味微苦。

10. 灵芝：正品灵芝多有柄，菌盖木栓质，半圆形或肾形，有漆样光泽，具环状棱纹及辐射状皱纹，体轻泡。

11. 重楼：百合科植物。其根茎短而肥大，呈节结状扁圆形，外表黄褐色或灰褐色，有环节。一面有茎脱落后呈密集的半圆形深陷的疤痕，另一面有多数须根痕，粗糙。顶端具鳞叶或芽的残痕。质坚实而脆，断面白色或黄白色，有粉性。味微苦辛，有小毒。

12. 拳参：蓼科植物。呈扁圆柱形，多数卷曲。表面暗棕色，具密纹的环形排列节痕，周围有纤细的须根，须根脱落处留有圆点状疤痕，质坚硬，不易折断，断面浅棕红色或红棕色，粉状，并有环列的圆点，味苦、涩。

13. 肉桂：常为槽状或卷成筒状的块片。外表呈灰棕色或暗红棕色，有不规则细皱纹及横向突起的皮孔，有时可见灰白色地衣斑。内表面红棕色，较平滑，有细纵纹，用指甲刻划可见油痕。质硬而脆，易折断，断面不平坦，外侧呈棕红色较粗糙，内侧红棕色而油润，中间有一条黄棕色的线纹。皮细、肉厚、油性大，香气浓厚，嚼之渣少，味微甘辛。

14. 厚朴：常卷成单筒状或双筒状。外表粗糙不平，作鳞片状，内表面较平滑。质坚硬，断面不平整，暗灰棕色，呈纤维性，有香气，味苦、辛。

15. 青皮：呈类圆形。外表灰白色至棕黑色，表面粗糙，有的有较大疣状突起，顶端见小尖状突起，另端有果柄痕。质坚硬，切断面黄白色。气浓清香，味苦微酸。

16. 枳实：呈半球形，少数为球形。外表灰绿色或墨绿色，有颗粒状突起和皱纹及果柄痕迹。切断面略现隆起，光滑，黄白色或黄褐色，边缘有油点，果皮不易剥落，中央有紫黑色的瓤，呈车轮形。质坚硬，气清香，味苦微酸。

17. 益智仁：呈纺锤形或椭圆形，两端稍尖。表面棕色或灰棕色，有维管束13～20条，形成纵面断续状棱线。果皮薄而韧，与种子紧贴。种子团分三瓣，中有薄膜，每瓣种子6～11粒，成2～3行纵行排列。种子略呈扁圆形不规则块状，略有钝棱，棕色，具淡黄色假种皮，腹面中央有凹陷的种脐。剖开面白色，粉性。气芳香、刺鼻，味辛微苦。

18. 缩砂仁：为长卵圆形或椭圆形。果皮暗棕色，有柔刺。内分三室，每室种子12～18粒，常聚集成团。种子多呈三角形，显灰棕色至棕色，外披一层白霜，不易擦落。质坚，咬之有特异芳香及辛味。

19. 豆蔻：果实圆球形，有浅纵槽纹3条，有不明显的3条钝棱及若干脉纹。外表淡白色至淡黄色。内有三室，每室集结种子7～10粒。种子呈不规则的多面体，背面略呈弓状隆起，浅灰棕色至暗棕色。种皮有微细的皱缩纹，并披有残留的浅色膜状假种皮。种脐位于腹面呈圆形，窝点较为明显。质较坚硬，表面白色，有油性。气芳香，味辛苦，略似樟脑。

20. 紫苏子：呈卵形，棕色或带红黄色，表面有突起的网状花纹及圆形小点，基部果柄痕。除去果皮及种皮，可见类白色的种仁，含油质。手搓之有紫苏香气。牙咬之易碎，且发出响声。味辛。

21. 菟丝子：呈扁圆形或卵圆形，种皮黄棕色至棕黑色，表面有细密的小点，且微凹陷，手搓之无气味。质硬，牙咬之不易碎而被压扁，沸水浸泡有黏性，浸至种皮开裂时，可见白色卷旋的芽胚伸出种皮外，状如吐丝。

22. 硼砂：为不规则的长圆块状，棱形或柱形结晶。质脆，色白，也有淡黄、淡灰等色。味咸而微寒。火烧极易熔化，初则体积膨大，酥松如絮状，继则熔化成透明的紫红色玻璃状。

23. 白矾：为无色透明、质坚硬的八面结晶或结晶块。质脆，具酸涩味。火烧之易熔，火焰呈紫色，亦能膨大酥松如絮状，但再烧也不熔化。

24. 蛤蚧：头大如蛤蟆，眼大深陷如窟窿，口内角质细齿密生于颚之边缘，无大牙。背部灰黑色或银灰色，且有灰棕色或灰绿色的斑点。中间脊椎骨及两侧肋骨微呈棱状突起，四肢及尾多皱缩，五趾卷曲具吸盘。雄者皮粗、口大、身小、尾粗；雌者口尖、身大、尾小。

25. 鸡内金：呈不规则的壳状或片状。金黄色或黄褐色，有的微显绿。外表有明显的纵棱状皱纹，似波浪状，断面具光泽。

26. 鸭内金：呈蝶形片状或圆片状，暗绿色或黑绿色。纵纹较少，且不明显，无光泽。

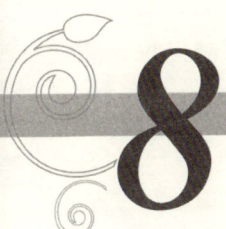

8 人参等10种药材的采收加工和性状特征

古人早就认识到：不依时采收，与朽木无异；不依时采收，形与质大不相同，故《诗经》中提出"八月剥枣""八月断壶"；《神农本草经》中强调"阴干、暴干，采造时月"的重要性；元代李杲谓"凡诸草、木、昆虫，产之有地，根、叶、花、实，采之有时。失其地，则性味少异。失其时，则气味不全"；民谚则有"春采茵陈夏采蒿，知母黄芩全年刨，秋天上山挖桔梗，及时采收质量高"，并云"当季是药，过季是草"。现代研究更证实采收不时、加工失违，不仅影响药材有效成分的含量和品质，而且形色气味各不相同。本文特集十种药材的传统采收、加工技术所形成的性状特征，简而述之。

人 参

人参，被《神农本草经》列为上品药，药用其根，为我国特产的名贵药材，能扶正培本抗衰老，中医多用于大补元气、复脉固脱、补脾益肺、宁神益智、生津，治疗多种虚弱病症。

人参有野生人参和栽培人参（园参）之分。野生人参主要分布于我国东北地区东部的山林地带，即长白山脉和小兴安岭东南部，且以吉林、黑龙江及辽宁的少数县市为主，但其资源已稀少或几近枯竭。栽培人参（园参）分布于东北地区的东南部至东北部，主产于吉林抚松、集安、靖宇、长白等县市。

【采收加工】主要指栽培参而言，栽培参又可因生长地域和品规种类不同而各有区别。如采收年限和采收期的确定为：普通参多在生长 6 年时采，边条参多在生长 8～9 年时采，石柱参多在生长 15 年以上采，加工红参可在 6 年时采，加工生晒参可在 4 年时采。有文献指出：4 年生人参可在 9 月 15 日至 10 月 1 日采，5 年生人参可在 8 月 15 日至 10 月 1 日采，6 年生人参可在 6 月 1 日至 10 月 1 日采。故可认为 9 月上中旬至 10 月初为适龄人参的适宜采收期。

采挖时应先割去地上植株，刨开畦帮，再刨出人参，注意深刨慢拉，防止损伤参体。若觉人参浆气不足，可提前 10 天拆除荫棚，让其放雨、放阳，以促浆足。

加工方法：按拟加工成的不同品规而异。

（1）如浆液足、无病斑、体形较大者，可加工成红参。将鲜参刷洗干净，剪去须根和支根，分大小置于蒸笼内，先用武火后用文火，蒸 2～3 小时，至参根呈半透明状时，待冷后取出晒干或烘干，带较长须根者称"边条红参"，主根即红参。

（2）下须生晒参。只留主根和大的支根，洗净泥土后，用竹刀刮去病斑，入沸水内微烫后晒干或直接晒干。亦有用姜汁浸后晒干或烘者，称姜生晒参。

（3）全须生晒参。不去须根，抖尽泥沙，用绳线捆住须，以免晒干后折断。

（4）大力参。即将鲜参剪去支根和须根，洗净泥土后，置沸水中浸煮片刻，取出晒干。

（5）白干参。取鲜参剪去支根和须根，刮去外皮，晒干。

（6）糖参（白参）。将选好的鲜参洗净，头朝下放竹筐中，置沸水中煮15~20分钟，使参根变软，内心稍硬时，取出晒1~2小时，将参根平放木板上，用排针扎遍参根全体，再用较大的骨针顺着参根由下往上扎几针，但不可穿透，然后将参放入缸内，把已经溶融熬好的白糖液趁热倒入缸内，浸10~12小时后取出，置参盘中晒至不发黏时，再行第二次扎针灌糖，如此3次后，晒干或烘干。

（7）鲜人参。将采挖出的完整鲜参，洗刷干净，不经烘、晒，直接置入透明塑料袋或玻璃瓶中，一起消毒灭菌，然后真空包装保存。目前，亦有不经洗刷，直接包装、冷藏而面市者。

【性状特征】

（1）红参：有普通红参和边条红参之分。普通红参：根圆柱形，少数纺锤形或扁方柱形，棕红色或淡棕色，有光泽。按每500 g 20支、32支、48支、64支、80支及80支以上的小货普通红参划分为6个规格，每个规格又根据有无细腿、黄皮、抽沟、破疤等分为3个等级。边条红参，以芦长、身长、腿长为特点，属长脖芦品种，其侧根较长，分8个等级。

（2）生晒参与全须生晒参：主根圆柱形或纺锤形，参体有明显的纵皱纹理，上端有横纹，常可见突起的横节。表面灰黄色或黄白色，断面黄白色。全须生晒参具完整芋、芦头和参须，参须多以线缠绕。

（3）大力参：主根长5~15 cm，表面淡黄色，半透明，有明显纵纹。上端有棕色横纹，细支根及须根均已除去。质硬而脆，断面平坦，黄棕色，角质状。

（4）白干参：根圆柱形，皮细色白，芦小，质充实，肥壮，无支根，断面白色，按每500 g 60支、61~80支、81~100支或100支以上分为4个等级。

（5）糖参：主根圆柱形，表面呈淡黄白色，可见糖的结晶，质坚实，断面白色，有菊花纹。

（6）普通鲜参：根圆柱形，有分枝，须芦齐全，浆足，按每支的重量分为 7 个等级，特等每支重 100～150 g。

（7）边条鲜参：根长圆柱形，芦长、身长、腿长，有分支 2～3 个，须芦齐全，浆足丰满，艼帽不超过 15%。按每支的长短和重量分为 8 个等级。一等体长不短于 20 cm，每支重 125 g 以上。

（8）野山参：有长白山野山参、俄罗斯野山参、朝鲜野山参之分，还有山参艼变［主根伤残腐烂，不定根（艼）乘机茁壮生长］、移山人参、扒货。20 世纪 60 年代辽宁桓仁、吉林抚松试行林下育参，出现林下参（又称林下籽货），一般均将其收归山参类描述。野山参的主要特征是：芦长，碗多而密，主根粗短，皮紧细，环纹密而深，支根一般呈"八"字形分开，须根清疏而长，质坚韧，有明显疙瘩。现记两首性状鉴别歌括如下。

其一为：芦碗紧密相互生，圆腹圆芦枣核艼，紧皮细纹疙瘩体，须似皮条长又清，珍珠点点缀须下，具此特征野山参。

其二为：马牙雁脖芦，下伸枣核艼，身短体横灵，环纹深密生，肩膀圆下垂，皮紧细光润，腿短二三个，分档八字形，须疏根疣密，山参特殊形。

白　芍

白芍，在《神农本草经》中以"芍药"为名列为中品，《神农本草经集注》见"白芍药"之名，为毛茛科植物芍药的根，主产于浙江、四川、安徽、贵州、湖南、河南等地。主要为栽培品。商品药材有杭白芍、亳白芍、川白芍之分。其功效为养血调经、柔肝止痛、敛阴止汗，是临床极为常用的补血、敛阴、柔肝之品。

【采收加工】一般于栽种后 3～4 年采收，采收期可因地域不同稍有区别，如浙江为 6 月下旬至 7 月上旬；安徽、四川等地为 8 月间；山东为 9 月间。以选择晴天进行。先割去地上茎叶，挖出全根。除留芽头作种外，将根全体切下。加工步骤，可按煮芍、去皮、干燥三步进行。

（1）煮芍：将洗净的芍根，大小分档后，分批分次投入烧至水温 80℃～90℃的锅中，水量以淹没芍根为度，保持锅水微沸，小根煮 5～8 分钟，中等粗的根煮 8～12 分钟，大的芍根煮 12～15 分钟。煮的过程中应不断翻动，使受热均匀。要求既要煮透，又不可煮过。因煮过可致空心，过生可致中心变黑，均可影响其加工质量。

（2）去皮：有人工去皮和机械去皮两法。人工去皮，多用竹刀或玻璃仔细刮去芍根外表栓皮，挖净虫眼；机械去皮，即将芍根与粗河沙一同装入滚筒机内，将转速定为 30 r/min，开动电源，使芍根与粗砂随齿轮转动上下翻滚，在砂的摩擦下将芍根的栓皮除去。

（3）干燥：即将煮好的芍根先薄摊暴晒 1～2 小时，然后再堆厚暴晒，使表皮慢慢干燥，如中午太阳过强，可用竹席、草席或湿布遮盖，下午 3 时后再摊开晒。晒 3～5 天后，可将芍根移至室内堆放 2～3 天，促使水分外渗"发汗"，其后再继续暴晒 3～5 天，如此反复 3～4 次，至内外干透为止。如遇雨天不能及时晒出，可按每 100 kg 芍根，用硫黄 1 kg 的比例熏一下，熏后摊放于通风处，如久雨不晴，每天可用火烘 1～2 小时。如发现芍根表面起滑、发霉，应迅速用清水洗刷干净，再用文火烤干或天晴时晒干。

杭白芍的加工：一般有修整、刨皮、煮制、晾晒 4 道工序。即于夏至后 5～10 天内挖取芍根，洗净泥沙，截去头尾及须根，削平根上凸出部分；擦掉表皮，大小分档；置沸水中略煮，见芍根两端有泡沫吐出，由密变稀疏时，或用细竹针易穿透根体时，即快速捞出；及时翻晒 1～2 天后，再浸入水中 20 分钟，待全体变软后进行整理修饰、搓圆，并把两端缠在竹片上日晒，使成直条状，待晒至八成干时切平两端，再晒至全干。

亳白芍、川白芍、湘白芍的加工法，与杭白芍基本相同，但亳白芍没有搓圆及将两端缠在竹片上晾晒的工序。

【性状特征】

（1）白芍：圆柱形，条直或稍弯曲，去净栓皮，两端整齐，表面类白色或淡红棕色。质坚实、体重，断面类白色。按长短、粗细分 1～4 等。

（2）杭白芍：圆柱形，条直，无芦头、栓皮、空心和枯芍，两端切平。表面棕红色或微黄色。质坚、体重，断面米黄色。按长短、粗细分 1～7 等。

（3）亳白芍：呈圆柱形或弯曲，长 10～17 cm，直径 0.7～1.8 cm。外表类白色或淡红棕色，较粗糙，不光洁。质坚，较杭白芍轻，断面灰白色或类白色，细腻，粉性较强。原分 7 等，现分 1～4 等。

（4）川白芍：呈圆柱形或略圆锥形，多弯曲。长 10～17 cm，直径

0.7～1.8 cm。表面粉红色，光洁无沟纹，有棕色下陷的细根痕。质坚、体重，断面粉红色，细腻光润，味较杭白芍稍浓。分 1～4 等。

（5）湘白芍：根条不顺直，稍弯曲，两端多渐细，中部稍粗，表面浅棕色，有粗糙的纵皱纹及须根痕。质坚硬，断面类白色，菊花心明显。味微苦。

（6）出口品：条直，长 5.5～13 cm，粗细均匀，两端切平整齐，内外色泽洁白、光亮。体重、无空心、断裂痕。按直径分等。

山　药

山药，《神农本草经》以薯蓣为名列为上品，来源于薯蓣科植物薯蓣的根茎，为药食两用的佳品。《饮食须知》等食疗本草有载，2013 年柴可夫编著的《中国食材考》，将其归入蔬菜类，是补脾胃、益肺肾的常用要药。六味地黄丸、薯蓣丸、参苓白术散等许多名方中均用之。以河南所产著名。

【采收加工】以芦头栽种者当年可收，以珠芽繁殖者在第二年采收。采收时节宜在霜降以后，即 10 月下旬藤叶枯萎采挖，挖出后先洗净泥土，切去芦头（留着做种）。

加工方法：有"毛山药""光山药"的不同。

（1）毛山药：即将所挖取的山药根茎，在洗净泥土、切去芦头后，用竹刀或瓷片刮去外皮和须根，晒干或烘干（传统方法系用硫黄熏后晒干或烘干）。

（2）光山药：即选择较肥大、顺直、均匀的毛山药，用清水浸至内无干心时，捞出，反复晾晒至身软如绵，放入缸中保持湿润，不使其发汗，削去残存外皮，用木板搓三遍，至根茎圆、直为止，将两头切齐，并切成 12～15 cm 或 18～22 cm 的段，晾干（不宜暴晒，因可崩裂）。传统办法尚用硫黄熏一次后，晒干，用砂纸或铁窗纱打光。

【性状特征】

（1）毛山药：略呈圆柱形，弯曲而稍扁，有的中部略膨大，两端渐细，长 15～30 cm，直径 1.5～6 cm。表面白色、黄白色或淡黄白色，有纵沟、纵皱纹及须根痕，偶有浅棕色外皮残留。体重、质坚实，不易折断，断面白色，颗粒状粉质，散有浅棕色小点（维管束）。按粗细长短分 1～3 等。

（2）光山药：呈规则的圆柱形；两端平齐，长 9～18 cm，直径 1.5～

3 cm。表面洁白或黄白色，光滑。质坚硬，不易折断，断面白色，粉质。按粗细长短分 1～4 等。

浙贝母

浙贝母，以"贝母"为名，见于《神农本草经集注》。为百合科植物浙贝母的鳞茎，主产于浙江鄞县、东阳等地，为"浙八味"之一。为清化热痰的常用药，功能清热化痰、开郁散结，用于风热、燥热、痰火，以及肺痈、乳痈、瘰疬、瘿瘤、痰核、疮毒等症。

【采收加工】采收一般在 5 月上、中旬，地上植株枯萎时进行。

加工工艺可分洗泥、分瓣挖心、去皮干燥三个流程。

（1）洗泥：即将挖取的鳞茎，立即放入水中，迅速洗去泥土。

（2）分瓣挖心：即在大小分档以后，将直径在 3.5 cm 以上者分成两瓣，摘去心芽，加工成"大贝"（元宝贝），心芽加工成"贝心"。直径在 3.5 cm 以下者则不分瓣，不除心芽，整个鳞茎加工成"珠贝"，并分别放置。

（3）去皮干燥：有 4 法。一为去皮加石灰，去皮的方法即将"大贝"和"珠贝"分别置入悬于三脚木架上的船形木桶内，然后由两人分别各执一端，推动木桶，使桶内贝母相互碰撞摩擦，经 15～20 分钟，见表皮大部分脱落，浆液渗出时放入石灰（比例为：每 100 g 鲜贝母加石灰 3～5 kg），石灰加好后，再继续推动撞击约 15 分钟，至贝母全部粘满石灰为止（产地大多是上午起贝，下午去皮，并将贝母放入竹箩内过夜，使石灰渗入贝母内部，促使干燥）。近来去皮摩擦的方法已逐渐用电动机代替人工，木桶也有加大，每次可放入鲜鳞茎 90 kg，摩擦时间也缩短至 4～8 分钟。二为直接晒干法：即将摩擦去皮、加灰后的浙贝母于第二天放在阳光下晒，连晒 3～4 天后，用麻袋装好，在室内堆放 1～3 天，待内部水分渗到表面时，再晒 1～2 天，并在晒的过程中，用 0.5 cm 孔径的筛子，筛去脱落的石灰与杂质。三为传统的硫黄熏制法：即取洗净、晒干水分的鲜鳞茎适量（约 10 kg），装入塑料网袋并作出标记，再与大量（约 750 kg）的鲜鳞茎一起放于距地面 50 cm 的木质码架上，下放三个盛有硫黄的铁桶，点燃硫黄后，上盖两层塑料薄膜，不可漏气。于 2～3 小时后查看一次，不要让火熄灭，并适时添加硫黄，保持硫蒸气充满整个房间，每 24 小时上、下、内、外各翻动一次，连续熏蒸 72 小时后，取出用清水冲洗鳞茎表面的残留物质，再晒 4 天，收屋内回潮 2

天，然后晒至全干。四为传统加贝壳灰法：即将洗净、晾干的鲜鳞茎适量（约 10 kg），放入竹箩内，加入煅过的贝壳粉适量（约 0.4 kg），撞 15 分钟，使鳞茎表面布满贝壳粉，吸去浆汁，并在竹箩内放置 1 夜，次日摊晒在阳光下，连晒 3～4 天，待达六七成干时装入麻袋，放室内发汗 2 天，再晒至全干，筛去贝壳灰即可。

【性状特征】

（1）大贝（元宝贝）：为单瓣鳞叶，一面凸出，一面凹入，略呈半月形（元宝状），高 1～2 cm，直径 2～3.5 cm。外表面类白色或淡棕色，内外表面均显粗糙，被有白色粉末。质硬而脆，易折断，断面白色至黄白色，富粉性。

（2）珠贝：为完整的鳞茎，呈扁圆形，上下略平，因其外形略似盘珠，故称珠贝，高 1～1.5 cm，直径 1～1.25 cm。表面类白色，粗糙或被白粉，外层鳞叶 2 瓣，大小相近，相对抱合，内有皱缩的小鳞叶 2～3 枚及干缩的残茎。

（3）浙贝片（大贝片）：即单瓣鳞叶切成的片，椭圆形、肾形或类圆形，大小不等，厚 2～4 mm。边缘表面淡黄色，切面平坦，粉白色。质硬而脆，易折断，断面粉白色，富粉性。

出口浙贝母按每千克粒数分 1～4 等。

延胡索

延胡索又称元胡索、玄胡索，首载于陈藏器的《本草拾遗》，为罂粟科植物延胡索的块茎。主产于浙江东阳、磐安、永安、缙云等地，亦为"浙八味"之一。湖北、湖南、江苏等地有大面积栽培。功能活血行气、止痛，可用于胸胁及脘腹疼痛、胸痹心痛、经闭痛经、产后瘀阻、跌打肿痛等症。其止痛作用显著，凡气滞血瘀所致的各种疼痛，属钝痛性质者皆可用之。

【采收加工】栽培品在立夏前后（5—6 月间）植株完全枯萎后 5～7 天时采挖，浙江地区多在 5 月中旬收获。野生品一般在植物生长末期或中期采挖，选晴天将土扒开，边扒边拣出球茎。

加工方法：先将挖取的鲜延胡索，按大、中、小分档，同时挑出中间有肚脐的、扁平的球茎，拣去杂草和泥块，分装于竹箩筐内，放在水里或溪沟里，用脚踩或用手搓，搓去表皮，洗净后沥干，分别大小，放入开水锅中煮

3～6分钟，并多加翻动，待用竹针能刺穿，内部无白心，呈黄色时捞出，移至阳光充足且通风良好的晒场摊晒，并不断翻动，晚上收回屋内摊放（不能堆放），第二天继续摊晒，如此反复晒至全干。如遇阴雨天气，应采用炭火或炉火烘干，但温度不宜过高，以控制在 35 ℃～60 ℃为宜，不时进行翻动，力求干燥均匀。注意不要任意堆放，以免造成"蟹黄"。

【性状特征】呈不规则的扁球形，直径 0.5～1.5 cm。表面黄色或黄褐色，有不规则的网状皱纹，顶端有略凹陷的茎痕，底部常有疙瘩状突起。质硬而脆，断面黄色，角质样，有蜡样光泽。商品按粒度大小分 1～2 等。一等品每 50 g 在 45 粒以内，二等在 45 粒以外。

党　参

党参之名，见《本草从新》，因原出山西上党，根形如参，故又称上党人参。为补中益气、健脾益肺、生津养血、扶正祛邪的常用药，对脾肺虚弱、中气不足或下陷、气不摄血等所致的病症有良好效果。来源于桔梗科植物党参、素花党参、川党参的根。党参主产于山西，栽培者称"潞党"，野生者称"台党"。东北三省产者称"东党"，其他省区多有引种，销全国并出口。

素花党参：主产于甘肃、四川（称西党）。主销华东及中南地区。

川党参：主产于四川、湖北及陕西（称条党）。主销江苏、浙江等地。

【采收加工】播种党参 3 年采挖，育苗移栽的以 2 年收取为宜。其采收季节为秋季，即地上部分枯萎时开挖，因其时收取的折干率高，质量较好。需选择晴天，先折除支架，割掉枝梗，再小心刨出参根，防止折断、流失白汁，降低质量。

加工时，应先除去茎叶，抖去泥土，用水洗净，再按大小、长短、粗细分为老、大、中条，分别加工，分别晾晒。晒至柔软，缠在指头上不断时，将党参拿起，一把一把地用手顺搓，如参梢太干时，可蘸洒少量温水，使上下湿度一致。搓过再晒，反复 3～4 次，使党参皮肉紧贴，充实饱满并富有弹性。如遇多雨，可用炭火炕，但需控温在 60 ℃左右，经常翻动，炕至根条柔软时，取出揉搓，再炕。同样反复数次直到炕干。注意：搓的次数不宜太多，用力不宜过大，否则会变成"油条"，影响质量。每次搓过后不可放在室内，应置室外摊晒，以防霉变，晒至八九成干后即可收藏。

【性状特征】

（1）党参（潞党、东党）：呈长圆柱形，稍弯曲，长 10～35 cm，直径 0.4～2 cm。表面黄棕色或灰棕色，根头部有多数疣状突起的茎痕及芽，俗称"狮子盘头"，每个茎痕的顶端呈凹下的圆点状；根头部有致密的环状横纹，向下暂稀疏，有的达全长的一半，栽培品根头较小，环状横纹少或无；全体有纵皱纹及散在的横长皮孔，支根断落处常有黑褐色胶状物，质略带韧性，易折断，断面有裂隙或放射状纹理，皮部淡黄白色至淡棕色，木部淡黄色。

（2）素花党参（西党、晶党）：根类圆柱形，尾部较细，长 10～20 cm，直径 5～13 mm，芦头呈"狮子盘头"状。表面灰黄色或浅棕色，有明显纵沟，近根头部有紧密横纹，逐渐稀疏约占全体的一半，皮孔明显，支根脱落处常见有黑褐色胶质物，系内部乳汁溢出干燥所成，质稍坚脆，易折断，断面皮部白色有裂隙，木部淡黄色，有特殊香气，味甜而浓。为党参中的优质品。

（3）川党参（条党、单支党）：根头类圆柱形，末端稍细，少分枝，长 13～35 cm，直径 0.5～2.5 cm，根头部呈"狮子盘头"状。表面灰黄色，具明显纵皱纹，全体或仅顶端有较稀的横纹，支根脱落处有溢出乳汁而凝成黑褐色胶状物。质较坚实，易折断，断面裂隙少，木部黄色，其外圈有一棕色环，皮部淡黄色，气香，味甜。

党参品质应以条粗长、皮松肉紧、狮子盘头较大、横纹多、味香甜、嚼之无渣者为佳。习惯认为西党及台党野生者最优，条党野生者第二，潞党第三，东党第四。西党分 1～3 等，一等芦下直径 1.5 cm 以上；条党分 1～3 等，一等芦下直径 1.2 cm 以上；潞党分 1～3 等，一等芦下直径 1 cm 以上；东党分 1～2 等，一等长 20 cm，芦下直径 1 cm 以上。

百　　合

百合为养阴润肺、清心安神的常用药，在《神农本草经》中列为中品。主要用于阴虚久咳、干咳、虚劳咳嗽、痰中带血、虚烦惊悸、失眠多梦、精神恍惚等症。其干品和鲜品又均系滋补和副食中的佳品。用途广泛，驰名国内外。来源于百合科植物卷丹、百合或细叶百合鳞茎上的肉质鳞叶。栽培品种多作副食品用，称"菜百合"；野生品味微苦，主供药用，称"药百合"或"野百合"。主产于湖南、浙江、江苏、湖北、安徽、陕西、四川等地。

以湖南所产质量最佳、浙江产量最大。

【采收加工】一般在播种后第 2 年大暑期间，植株的地上茎叶完全枯萎时，选择雨后晴天、土壤湿润时采挖。先拔去苗，再用锄头挖取，去土洗净，剥下鳞瓣，按内、外、中心三层分别堆放。

加工时，先将鳞瓣放在竹篓内洗净，用大锅盛清水适量烧开，按水量与药量 4∶1 的比例，投入鲜百合鳞瓣，盖好锅盖，1～2 分钟翻动 1 次，经 8～10 分钟，取出 1 片，吹凉检查背面，若有极细小的隙裂浅裂纹，即迅速捞出，放入清水中快速洗一下，再捞出沥干，倒放在晒垫上，立即摊开，日晒 4～5 天至干。若遇雨天可用煤火或白炭火炕焙，至七八成干时再用硫黄熏 2～3 天，然后晒干或炕干即可。注意：①每锅水一般只可泡鳞片 2～3 次，见锅内开水混浊时，应换新水烧开后再泡，以免影响色泽和质量；②在烘、晒过程中，未干时不能堆积，否则会沤坏变质；③在晒垫上摊晒时应薄摊均匀，未达六成干时不要随意翻动，以免造成破碎。

【性状特征】干燥品呈长椭圆形、类三角形或披针形。表面类白色、淡黄棕色或微带紫色，有数条纵直的白色维管束。顶端稍尖，基部较宽，边缘薄，微波状，略向内卷曲。质硬脆，断面角质样，无臭，味微苦。

商品分 1～4 等。一等品色泽鲜明，呈黄白象牙色，全干洁净，片大肉厚，无霉烂、虫伤、麻色及灰碎。

栀　子

栀子原名卮子，因形类古时酒器而得名。《神农本草经》列为中品。为泻火除烦、清热利尿、凉血解毒的有效药物。并可用作天然色素原料。来源于茜草科栀子的成熟果实。主产于湖南、江西、福建、湖北、浙江等地，以湖南产量大。河南、江苏、广东、广西、贵州、四川等地有分布。多栽培，亦有野生。

【采收加工】多在 10 月中旬至 11 月即霜降至立冬时节，果实成熟，由青色变黄绿、橘黄至红黄色，果皮呈红黄色时分批采收。过早或过迟，均会影响产量和质量。如果实未完全成熟，不仅果小、果肉不饱满、影响产量，而且果肉栀子苷和黄色素含量低；如过迟采摘，则易发生腐烂和霉烂变色，不利于植株内的养分积累和安全过冬。

加工方法：采收到的鲜果要置放于通风处并摊开，以防霉变，分批用沸水烫或蒸至半熟后取出，置于篾垫或干净晒场晒干或烘干。要日晒夜露，至七成干时，堆闷回潮 2～3 天，再摊开晒干，至果实内外干燥一致即可，此法加工出的样品成色和品质均佳。如果烘干，温度不宜过高，一般应控制在 60 ℃，要经常翻动，先大火后小火，白天烘，晚上堆积回润，反复数次即可。

【性状特征】果实呈长卵圆形或椭圆形，长 1.5～3.5 cm，直径 1～1.5 cm。表面红黄色或棕红色，具六条翅状纵棱，棱间常有一条明显的纵脉纹，并有分枝。顶端残存萼片，基部稍尖，有残留果梗。果皮薄而脆，略有光泽，内表面较浅，有光泽，具 2～3 条隆起的假隔膜，种子多数，扁卵圆形，集结成团，深红色或红黄色，表面密具细小疣状突起。气微，味微酸而苦。以皮薄、饱满、色红黄者为佳。商品分 1～2 等，一等果实饱满，表面红黄色或棕红色，种子橙红色、紫红色或淡红色、红黄色。

厚　朴

厚朴被列为《神农本草经》中品，当代多数著作将其列为芳香化湿药之类。功能行气导滞、燥湿祛痰、降逆除满，具有抗菌、抗溃疡、抗痉挛、抗过敏、抗肌肉松弛等药理作用，其应用广泛，目前已知以厚朴为原料的中成药配方即在 200 种以上。主产于四川、湖北、浙江、湖南、贵州等地，以四川、湖北所产质量最佳，称紫油厚朴。其来源为木兰科植物厚朴或凹叶厚朴（庐山厚朴）的干皮、枝皮及根皮，以前多为野生，现多为种植栽培。

【采收加工】应在定植生长 15～20 年或 20～30 年后，在 4 月下旬至 6 月下旬、夏至以前采收为宜。采收方法有两种：一为伐树剥皮法，即将树连根挖起，分段剥取茎皮、树皮和根皮，但因此法对资源破坏严重，现多已不用。二为环剥树皮法，即选择树干直、生长旺盛，树的胸径达 20 cm 以上者，于阴天（相对湿度为 70％～80％时）进行环剥。先在离地 6～7 cm 处，向上取一段 30～35 cm 的树干，在上下两端用环剥刀绕树干横切，上面的切口略向下，下面的刀口略向上，深度以接近次生韧皮部为度，然后呈丁字形纵割一刀，在纵割处将树皮撬起，慢慢剥下树皮。长势好的树，一次可同时剥 2～3 段。剥皮层要用塑料薄膜包裹环剥处，捆扎时要上紧下松，以利雨水排出，同时应尽量减少薄膜与木质接触面积，整个环剥操作过程中，手指切勿触到形成层，避免形成层坏死。剥后 25～35 天，被剥皮部位新皮逐渐形成时，即可去掉薄膜。第2年，又可按上法在树干的其他部位剥皮。

加工方法：一般有7种。

（1）阴干法：将剥取的树皮置通风干燥处，按皮的大小、厚薄不同分别堆放，经常翻动，大的尽量卷成双筒，小的卷成筒状，然后将两头锯齐，放在三伏天后，一般均可干燥。切忌将皮置阳光下暴晒或直接堆放在地上。

（2）水烫发汗法：将剥下的厚朴皮自然卷成筒状，以大筒套小筒，每3～5筒套在一起，将套筒直立放入开水锅中淋烫至皮变软时取出，用青草塞住两端，竖放在大小桶内或屋角，盖上湿草发汗，待皮内表面及横断面变为紫褐色并出现油润光泽时，取出套筒，分开单张，用竹片或木棒撑开晒干。亦可用甑蒸软，取出卷筒，用稻草捆紧中间，修剪两头，晒干。夜晚可将皮架成"井"字形，使易于干燥。

（3）精加工法：出口时所用之法，一般分5步进行。①选料：挑选外观完整、卷紧实未破裂、皮质厚、长度符合要求的卷朴、根朴或脑朴；②刮皮：用刮刀均匀刮净表面的地衣及栓皮层；③浸润：将刮好的厚朴竖放在5 cm深的水中，一头浸润后调头再浸，浸软后取出；④修头：用月形修头刀将浸润后的厚朴两头修平整，然后用红丝线捆住两头；⑤干燥：将修好的厚朴横放堆在阴凉干燥通风处自然干燥。

（4）湖北等地也提出了"水烫青草发汗法""蒸笼发汗法"等方法。

（5）将刮去粗皮的筒朴，按每50 kg加生姜、白矾、花椒各125 g，用甑蒸3～4小时，至稍微发软，取出平放于铺有稻草的土炕内，每放一层喷洒少许甑锅水，放满后上盖蓑衣或棉絮"发汗"。夏季约经3天，厚朴树皮即可变软，取出按前法卷筒。

（6）枝皮剥下后可直接晾晒或阴干；较大根皮的加工方法同上述（2）法；小根皮一般可直接晾干或阴干。

（7）凹叶厚朴：多在通风的屋内或草棚内，搭好木架，木架离地1 m，将较大的干皮斜立架上，其余平放，经常翻动，使其尽快干燥，按不同规格打捆。这样阴干的厚朴油足，味香，不易破裂。

【性状特征】

（1）干皮：呈卷筒状或双卷筒状，长30～35 cm，厚0.2～0.7 cm，习称"筒朴"；近根部的干皮一端展开如喇叭口，长13～25 cm，厚0.3～0.8 cm，习称"靴筒朴"。外表面灰棕色或灰褐色，粗糙，有时呈鳞片状，较易剥落，有明显椭圆形皮孔和纵皱纹，刮去粗皮者显黄棕色，内表面紫棕色或深紫褐色，较平滑，具细密纵纹，划之显油痕，质坚硬，不易折断。断面颗粒性，外层灰棕色，内层紫褐色或棕色，具油性，有的可见多数小亮星。气香，味辛辣，微苦。

（2）根皮（根朴）：呈单筒状或不规则块片，有的弯曲似鸡肠，习称"鸡肠朴"。质硬，较易折断，断面呈纤维性。

（3）枝皮（枝朴）：呈单筒状，长 10～20 cm，厚 0.1～0.2 cm。质脆，易折断，断面呈纤维状。

商品有川朴、温朴、蔸朴、耳朴、根朴之分。川朴、温朴各分 1～4 等；蔸朴、根朴各分 1～2 等；耳朴未分等，大小不一，皮上无青苔，纤维性不强，为靠近根部的干皮。

牡丹皮

牡丹皮又称丹皮，《神农本草经》列为中品，正品来源于毛茛科植物牡丹的根皮。谢宗万先生称正品来源有 2 种，一为牡丹，二为凤丹（杨山牡丹）。牡丹野生种原产于陕西延安一带。现全国各地有栽培，主产于安徽、四川、湖南、湖北、山东、陕西等地，以安徽、四川产量最大，并以安徽铜陵凤凰山所产"凤丹皮"驰名；山东曹州所产牡丹亦很有名。牡丹皮入药及栽培历史均很悠久，为极为常用的清热凉血、活血散瘀之品，多用于温热病热入营血、迫血妄行所致的斑疹、吐血、衄血、尿血、便血等症，以及妇女月经不调、痛经、闭经、癥瘕、积聚和跌打瘀痛等症。

【采收加工】一般在定植 3～5 年后采挖，其时应在 7—10 月之间。7—8 月采挖者称为"伏货"或"新货"，水分较多，容易加工，且加工后质韧色白，产量和质量均不高。10 月采收者称"秋货"或"老货"，其质地较硬，不易剥皮，但产量较高，质量较优。采挖时宜选雨后晴天、土壤较湿润时进行，先将植株四周泥土挖开，将根部全部刨出，轻轻敲去蔸上的泥土，用快刀齐苗秆削下大小根条。苗秆留作种用。

加工时，把切下的根按大、中、小分别处理，置太阳下晒 2～3 小时或堆放 1～2 天，稍变软时，除去须根，抽去木心，切成 3.5～5 cm 长，晒干，称"连丹皮"或"寸丹"。或另选根条粗壮的用清水洗净泥沙，浸一下，再用竹刀或瓷碗破片刮去表皮，投入另一桶清水中浸洗，约 10 分钟，取出滤干，放在已烧好含有硫黄的红煤或加有硫黄的炭火上烘烤，烘干表皮上的水分，使其"发汗"变软，然后抽心，晒干，称为"刮丹皮"。

【性状特征】

（1）原丹皮（即连丹皮）：根皮呈筒状、半筒状或破碎筒片状，抽心的可见纵剖开的裂隙，两面多向内卷曲，长5～20 cm，厚约2 mm。外表面灰褐色或黄褐色，粗皮脱落处显粉红色，具细纵纹，未干燥的断面常有白霜（丹皮酚）析出。有丹皮特有的香气，味微苦、辛。

（2）刮丹皮（又称粉丹皮）：多选用粗壮的根条作刮丹皮原料。外表有刀削痕，淡红棕色或粉黄白色，有较多色浅横皮孔痕及须根残痕，并有极少数未除净的粗皮。

商品药材有凤丹、连丹皮、刮丹皮三个品别，每个品别下均分1～4等。凤丹皮，即主产于安徽铜陵凤凰山者，其一等品为圆筒形，均匀微弯，两端平，纵形刀口紧闭，皮细肉厚，表面褐色，质硬而脆，断面粉白色，粉质足，有亮银星，香气浓，味微苦、涩，长6 cm以上，中部粗2.5 cm以上，无木心、青丹、杂质、霉变。

上述10种，均为大家较熟悉的常用药，其采收加工尚不属特别独异。当归、枸杞子及许多动物药等具有较为特异之处的品种，因篇幅所限，只能留作后续。先生的本意，是希望引起业界诸君对采收加工与质量影响的重视，并加强监管。

丁香、儿茶等进口药材的采收和性状特征

进口药材在临床使用的中药中占有较大比重，且应用历史悠久，在唐代李恂所著的《海药本草》中即有近百种，国家药监、药检部门对其质量管理均给予了高度重视，制定了严格的质量检验和监测标准。但近年来，随着药材贸易的交流发展和市场的日趋活跃，引种栽培的拓展，内外混杂的情况时有发生，加之有的进口品种也有变异，传统的形、色、气、味标准和性状鉴别经验有所淡化，故本文特集丁香、儿茶等18种常用进口药材的性状和质

量特征简介如下：

丁　香

丁香：其名见于《药性论》，一说见宋《开宝本草》，《齐民要术》称"丁子香"，《侯宁极药谱》谓"支解香""瘦香娇"，《本草蒙筌》载称"雄丁香"，《新本草纲目》曰"如宇香""百里馨"，《名医别录》中也见"鸡舌香"一名。来源于桃金娘科植物丁香 *Eugenia caryophyllata* Thunb. 的干燥花蕾。

【产地】国外产于桑给巴尔、马达加斯加、斯里兰卡、印度尼西亚。亦说产于马来群岛及非洲，或称产于印度、越南及东非沿海等地。我国广东、广西、海南、云南等地有栽培，20 世纪 80—90 年代时，其进口多为马达加斯加和桑给巴尔。

【采集加工】一般在定植 5～6 年时才开花，花蕾开始时白色，渐次变绿色、黄色，至开始带红色时采集，除去花柄，晒干或于 50 ℃ 以下干燥，即可。

【性状特征】略呈研棒状，长 1～2 cm，直径 0.3～0.5 cm，外有 4 片花瓣，棕褐色，花瓣内为多数雄蕊和一枚花柱，捏碎后可见众多黄色细粒状的花药。萼筒呈圆柱状或稍扁，有的略弯曲，长 0.7～1.4 cm，直径 0.3～0.6 cm，上部有 4 枚三角状萼片，十字样分开，表面红棕色或棕褐色，质坚实，富油性，气芳香浓烈，味辛辣，有麻舌感。

【品质标示】以个大、粗壮、色红棕、油性足、能沉于水、香气浓郁、无碎末者为佳。

【临床应用】因《名医别录》《雷公炮炙论》等著作中即有收载，说明两晋南北朝时期已有较广泛应用。其主要作用为：温中止痛，和胃降逆，补肾助阳，消解酒毒，多用于脾胃虚寒、脘腹冷痛、呃逆呕吐、霍乱吐泻、肾虚阳痿、醉酒、口臭、疝气等症。且能治癣疮，用于制卫生纸，并被引入食疗本草，作泡茶、取汁饮，放少许于粥中，或引作调味料。但热病及阴虚内热者和孕妇忌用；用量须控制在 1～3 g，因已有中毒和不良反应的报道。

【附记】母丁香又称鸡舌香，系丁香近成熟的果实，其性味、功效与丁香近似，但作用力较弱。

儿　茶

儿茶原名乌爹泥，《饮膳正要》及《本草纲目》均有载。李时珍曰：乌爹或作乌丁，皆番语，并说："乌爹泥出南番爪哇，暹逻、老挝诸国，今云南等地造之。"《药典》1985 年版（一部）以"儿茶"之名收载。进口儿茶通常分为方儿茶与儿茶膏两种。方儿茶为茜草科植物儿茶钩藤［*Uncaria gambier*（Hunter）Roxb.］带叶嫩枝的干浸膏。儿茶膏为豆科植物儿茶［*Acacia catechu*（C. L.）Willd.］去皮后的枝干的干浸膏，目前引用的和药典收载的主要为此种。《中药大辞典》分列方儿茶和孩儿茶。

【产地】方儿茶主产于印尼、缅甸、马来西亚，多集散于新加坡。儿茶膏产于缅甸、泰国及我国云南西双版纳，以大勐龙产量大。浙江、广东、广西、台湾有分布。

【采集加工】

（1）制作方儿茶：割取儿茶钩藤的带叶小枝，入铜锅中，加水煮沸 6～8 小时，并经常搅拌，使叶破碎，待叶变黄时，取出枝叶，将浸出液滤过后，浓缩成糖浆状，倾入木箱中，待冷却凝固，切成方块状，干燥即成。

（2）制作儿茶膏：一般在 12 月至翌年 3 月，采收儿茶的枝干，剥出外皮，砍成碎片，加水煎熬后，滤取液汁，浓缩成糖浆状，冷却，倾于特制的模型中，干后即成。

【性状特征】

（1）方儿茶：呈类方形，边长 1.5～3.0 cm。表面向内凹陷，棕黑色或黄褐色，有浅皱缩或纹理，有时具胶质样光泽。常数块粘连。质硬，不易破碎或稍带黏性。破碎面红褐色或为棕色及黄色错杂的花纹。无臭，味苦涩。

（2）儿茶膏：呈长方形扁块状、半圆球形块状或不规则形。表面红褐色或黑褐色，稍具光泽，或有龟裂纹，底部常垫有树叶。质脆易破碎，断面不整齐，有细孔，亦具光泽。无臭，味苦涩。

【品质标示】方儿茶以色红褐、有错杂花纹、有胶质样光泽，稍黏、苦涩味浓者为佳。儿茶膏以色红褐或黑褐，质脆易破，具有光泽者为佳。

儿茶在国际市场上分为棕儿茶与黑儿茶。棕儿茶又称甘蜜，是 Gambier 的音译，又称 Gambier-catechu。黑儿茶是由 Black-catechu 转译而来，又称 Pegu-catechu。国内市场习称棕儿茶为方儿茶，称黑儿茶为儿茶膏（胶）。方儿茶多供中药用，过去又分为老儿茶与新儿茶，并认为老儿茶质量较好。现在已不分新、老。儿茶膏过去为生产人丹等药品的原料之一，又是颜料、油漆、制革等工业原材料。

【临床应用】两种儿茶性味、功效基本相似，味苦、涩而性偏凉，功能收湿敛疮、止血定痛、清热化痰，用于疮疡久溃不敛、湿疮流水、牙疳、口疮、鼻渊流水、咯血、吐血、衄血、尿血、便血、血痢、崩漏及外伤等多种出血证，以及痰热咳嗽、湿热泻痢、食积等症。现代常用于消化性溃疡、溃疡性结肠炎、小儿腹泻、慢性细菌性痢疾、宫颈糜烂、乳糜尿、烧伤、癌症等。入汤剂用量1～3 g，须布包入煎，且少用，而多入丸散，并应适当减量。脾胃虚寒者慎用，孕妇、儿童慎用。

【附记】发现有用豆科胡芦巴属植物的树皮煎煮的提取物，与干血、灰分、砂、泥土和淀粉等制成的伪品，应注意鉴别。

马钱子

马钱子原名番木鳖，又称马前子、马前、苦实、牛眼，药材行常写成方八。载《本草纲目》，李时珍谓："本品状于马之连钱，故名。"为马钱科植物马钱（*Strychnos mux-vomica* L.）的干燥成熟种子。

【产地】李时珍云："番木鳖生回回国，今西土邛州诸处皆有之。"主产于印度、缅甸、泰国、柬埔寨、斯里兰卡，且多从柬埔寨和斯里兰卡进口。我国海南等地有栽培。

【采集加工】11—12月果实成熟时摘下，取出种子，洗净附着的果肉，晒干即得。

【性状特征】药材呈扁圆形钮扣状，略弯曲，边缘微隆起，一面稍凹入，另一面稍隆起。直径1.5～3 cm（1.5～2.5 cm），厚0.3～0.5 cm（0.3～0.6 cm），表面密被灰黄色或灰绿色丝状茸毛，有光泽，自中心向四周呈辐射状排列，底面中央有一稍突出的圆点，边缘有一个小突起，在圆点与小突起之间有一条棱线。质坚硬，断面胚乳类白色，角质状，纵剖面可见二片心形子叶，叶脉5～7条，无臭，味极苦，有大毒。

商品可因产地不同或植物来源不同，其外形及生物碱含量均有差异，20世纪60年代从越南进口一批马钱子，呈扁平长圆形，大部分凹凸不平，长1.8～2.8 cm，中部宽1.5～1.9 cm，质坚硬，胚乳灰棕色，无臭，味苦，士的宁含量为1.76%～1.97%。50年代末从泰国进口一批马钱子，纯系伪品，多呈扁平卵形或不规则三角形，边缘呈薄刀状，大小不等，一般较小，直径1.0～2.5 cm，厚0.2～0.5 cm，表面灰白色，暗淡无光泽，珠孔部位呈显著的尖突，味不苦。无士的宁和马钱子碱鉴别反应。

【品质标示】以个大饱满，质坚肉厚，色灰黄，有光泽者为佳。

【临床应用】中医临床多用于祛风胜湿，通络止痛，消肿散结，强壮筋骨，治疗风湿痹痛、肌肤麻木、肢体瘫痪、跌打损伤、痈疽疮毒、喉痹、牙痛、疠风、顽癣、恶性肿瘤等。现代多用于风湿性关节炎、老年性肩周炎、肥大性脊柱炎、坐骨神经痛、三叉神经痛、眶上神经痛、面神经麻痹、小儿麻痹症、中风后遗症、外伤性截瘫、腰椎间盘突出、骨质增生、脉管炎、带状疱疹、重症肌无力、进行性肌营养不良、呼吸肌麻痹、癌肿等。内服应用炮制品，不宜用生品，不宜入汤剂，多入丸、散，口服 0.3～0.6 g，切勿过量或久服。已有较多中毒反应报道。体质虚弱者和高血压、心脏病及肝、肾功能不全者禁用，脾胃虚弱者不宜用。孕妇忌用。儿童慎用。必须经炮制后研粉入药。

【附记】品种来源，除马钱子外，还有云南马钱子、海南马钱子、密花马钱子。

大腹皮

大腹皮又称槟榔皮、槟榔衣、槟榔壳、大腹毛、伏毛、大腹绒，载《侯宁极药谱》，明代已广泛应用。为棕榈科植物槟榔（*Areca catechu* L.）的除去外果皮的干燥成熟果皮。

【产地】国外主产于印度尼西亚、印度、菲律宾；国内主产于海南、台湾、云南、广西，尤以海南屯昌、定安、陵水、三亚、琼东、东方、万宁、澄边、保亭、琼中等地产之较多。

【采集加工】冬春二季采收成熟果实，剥下果皮，打松，置水中浸泡，晒干，再打松除去外果皮。

我国广东等地一般在冬季至次春采收未成熟的果实，低温烘干，或用水煮后，低温烘干，纵剖两瓣，除去种子，即得大腹毛。

【性状特征】

（1）大腹皮：对半纵剖呈椭圆形或长卵形瓢状，长 4～7 cm，宽约3 cm，外果皮深棕色至近黑色，具不规则的纵皱纹及隆起的横纹，顶端有花柱裂痕，基部有果梗及残存萼片。内果皮凹陷，褐色或深棕色，光滑呈硬壳状。体轻，质硬。纵隔撕裂后可见果皮纤维状，气微，味微涩。

（2）大腹毛：略呈椭圆形或瓢状。外果皮多已脱落或残存。中果皮棕毛状，黄白色或淡棕色，疏松质柔。内果皮硬壳状，黄棕色至棕色，内表面光滑，有的纵向破裂或已捣成绒状。无臭，味淡。入药多用大腹毛。

进口商品过去分硬腹皮和软腹皮两种规格。现在进口大腹皮不分规格。广东称未加工的果皮为"大腹皮"，而加工成棕毛状并除去外果皮者则称之为"大腹毛"。海南岛本地所用大腹皮为槟榔花开放时脱落的干燥总苞，仅在海南岛作驱虫药用。

【品质标示】以质轻松柔韧、茸毛厚、黄白色、无杂质者为佳。

【临床应用】主含槟榔碱、槟榔次碱等生物碱，尚含鞣质。具有兴奋胃肠道，促进纤维蛋白溶解等药理作用。临床多用于行气宽中、利水消肿，治疗湿阻气滞、脘腹胀闷、大便不爽、水肿胀满、脚气浮肿、小便不利等症，尤宜于气滞水湿停滞之证。内服入汤剂 5～10 g，或入丸、散。外用煎水洗，或研末调敷。可引起腹痛、腹泻、全身皮肤发热、荨麻疹等过敏反应。气虚体弱、虚胀者忌用。孕妇忌用。不宜超量、久服。

天竺黄

天竺黄又称竹黄、天竹黄、竹膏，载《本草衍义》，一说载《蜀本草》《开宝本草》。为禾本科数种竹茎秆内的干燥分泌物。《药典》界定为禾本科植物青皮竹（*Bambusa textilis* McClure）或华思劳竹（*Schizostachyum chinense* Rendle）等秆内的分泌液干燥后的块状物。习称"广竹黄"。

【产地】国外产于印度尼西亚、新加坡、泰国、马来西亚等地。国内产于云南、广东、广西等地。

【采集加工】据华南植物研究所 1970 年内部资料记载：竹黄的形成，由一种蜂（暂称竹黄蜂）在青皮竹内管寄生活动所致。这种竹黄蜂产卵于当年生嫩竹里，经过孵化成幼虫、蛹及成蜂等阶段，成蜂每年 9—10 月间从二年生竹筒内破洞而出，又进行交尾产卵。竹黄的形成就是在成蜂破洞飞出后，由于竹子受到损伤，竹子的上升液流于竹洞内积聚，随着竹子的老化，积液逐渐干涸而成。竹黄的质量和竹黄蜂的活动有关，成蜂破洞未穿而死于竹筒内的，竹黄洁白，成蜂破洞飞出，由于杂菌浸入，竹黄变黑。过去记载由于火烧而成或火烧过度而变黑是没有根据的。有人用人工打洞方法生产竹黄的试验，结果同样能促使竹内积水，6 个月后竹筒内开始有类似竹黄的物质形成。

《药典》界定为：秋、冬二季采收，"剖开竹竿，取出节间的块状物，干燥"。唯云南以夏季采者为佳。

【性状特征】2015年版《药典》界定的性状：为不规则的片状或颗粒，大小不一，表面灰蓝色、灰黄色或灰白色，有的洁白色，半透明，略带光泽，体轻，质硬而脆，易破碎。吸湿性强，气微，味淡。

20世纪80年代的进口药材质量分析研究资料记载，天竺黄按来源不同分为天然天竺黄、合成天竺黄、人工天竺黄三类。①天然天竺黄：是数种竹的茎秆内因自然条件变化而产生的分泌物。天然天竺黄有国产品和进口品之分。国产品主产于云南，过去称云南竹黄或片竹黄，片大，质硬而脆，象牙色，微有光泽，少数为灰黑色，质优良，产量不大；产于广东、广西者，质量稍差，产量也不多。进口天然天竺黄主要来自新加坡、印度尼西亚等国，性状如上述，质量不如云南天竹黄，但较两广产者为好。天然天竺黄主要靠进口供应市场。②合成天竺黄：是以硅酸盐凝胶为基础制备而成。50年代曾由印度进口，60年代初上海已有合成，70年代才大量生产。较天然天竺黄体重、质硬、色白，吸水性稍差，碱性强是其特点。③人工天竺黄：是1970年前后广东植物研究所在青皮竹上采用人工打洞方法而产生的天竺黄类物质。

2013年重印的中专教材《药材商品学》称：来源于禾本科植物青皮竹或华思劳竹等秆内的分泌液干燥后的块状物，习称"广竹黄"；以硅酸等物的成分为原料，经人工合成的结晶体，称"合成竹黄"；进口品称"洋竹黄"。

"广竹黄"，主产于云南麻栗坡、西双版纳，广东广宁、阳江、四会、环集，广西桂平。为不规则的片块或颗粒，大小不一。表面灰蓝色、灰黄色或灰白色，有的洁白。半透明，略带光泽，体轻，质硬而脆，易破碎。吸湿性强，嚼之有砂砾感，放在水中产生气泡但不溶于水。无臭，味淡。

"合成竹黄""洋竹黄"，为产于印度、印度尼西亚、马来西亚、越南等国的天然品和人工制品。

"合成竹黄"，呈不规则多面体的结晶状颗粒，直径0.8～2 cm。全体玉白色，光洁，无尘粉状物黏附。质轻而洁，易脆断破碎，但只成碎粒，不成粉末，用力手推，有沙沙响声。气无，味淡。

"洋竹黄"，外形与广竹黄大致相同，但结晶状颗粒多，粒较粗，碎末较少，质较硬。

【品质标示】天竺黄以干燥、块大、淡黄白色、光亮、吸湿力强者为佳。

【临床应用】多用于清热化痰、清心定惊，治疗热病神昏、中风痰迷及小儿痰热惊痫、抽搐、夜啼及脑血管意外、癫痫、急惊风等病症。入汤剂3～9 g；研粉吞服，每次0.6～1 g；或入丸、散剂。已有引发光敏性皮炎的个案报道。寒痰、湿痰不宜用。孕妇、儿童慎用。

【附记】①竹黄菌：亦有竹黄之名，但系真菌类子囊菌纲肉座科竹黄属真菌竹黄菌（*Shiraia bambusicola*. Henn.）的干燥子座。呈瘤状，略为椭圆形或纺锤形，长1～4 cm，直径1～2 cm。背部隆起，有不规则的横沟，基部凹陷，常有竹的残留枝干。表面粉红色、灰白色或棕红色，有细密纹理及针尖大小的灰色斑点。体轻，质疏松，易折断，断面浅白色至红色，中央色浅。气特异，味苦，舐之微黏舌。功能祛风除湿、活血舒筋、止咳。为了避免与民间菌类植物竹黄菌混淆，《药典》1985年版（一部）以天竺黄作为正名。②据云南麻栗坡产竹黄的初步调查研究，当地所产竹黄，有片竹黄与薄竹黄两类。产片竹黄的原植物有两种，当地叫大苦竹和龙竹。大苦竹可能是大节竹属或刚竹属的一种植物。龙竹即大麻竹。薄竹属的原植物只有一种，当地叫"小薄竹"，即华思劳竹。进口竹黄植物来源不详。

血　　竭

血竭之名，见于《雷公炮炙论》和《南越志》，又称麒麟竭、麒麟血、木血竭、血结、血力花、海蜡。为棕榈科植物麒麟竭（*Daemonorps draco* Bl.）果实中渗出的树脂。进口血竭分为加工血竭和原装血竭。

【产地】主产于印度尼西亚、爪哇、苏门答腊、加里曼丹、伊朗等国，我国广东、台湾等地有种植。

【采集加工】一说为采收成熟果实，充分晒干，加贝壳同入笼中，强力振摇，松脆的红色树脂即脱落，筛去果实鳞片等杂质，用布包起树脂，入热水中使软化成团，取出放冷即得为"原装血竭"，常于新加坡进一步加工成"加工血竭"。二说为果熟时采收果实，置蒸笼内蒸煮，使树脂渗出；或取果实捣烂，置布袋内，榨取树脂，然后煎熬成糖浆状，冷却凝固成块状；亦有将茎砍破或钻若干小孔，使树脂自然渗出，凝固而成。

【性状特征】

（1）加工血竭：是从印度尼西亚输入血竭原料，在新加坡掺入某些辅料经加工制成（辅料过去曾用松香，近年改用达玛树脂）。以往多用布袋将加工血竭包扎成类圆四方形（直径6～8 cm，厚约4 cm，重250～280 g），在其底部印贴手牌或皇冠牌等金色商标。故商品历来有手牌血竭与皇冠牌血竭之称，质量较为稳定。从20世纪80年代初开始，由于原制作商的变更，加之印度尼西亚大量砍伐树木，致使货源紧张，在血竭加工时掺入大量辅料，商品质量下降。有的尚利用旧商标销售，以伪充真，实则与以前的手牌、皇冠牌血竭的品质显然不同。曾先后进口的B级、AA牌、鸡牌、金鱼牌、手牌A等杂牌血竭，其质量亦较低劣。1979年后，也曾陆续进口过太阳牌、金星牌等加工血竭，质量尚优，紫外吸收度较高（约0.4～0.6），基本符合历史习用品，但外形改为方砖形，不贴金色商标。

由于加工血竭的商品，名目繁多，商标更换频繁，质量不够稳定，故曾在修订质量规格时，取消了按商标分规格，而改按质量高低分为加工血竭一等品和二等品。

《中药大辞典》2006年修订版和谢宗万《中药品种理论与应用》中记载加工血竭略呈扁圆四方形或方砖形的块状物，大小不等，直径6～15 cm，厚5～10 cm，一般以直径6～8 cm，厚4～6 cm者为多见。每块重120～150 g，有的可达800 g。表面暗红色或黑红色，有光泽，附有因摩擦而成的红粉，底部平圆，顶端有包扎成型时形成的纵皱纹。质硬而脆，破碎面黑红色，研粉呈砖红色。用火点燃，冒烟呛鼻。在水中不溶，在热水中软化。气无，味初淡，后渐咸，嚼之砂样。我国市场上销售的血竭多为加工血竭。主要从新加坡进口或经香港转口。

（2）原装血竭：主产于印度尼西亚，系采用棕榈科植物麒麟竭的果实经初加工所得的团块，无固定形状，一般不加入辅料，可能含有的杂质为果实的鳞片及采摘和初加工时混入的非药用部分与泥土、砂石等。故正常的原装血竭含血竭的主成分多，不含外加的辅料，质量较好。《中药大辞典》2006年修订版和谢宗万《中药品种理论与应用》中记载的性状为：扁圆形、四方形或其他不规则块状，大小不等，表面铁黑色，断面有光泽，破碎面黑红色，研成粉末血红色，气无味淡。本品质量较优，目前进口货已不多见。

【品质标示】以外表色黑如铁，研粉红如血，燃之其烟呛鼻者为佳。

【临床应用】血竭属化瘀止血药，可化瘀止血、止痛、生肌敛疮。本品既可内服又可外用。内服主要取其活血化瘀、止痛，用于瘀血肿痛、经闭、痛经等症。外用主要取其止血、生肌敛疮，用于外伤出血、溃疡不敛、痔漏肿痛等症。有报道可用于上消化道出血、慢性风湿性关节炎、湿疹、女阴白色病损、尿潴留、面神经炎、子宫脱垂、遗精、计划生育手术后症候群等。内服多研粉吞服或冲服，一般不直接入煎，每次 1～1.5 g，每天 2～3 次。最宜入丸、散用。外用适量，研粉撒或调敷，或入膏药内敷贴。

【附记】

（1）关于龙血竭的问题：1972 年出现在云南热带植物研究所发表于《热带植物研究》杂志上的文章；该所曾从云南孟腊县一带分布的龙舌兰科龙血树属植物柬埔寨龙血树（*Dracaena cambodiana* Pierre ex Gagn.）的树干中提出龙血树脂。后来《中国植物志》改订为剑叶龙血树 [*Dracaena cochinchinensis* (Lour.) S. C. Chen] 的含脂木材，用乙醇提得的树脂，经化学鉴定，它与非洲血竭基本相似，且经临床上应用认为它与进口"皇冠牌"血竭（藤竭）有相同的治疗效果。《云南省药品标准》曾予收载。随后广西药材公司在广西崇左也发现了剑叶龙血树资源，并通过了广西血竭的新药开发，然后海南也进行了类似研究，对海南产剑叶龙血树，作了有效开发。由于三省所产血竭，其基源同为剑叶龙血树，通过原卫生部协调，定名为龙血竭，作为部颁标准，《药典》2005 年版收载。龙血竭即《滇南本草》所云木血竭，系国产血竭的新兴品种。其性状为：呈不规则块状或呈类四方形，表面呈棕色至黑棕色，有玻璃样光泽，有的附有少量红棕色的粉末，质脆，断面平整，时有空隙；气特异，微有清香，味淡微涩，嚼之有炭粒感，并微黏齿，易溶于乙醇，在苯中不溶，亦不溶于水，但在热水中软化，常温下固体，加热到80 ℃以上即熔化为流体状。

血竭与龙血竭分别出自基源科属不同的品种，其化学成分是大不相同的，只是文献报道称，疗效基本相同。

（2）混伪品有以下几种：①松科植物马尾松或其同属植物树干中的油树脂经蒸馏除去挥发油后的遗留物掺红色素伪造。②用达玛树脂等掺杂的掺伪品，为扁圆球形或不规则块状。表面褐紫色，有贝壳样光泽，并伪造黄色商标及不规则沟纹和明显的细龟裂纹，稍有粉霜。质疏脆，小块手捻易破碎，断面紫红色有光泽，细小果实黏手，研粉成玫瑰红色，有松节油气，易燃，燃时冒棕色浓烟，发出强烈松节油气味。③假血竭，即以松香为基质，加入染料、铁粉、红胶土等物质加工制成的块状物，呈团块状，外形与原装血竭类似，并印有牌号，表面暗红色，微有光泽，摩擦不起粉。质坚脆，断面棕红色，研成粉不成血红色，嚼之变软，并有松香气味。

西红花

西红花为《药典》名。原名番红花、撒馥兰（《本草品汇精要》），泊夫蓝（《饮膳正要》）、番栀子蕊（《回回药方》）、撒法郎（《本草纲目》）、藏红花（《本草纲目拾遗》）。为鸢尾科植物番红花（*Crocus sativus* L.）的干燥柱头。

【产地】主产于西班牙、希腊。意大利、阿塞拜疆、德国、法国、奥地利、伊朗、印度、日本亦产。我国北京、上海、江苏、浙江、江西等地有少量栽培。浙江杭州、江苏海门及上海郊区栽之较多。以往多由印度、伊朗经西藏输入。

【采集加工】一般在 10—11 月下旬，当花朵开放时，选择晴天早晨太阳刚出时采集花朵，摘下柱头，摊放筛上，用文火烘干（约 30～40 分钟即可干燥）。大约每 9 万～10 万朵花可得新鲜柱头约 5000 g 或干燥品约 1000 g。又据日本药局方解说介绍，生药 500 g 约相当于 60000 个柱头，摘集的柱头在当日内阴干或低温干燥（50 ℃～60 ℃）。

【性状特征】

（1）分类：国际市场上分生晒品和加工品两种。①生晒品：又称干红花，柱头为弯曲的细丝状，暗红色，质轻松，无光泽及油润感。过去进口的有净西红花（西班牙产，铁箱装，每箱 5 kg）和人头牌净西红花（铁盒装，每盒 1 磅）等。②加工品：又称湿红花，柱头为弯曲的细丝状，红褐色，油润光泽，系将红花混入辅料加工而成。过去进口的有象牌西红花等（均为铁盒装，每盒 1 磅），因其掺杂物情况复杂，质次，不可供药用，70 年代以后不再进口。

（2）性状：根据现行辞典和标准描述，本品呈线形，三分枝，长 3 cm。暗红色，上部较宽而略扁平，顶端边缘显不整齐的齿状，内侧有一短裂隙，下端有时残留一小段黄色花柱。体轻，质松软，无油润光泽，干燥后质脆易断。气特异，微有刺激性，味微苦。

【品质标示】烘干为干红花，若再加工，使油润光泽，则为湿红花。以滋润而有光泽、色红、黄丝少者为佳。以干花品质较佳。

【临床应用】功能活血化瘀、凉血解毒、解郁安神，可用于经闭、癥瘕、月经不调、崩漏不止、产后瘀阻、温毒发斑、胸膈痞闷、惊恐恍惚等。现代用于麻疹透发不畅或合并肺炎、冠心病、囊虫病等。入汤剂 1.5～3 g，亦可单味冲泡或浸酒。

【附记】曾发现的伪品和掺伪品有：①鸡牛牌西红花（又名新式货），系用印度西萌草茵染上胶汁制成。该品呈条状，具紫红粗梗，干燥无光泽，无芳香气。②日本产日缨牌红花亦为伪品。以莲须、黄花菜切丝染色而成。样品通体均为红色，无黄色部分，置水中浸泡，呈片状或丝状，不成喇叭状，水被染成红色。③以化学纸浆做成丝状，外面包一层淀粉，经染色并加少许油质而成。该品肉眼观察与真品极相似，置水中观察，宽端扁平，顶端整齐，无波状突起，不成喇叭状，用针拨之易破碎，加碘试液呈蓝黑色。④将西红花的雄蕊染成红色掺入柱头中，或将提取过西红花苷的劣品复经染色而伪充。⑤将西红花的药丝、舌状花或菊科植物（金盏花）的舌状花染色而成的伪品。⑥菊科红花（*Carthamus tinctorius* L.）的舌状花。⑦60 年代、70 年代在进口加工品西红花中发现掺有硼砂，后又发现掺有甜味物质。⑧用玉蜀黍的柱头及花柱经染色伪制，呈疏松团块状，深红色，长 3～4 cm，微有油润光泽，置纸上可留下油渍，置放大镜下可见药柱、花丝和花药。气微臭。浸泡于水中，水面出现油滴，水被染成红色。

西青果

西青果又称藏青果、西藏青果，载《中药材手册》。为使君子科植物诃子（*Terminalia chebula* Retz.）的干燥幼果。

【产地】主产于马来西亚、印度、缅甸，多从尼泊尔进口，经西藏运销各地。我国产于云南镇康、保山、龙陵、昌宁、腾冲，广东番禹、博爱、增城，广西邕宁等地。

【采集加工】9—10 月采集未成熟的幼果，经水烫后晒干。

【性状特征】本品呈长卵形，略扁，长 1.5～3 cm，直径 0.5～1.2 cm。表面黑褐色，具有明显的纵皱纹，一端较大，另一端略小，钝尖，下部有果梗痕。质坚硬，断面褐色，有胶质样光泽，果核不明显，常有空心，小者黑褐色，无空心。气微，味苦涩，微甘。

【品质标示】以外表黑褐色、质坚硬、有胶质样光泽、果肉厚者为佳。

【临床应用】功能清热生津、利咽解毒。用治阴虚白喉、口干声哑、咽喉肿痛、心烦等症。慢性咽喉炎多用之。其清热生津、清肺开音的作用较诃子强。内服，入汤剂 3～9 g，亦可煎汤含服。

【附记】本品古本草未载，俗称西青果、藏青果，但并非橄榄科的青果。据调查最早由尼泊尔进口，经西藏运销各省。因其形略似橄榄科青果，故名西青果或藏青果。

肉豆蔻

肉豆蔻，又称迦拘勒（《开宝本草》）、肉果（《本草纲目》）、顶头肉、玉果（《全国中草药汇编》）。《名医别录》列为上品。为肉豆蔻科植物肉豆蔻（*Myristica fragrans* Houtt.）除去假种皮及种皮的种仁。有的著作曾将其列入温里药，现多列为收涩药。

【产地】原产于印度尼西亚的马普加岛。现爪哇、马来西亚的槟榔屿、东印度、斯里兰卡、西印度群岛等地有分布。多从印度尼西亚、新加坡进口。我国海南、广西、云南、广东等地有引种栽培。

【采集加工】分两期采收，第一期 4—6 月，第二期 11—12 月。采收成熟果实，割开果皮，剥下假种皮，再破壳状种皮，将种仁放入石灰乳中浸一天，然后以 45 ℃低温慢慢烘干，经常翻动，或不浸石灰乳而直接烘干。（本品定植后 6～7 年才开花结果，10 年后产量增多，25 年才达盛果期。不过结果期可达 60～70 年。）

【性状特征】呈卵圆形或椭圆形，长 2～3 cm，直径 1.5～2.5 cm，表面灰棕色或灰黄色，有时外被白粉（石灰粉末）。全体有浅色纵行沟纹及不规则网状沟纹。种脐位于宽端，呈浅色圆形突起，合点呈暗色凹陷。种脊呈纵沟状，连接两端。质坚，断面显棕黄色相杂的大理石花纹，宽端可见干燥皱缩的胚，富油性。气香浓烈，味辛。

【品质标示】以个大、体重、质坚实、表面光滑，破裂后油性足、香气浓、味辛辣、花纹明显者为佳。

本品多系进口。新加坡、香港为集散地。国际市场规格定为 60 粒、80 粒、110 粒、160 粒（一磅），也有混装（即所谓 A、B、C、D 装），我国进口的以 110 粒规格为主。此外，也有皱果、臭仁质地均差，我国不进口。商品中有圆形的称雌玉果，长形的称雄玉果。越南还有带种皮的商品称"长壳玉果"。混装的叫"原玉果"，经由香港加工后分玉果面，其表面沟纹少，质优；顶玉果，长圆形，二头尖，表面沟纹多；还有上玉果、中玉果等名称。

过去商品表面多附有石灰，主要防虫，但也有以石灰掩盖虫眼的。近来商品多未用石灰浸。

【临床应用】功能温中行气、涩肠止泻。用于脾胃虚寒、久泻不止、脘腹胀痛、食少呕吐、宿食不消等症。现代常用于治慢性结肠炎、肠结核、消化不良等病症。入汤剂 1.5～6 g，入丸散每次 1.5～3 g，温中止泻宜用煨豆蔻。

【附记】

（1）混伪品：为长形肉豆蔻，乃同科同属植物（*Myristica* SP.）除去假种皮及种皮的种仁。呈长椭圆形，个较大，长 3～4 cm，直径 1.5～2.5 cm。表面灰褐色，全体有浅色纵沟纹及不规则网纹。富油性，气香浓烈，味辛。

（2）肉豆蔻衣：为肉豆蔻的假种皮，又称玉果花、肉果花。橙红色，长 2.5～3 cm，厚约 1 mm，下部联合，上部裂成数瓣。商品多已压扁，肉质柔软，有芳香气。多作香料，有祛风功效。

沉　香

沉香又称蜜香、栈香、沉水香、奇南香、琪王南、伽南香。以其心材含黑色树脂，质重而能沉于水，且有香气而得名。为珍贵药材之一。始载于《名医别录》且列为上品。进口沉香来源于瑞香科植物沉香（*Aquilaria agallocha* Roxb.）含树脂的木材。《中药大辞典》所载来源为沉香和白木香两种，但现行药典仅载瑞香科植物白木香［*Aquilaria sinensis*（Lour.）Gilg］含树脂的木材一种。

【产地】

（1）沉香：主产地为印度尼西亚、马来西亚、越南、柬埔寨，我国海南、台湾有分布。

（2）白木香：主产于海南万宁、三亚、东方、保亭、陵水，广东电白、茂名，广西陆川、博白。

【采集加工】多于 7—10 月采收，种植 10 年以上，树高 10 m，胸径 15 cm 以上者取香质量较好。但木材通常不含树脂，只在受伤或腐朽时才开始分泌树脂。结香的方法：在树干上凿一至多个宽 2 cm、长 5～10 cm、深 5～10 cm 的长方形或圆形洞，用泥土封闭，让其结香；在树干的同一侧，从上到下每隔 40～50 cm 开一宽为 1 cm，长和宽均为树干径 1/2 的洞，用特制的菌种塞满小洞后，用塑料薄膜包扎封口。当上下伤口都结香而相连接时，整株砍下采香，将采下的香，用刀剔除无脂及腐烂部分，阴干。

【性状特征】

（1）沉香：呈不规则片状，有的呈圆柱状、棒状或盔帽状。通常长 10～15 cm，宽 2～6 cm。表面凹凸不平，常见刀痕、沟槽或空洞。表面褐色，常有黑色、黄色与棕褐相间的斑纹，稍具光泽，木理粗糙，纵纹明显。入水下沉、半沉水或浮水。质较坚实，难折断，断面纤维状，灰褐色。有特殊香气，燃烧时香气更浓，有油渗出，味微苦。

（2）白木香：呈不规则块状、片状及小碎块状，有的呈盔帽状，大小不一。表面凹凸不平，淡黄白色，有黑褐色树脂与黄白色木部相间的斑纹，并有刀削痕，偶见孔洞，孔洞及凹窝表面多呈朽木状。质较坚硬，不易折断，断面呈刺状，棕色，有特殊香气，味苦。燃烧时有油渗出，发浓烟。

【品质标示】过去，商品沉香的规格极为复杂，有 20 多种规格。新中国成立初期，沉香分为以下 4 种规格：一号香，质沉重，香浓油足，味苦；二号香，质坚实，香浓油足，味苦；三号香，质轻松，香味亦佳，味苦；四号香，质浮松，香味淡薄，味苦淡。以后又分为新州香与会安香。印尼产者习称新州香，越南产者习称会安香。1960 年以后，多由印尼和越南进口，柬埔寨进口少量，商品都分一、二、三级或一、二、三等，或 A、B、C 级。印尼、越南、柬埔寨沉香在外观性状上区分如下。①印尼沉香：表面稍平坦，纵纹明显。质坚实，气苦香，燃之香气清幽。②越南沉香：多数表面现蜂窝状的孔洞，凹凸不平，刀痕明显。质较坚实，燃之气甚佳。③柬埔寨沉香：类似越南沉香，但表面蜂窝状孔洞更多。质松易折断。

20 世纪 80 年代，绝大部分是由香港转口的印尼沉香，偶有沙捞越沉香和婆罗州沉香进口，外观和印尼产者相似，部分药师认为香气稍异，与习用印尼、越南沉香不同，80 年代末尚发现过进口伽南香的样品。据文献记载，伽南香为沉香的一种，质较优，经检验，其组织特征、薄层鉴别均与沉香同。醇（95％）溶性浸出物较高，价格较沉香高 10 倍。所谓伽南香、伽罗（出梵语、为黑的意思），为沉香经加工雕琢，去芜存菁，呈玲珑剔透的木段，富油性。亦即取沉香中油性（树脂）足、体质重而性糯的木材条块，削去其含油少而色淡的部分即得。

国产沉香分四级。一级：黑褐色，油润，身结体重，无轻浮枯朽木，含油分占80％以上；二级：黑棕色或黑褐色，含油分占60％以上；三级：灰棕色或棕红色，含油分占40％以上；四级：体质较疏松轻浮，含油分占25％以上。

进口沉香品规较复杂，如伽南香、落水沉、特等至四等沉香。①伽南香：质坚油性足，锉成粉能捻成团块而柔软不散，质最佳；②落水沉：质重油足，能沉于水底；③其余依含油量分等。有的按形态命名，形似假山状者名沉香山，盔帽状者名大、中、小盔沉，节段状者名大、中、小节沉等。此外，尚有沉香角、毛香及速香等。但现已基本不分规格。总以含树脂多、香气浓、味苦者为佳。

【临床应用】《本经逢原》云："沉水香专于化气，诸气郁结不伸者宜之。"现代界定的功效为：行气止痛、温中止呕、纳气平喘。用于寒凝气滞、胸腹胀闷疼痛、胃寒呕吐、呃逆、肾虚气逆喘急，以及痧胀、脚气肿痛等症。现代常用于神经性呕吐、膈肌痉挛、支气管哮喘等病症。但气虚下陷或阴虚火旺者不宜用。孕妇忌用。儿童慎用。用量：入汤剂1.5～4.5 g，宜后下；现多研粉冲服，亦可用原药材磨汁服，或入丸、散用。不宜超量、持续服用。使用中偶见过敏反应，大剂量使用可见恶心、呕吐、腹痛、腹泻等中毒症状。

【附记】混伪品时有所见：①有用樟科植物樟树经多年水浸腐朽船底板的朽木伪充者，称为"甲沉香"，呈朽木状，有腐木气；②用苦槛蓝科植物近似苦槛蓝的木材伪充，称为"苦槛蓝"，燃烧时香气弱；③用其他木材伪制，但无树脂状物，气弱，味淡。

芦　荟

芦荟又称卢会、讷会、象胆、奴会、劳伟，载《药性论》，亦说《本草蒙筌》。为百合科植物库拉索芦荟（*Aloe barbadensis* Miller）和好望角芦荟（*Aloe ferox* Miller）或同属近缘植物的叶汁经浓缩的干燥物。前者习称老芦荟，后者习称新芦荟。

【产地】库拉索芦荟主产于南美洲北岸附近的库拉索、阿律巴、博尔内等小岛，通称库拉索芦荟或老芦荟。好望角芦荟主产于南非联邦，通称好望角芦荟或新芦荟。

【采集加工】种植 2～3 年后即可采收，于 8—9 月将中下部生长良好的叶片分批采收。将采收的鲜叶片切口向下直放于盛器中，取其流出的液汁干燥即成；也可将叶片洗净，横切成片，加入与叶片同等量的水，煎煮 2～3 小时，过滤，将过滤液浓缩成黏糊状，倒入模型内烘干或暴晒干，即得芦荟膏。有文献记载，全年皆可采收，割取叶片，排列在木槽两侧，使叶汁经木槽流入容器，然后放入铜锅中加热蒸发成稠膏状，倾入容器中，逐渐冷却凝固（老芦荟）；或将叶片排叠在垫有羊皮或厚布的地穴周围，使液汁流入其中，然后入铁锅中用猛火蒸至稠膏状，倾入容器中，迅速冷却凝固（新芦荟）。

【性状特征】

（1）老芦荟：呈不规则的块状，常破裂为多角形，大小不一，表面呈暗红褐色或深褐色，不显光泽。体轻，质硬，不易破碎。断面粗糙或显麻纹，富吸湿性，有特殊臭气。味极苦。

（2）新芦荟：表面暗褐色，略呈绿色，有光泽。体轻，质松，易碎，断面玻璃样且有层纹。

【品质标示】我国进口的芦荟历来分为老芦荟和新芦荟，经验认为老芦荟质量好，新芦荟次之。前者价高，后者价低。现在国内用药常不加区别。国际市场因老芦荟呈红褐色或深褐色，又称肝色芦荟。质量以气味浓，溶于水中，无杂质及泥沙者为佳。

【临床应用】本品多被列为泻下药中的攻下药。功能泻下通便，清热凉肝，杀虫。用于热结便秘、烦躁失眠、肝火头痛、目赤、惊风、抽搐、小儿疳积、蛔虫病、顽癣及痔瘘肿胀等症。对热结便秘兼心肝火旺、烦躁失眠者尤宜。亦可用于习惯性便秘。有较强的抑杀皮肤真菌的作用。如用于缓下，一般仅用 0.3～0.6 g；用于峻下，一般用 0.6～1.5 g。内服多入丸、散用，或研粉装入胶囊服，不入汤剂。外用适量，用治癣疮。

内服过量可刺激胃肠黏膜，引起消化道一系列毒性反应，如恶心呕吐、剧烈的腹痛腹泻、里急后重、出血性胃肠炎；并可损害肾脏，出现少尿等；孕妇服用可致出血流产；以及过敏性休克、接触性皮炎等。年老体弱、脾胃虚寒、食少便溏及腹痛、便血、溃疡、痔疮患者禁用。儿童慎用。内服最大用量不超过 5 g。

豆　蔻

豆蔻又称多骨、圆豆蔻、白蔻、紫豆蔻。许多典籍中记为白豆蔻。《新修本草》即以白豆蔻为名始载："白豆蔻，出伽古罗国，呼为多骨，形如芭蕉，叶似杜若，长八九尺，冬夏不凋，花浅黄色，子作朵如葡萄，其子初出微青，熟则变白，七月采。"原以种子入药，在未使用前须留存于蒴果中。《名医别录》中以"豆蔻"为名列为上品。现多用成熟蒴果。来源于姜科植物白豆蔻（*Amomum kravanh* Pierre ex Gagnep.）及爪哇白豆蔻（*Amomum compactum* Soland ex Maton）的干燥成熟蒴果。按产地不同分为原豆蔻和印尼白蔻。

【产地】

（1）原豆蔻：主产于泰国，柬埔寨与泰越边界地区亦产。我国广东、云南有引种栽培。

（2）印尼白蔻：又称爪哇白豆蔻，主产于印度尼西亚的爪哇，以中爪哇产量多，其次苏门答腊、加里曼丹也产少量，且多为野生。我国海南、云南有栽培。

【采集加工】多于7—8月间果实即将成熟但未开裂时采集果穗，去净残留的花被和果柄后晒干，或再用硫黄熏制漂白，使果实成黄白色。

【性状特征】

（1）原豆蔻：呈类球形，直径 1.2～1.8 cm。表面黄白色至淡黄棕色，有三条较深的纵向槽纹，顶端突起的柱基，基部有凹下的果柄痕，两端均具有浅棕色绒毛。果皮体轻质脆，易纵向裂开，内分三室，每室含种子约 10 粒。种子呈不规则多面体，背面略隆，直径 3～4 mm。表面暗棕色，有皱纹，并被有残留的假种皮。气芳香，味辛凉略似樟脑。

（2）印尼白蔻：类似原豆蔻，个略小，长 0.8～1.2 cm，直径 0.7～1.2 cm。表面黄白色，有的显乳白色、类白色或微显紫棕色，果皮较薄。种子瘦瘪，气味较弱。

【品质标示】过去香港市场上，分原豆蔻、十开蔻、加大蔻（三十二蔻）、大拣蔻、统蔻仁、漂白豆蔻、豆蔻皮、豆蔻花及枫蔻（系指原装豆蔻中体轻瘪瘦，带壳的小粒，经风车扬出的次品）。目前进口的习用商品主要有 2 种，原装豆蔻（即原豆蔻，产于泰国及柬埔寨）和白蔻（即印尼白蔻，产印度尼西亚）。1972 年，曾进口一批泰国小豆蔻（因产于泰国宋卡地区，故商品称宋卡蔻），其外形近似泰国原豆蔻，但体小，蒴果直径 0.8～1.2 cm，表面白色，光滑，无隆起的纵向条纹。质较松，多瘦瘪，果皮薄，易裂开。种子为不规则多面体，直径 1～2 mm，灰棕色。香气浓，不具原豆蔻的特殊辛凉味。经验认为与习用品不同，不宜在我国销售。

质量以粒大、完整、饱满、果皮薄而色洁白、气味浓者为佳。

【临床应用】本品类属芳香化湿药，功能化湿行气，温中止呕，开胃消食。用于湿阻气滞、脾胃不和所致的脘腹胀满、不思饮食；湿温初起、湿浊郁遏所致身热不扬、胸闷不饥、寒湿呕逆、妊娠呕吐、噎膈呕逆、食积不消、醉酒等。无论湿邪内阻、脾失健运，或外感时令之湿邪，湿与热合，胶结不解，均可配伍用之。急性胃炎、胃溃疡、慢性细菌性痢疾、慢性结肠炎、急性或慢性肾盂肾炎、慢性肾衰竭等配伍用之。入汤剂用量 3～6 g，应后下入煎，不宜久煎。以入丸、散用为宜。

长期大量使用，可引起口腔溃疡、咽喉红肿疼痛、腹痛、便秘等反应。胃热上火之习惯性便秘、皮肤瘙痒症或皮肤溃疡、上呼吸道感染者禁用。阴虚血燥者忌用或慎用。本品以研粉待诸药煎好，趁沸冲服为妙。

在 20 世纪 90 年代以前，多数地区多将白豆蔻和蔻壳分别入药，但近 10 年来多带壳使用。其实白豆蔻壳温性较弱，作用亦较弱，主要用于湿阻气滞之胸脘胀闷，食欲不佳。

【附记】有以下类似品和混淆品。①宋卡豆蔻：主产于泰国，形似泰国白豆蔻，但体较小，表面无三条纵向纹，果实瘦瘪，种子无白豆蔻的辛凉味。②小豆蔻：呈长卵形，两端尖，具三钝棱，每室种子 5～9 粒。气芳香，味辣、苦。多用作调料及化工原料。③桂白蔻：又称"上白蔻"，表面土黄色至淡棕色，味辣而苦，有类似草果的不愉快香气。

苏合香

苏合香又称帝膏、苏合油、苏合香油、帝油流。载《神农本草经集注》。为金缕梅科植物苏合香树（*Liquidambar orientalis* Mill.）的树干渗出的香树脂，经加工精制而成。

【产地】原产于小亚细亚南部，如土耳其、叙利亚、埃及等国。现我国广西、云南等地有引种生产。

【采集加工】初夏将树皮割裂，深达木部，使分泌香脂，浸润皮部，至秋季剥下树皮，榨取香脂；残渣加水煮后再榨，除杂质和水分，即为苏合香的初制品（普通苏合香）。如再将此种初制品溶解于乙醇中，过滤，蒸去乙醇，则成精制苏合香，宜置阴凉处，防止走失香气。

【性状特征】为半流动性的浓稠液体。棕黄色或暗棕色，半透明。质黏稠，挑起呈胶样，连绵不断，体重，入水则沉。气芳香，味略苦、辣，嚼之黏牙。本品在 90% 乙醇、二硫化碳、氯仿或冰醋酸中溶解，在乙醚中微溶。

【品质标示】以黏稠似饴糖、质细腻、黄白色、半透明、挑之成丝、无杂质、气香者为宜。

国际市场上苏合香有 2 种商品：一种为天然苏合香，是灰黄色至灰棕色黏稠的半流体，具浓郁的香气；另一种为精制的苏合香（商品为苏合香胶，自英国、法国进口），是棕黄色至暗棕色半透明胶状半流体，具吐鲁脂样的愉快香气，其质量符合英国、美国药典的规定。过去中药习用的苏合香，我国商品名为苏合油，多从新加坡及香港经中间商辗转进入国内，为灰棕色至深棕色不透明黏稠的半固体团块，内有蜡样颗粒性物质，贮于水中，加热则软化融熔，具特有的不快臭气，其总香脂酸含量极低，甚至不到 1%。并含松香等杂质，与古代本草描述不同，与英国、美国药典的质量标准比较，差别也很大。经历代文献考证，该品自宋朝以来，就有混伪情况，并认伪为真，沿袭误用。为了提高药品质量，国家有关部委确定自 1974 年起，进口苏合香改为订购英国药典规格的精制苏合香，不再进口过去中药习用的苏合油。

【临床应用】本品功能开窍辟秽、开郁豁痰、行气止痛。多用于中风、痰厥、气厥之寒闭证，见猝然昏倒、不省人事者；亦多用于痰浊血瘀、寒凝气滞之胸脘痞满、冷痛、卒心痛，或中恶客忤、胸腹满痛或时疫霍乱、腹满胸痞者。现代多用于冠心病、心绞痛、胆道蛔虫症、过敏性皮炎、冻疮、三叉神经痛、间质性肺炎、重度输液反应、呃逆、腹痛、胁痛、阴缩痛等症。内服入丸、散，每次 0.3～1 g，不入煎剂。外用适量，溶于乙醇涂敷。超量、久服可致真气走散、阴液亏虚、加重病情。气虚食少、阴虚火旺者忌用。孕妇、儿童忌用。

【附记】根据国外文献记载，一般认为苏合香来源于金缕梅科植物苏合香树（*Liquidambar orientalis* Mill.）因受伤而渗出的一种香树脂，这主要是指符合各国药典收载的流动苏合香和精制苏合香，这种苏合香具有浓郁的吐鲁脂样香气，也符合我国古代本草确认的正品。但过去中药所习用的苏合香（我国商品名苏合油），其性状和质量均与上述品种不同，可能误用已久，其植物来源未查明。根据 Stuart 记载 Liquidambar altingiana 是从爪哇的一种叫作 Rassamala 的树上得到的一种树脂，与来自小亚细亚的 L. orientalis 的树脂不同，中国文献记载的苏合国可能系指苏门答腊而言，据此可推测，供应给中国的苏合香商品是不稳定的，可能既有 L. altingiana，又有 L. orientalis 这 2 种产物。而来源于 L. orientalis 的苏合香才是符合古代文献的苏合香正品。

胖大海

胖大海又称大海、大海子、大洞果、安南子、通大海、新州子、暹逻子，载《本草纲目拾遗》。为梧桐科植物胖大海（*Sterculia lychnophora* Hance）的干燥成熟种子。

【产地】分布于越南、印度、马来西亚、泰国及印度尼西亚等地。我国广东、湛江、海南、广西东兴、云南西双版纳等地有栽种。进口商品多来自泰国。

【采集加工】4—6 月采摘成熟蓇葖果，取出种子晒干。采收时，因树高不坚实，不能上树去采，只能砍倒树后，收取大海子，伐后生出新枝成树，3 年后结果，故 1 年收取后，往往有 2 年欠收。另外，因胖大海外种皮遇水即膨胀发芽，故果熟时要及时采收。

【性状特征】呈纺锤形或椭圆形，似干橄榄，长 2～3 cm，直径 1～1.5 cm。先端钝圆，基部略尖而歪，具浅色的圆形种脐，表面棕色或暗棕色，微有光泽，具不规则的干缩皱纹。外层种皮极薄，质脆，易脱落。中层种皮较厚，黑褐色，质松易碎，遇水膨胀成海绵状，断面可见散在的树脂状小点。内层种皮可与中层种皮剥离，稍革质，内有 2 片广卵形的肥厚胚乳。子叶 2 枚，菲薄，紧贴于胚乳内侧，与胚乳等大。气微，味淡，嚼之有黏性。

【品质标示】以身干、个大、坚实、淡黄棕色或棕红色、表面皱纹细、有光泽、不破裂者为佳。

过去的商品规格有：新加坡、马来半岛所产者称新州子，质最优，颗粒大而体坚实，长椭圆形，果蒂略歪，外皮皱纹细密，色棕黄微带青；泰国产者称暹逻子，稍次，色棕黄稍黑，颗粒略小，体质较轻，其皱纹较为粗疏；越南产者称安南子，又次之，颗粒小，多团圆形，外皮粗松，色黑褐，因松易碎，故多破口。70年代后期，进口商品中有圆形的圆粒苹婆混入，多的可达30%以上，我国不作药用。

另外，胖大海的发霉情况极为严重，外表通常不易检出，必须切开后检查。霉变的竟在40%以上。其原因：多为当地商人将未晒至足干的胖大海包装运输所致。

大海子新货棕红，近枣红色，光亮，三年存货少显棕黑色，大部分为褐色，无光亮。

【临床应用】功能清宣肺气、利咽解毒、润肠通便。用于肺热声哑、干咳无痰、咽喉干痛、热结便秘、头痛目赤等症。对痰热受阻、肺气郁闭之证尤宜。现代用于治疗感冒、急性支气管炎、急慢性咽喉炎、急性扁桃体炎、眼结膜炎、牙周炎、龋齿疼痛等病症。入汤剂或开水泡，4.5～9 g或2～4枚，大剂量可用至10枚；入散剂，用量减半。脾胃虚寒、泄泻者慎用。孕妇慎用。

【附记】我国近代一些中药书刊及1977年编写的《进口药材质量暂行标准》均将本品之植物来源定为（*Sterculia scaphigera* Wall.），实为误用。根据文献记载及解剖观察，*Sterculia scaphigera* Wall.（暂定名为圆粒苹婆）的种子，为类球形，长1.8～2.5 cm，直径1.6～2.2 cm，表面皱纹较密，浸水中膨胀较慢，仅能达原体积的2倍，无胚乳，二片子叶肥厚，与胖大海完全不同。进口胖大海的植物来源应为 *Sterculia lychnophora* Hance。此植物始载于 Journal of Botany（1876），后转载于《印度支那植物志》，并注明为中国人购买其种子。

羚羊角

羚羊角又称赛加羚羊角、羚角。《神农本草经》列为中品。为牛科动物赛加羚羊（*Saiga tatarica* Linnaeus）的角。

【产地】大部分从俄罗斯等地进口。我国新疆北部地区有产。

【采集加工】全年均可捕捉，一般于8—10月猎取者色泽最好。冬季猎取者因受霜雪侵袭，角质变粗糙，发生裂隙，品质较次。捕捉后，将角从基部锯下，洗净，晒干。削成薄片，或磨成粉末备用。

【性状特征】呈长圆锥形，略呈弓形弯曲，长 15～33 cm，白色或黄白色，基部稍呈青灰色。嫩枝透视有"血丝"或紫黑色斑纹。通体光润如玉，无裂纹，老枝则有细纵裂纹。除尖端部分外，有 10～16 个隆起环脊，间距约 2 cm，用手握之，四指正好嵌入凹处。角的基部横截面圆形，直径 3～4 cm，内有坚硬质重的角柱，通称"骨塞"。骨塞均占全角的 1/2 或 1/3，表面有突起的纵棱，与外面角鞘内凹沟紧密嵌合，从横截面观，其接合部呈锯齿状。除去"骨塞"后，角的下半段成空洞，全角呈半透明，对光透视，上半段中央有一条隐约可辨的细孔道直通角尖，习称"通天眼"。质坚硬，难折断。气无、味淡。

【品质标示】羚羊角均以质嫩、色白、光润、有血丝裂纹者为佳。

羚羊角过去分大枝羚羊角（即赛加羚羊）和小枝羚羊角（又称青条羚羊）两类。

（1）大枝羚羊角：过去多从苏联进口，现由香港转口，分羚羊角与羚羊肉（即除去骨塞的羚羊角）两种规格。1979 年后，进口商品多为统庄羚羊角（其中一等少见，二等占 50％～60％，三等占 20％～30％，四等占 10％～18％，等外不到 5％）。进口后，国内挑拣分为一、二、三、四及等外 5 个等级。

一等：一般枝条短小、质嫩、通体红润，光洁如玉，无裂纹，基部无青茬。透视有"血丝"，通天眼可见。

二等：质嫩，通体红润，角尖稍有裂纹，基部无青茬，透视有"血丝"，"通天眼"一般可见。

三等：质稍老，角质枯燥无光泽，角表面部分有裂纹，基部有青茬。

四等：质老，角表面有裂纹，枯燥无光泽，基部有青茬。同时包括轻微秃尖、破皮、弹伤等降级羚羊角。

等外：老角，角表面有深裂纹，基部有青茬。秃尖、瓣裂、弹伤严重等均属等外。

（2）小枝羚羊角：由蒙古共和国进口，多销江西，故又称"江西庄"。1987 年北京曾进口过，其动物来源不详。进口商品不分规格和等级。其外形与大枝羚羊角相似，但较短小。长 11～22 cm，青白色或黄白色，通体光润，无纵裂纹，角尖多为黑色，除尖端部分外，有 10～12 个隆起环脊，隆起环脊较大枝羚羊角低，细而密，后侧面更低，往往间断或不明显。角的基部横截面略呈圆形，直径约 2 cm，骨塞较重，约占 1/2。质坚，气无，味淡。

目前，商品一般分 6 种规格。①大枝羚羊角：体长 15～24 cm 或以上，每柱有骨柱紧密顶塞，中上部透视有鲜艳血斑（俗称活血）。骨柱以上至尖端有天然直线扁形细孔（俗称通天眼），嫩角尖部无裂纹。②小枝羚羊角：体长 9～15 cm，多为嫩角。余同大枝羚羊角。③青条羚羊角：又称阴山货。角身瘦长，中下部扁圆柱形，骨柱沉香可隐现。嫩角同样有"活尖""活血"。④紫羚羊角：又称大头鬼，有短小和瘦长两种，尖端黑色甚长，占全角的 1/3～2/3。⑤老羚羊角：又称"老劈柴""倒山货"。系羚羊脱落于野外之老角。全身灰暗无光泽，骨柱多已脱落，有裂纹，间隔环节鼓起不高。⑥羚羊角片、粉：系用羚羊角镑切成的菲薄片或锉下的粉末。

【临床应用】功能平肝息风、清肝明目、凉血解毒。用于肝风内动、惊痫抽搐、筋脉拘挛；肝阳头痛眩晕，肝火目赤肿痛，以及血热出血、温病发斑、痈肿疮毒等。本品长于解痉息风，多用于各种感染性疾患导致的高热神昏抽搐及子痫等。也用于原发性血小板减少性紫癜、青光眼、高血压、脑病、血管性头痛、百日咳、口疮等。入汤剂 1～3 g，宜单煎 2 小时以上；亦常磨汁或研粉服，每次 0.3～0.6 g。

有服羚羊角粉过敏致死及肌注针剂致过敏性休克的报道。肝经无热、阴虚动风者忌用。孕妇慎用。小儿脾虚慢惊患者忌用。

【附记】混伪品较多，多为同科动物。①长尾黄羊角：呈长圆锥形而稍侧扁，角尖部显著向内弯曲。长 20～30 cm，基部直径 3～7 cm。表面黑色，有多数纵裂，中下部有斜向环脊约 8 个，一侧不明显，其间距 1.5～2 cm。基部横切面类圆形，中央有黄白色坚硬"骨塞"，边缘不呈齿状。全角不透明，无"通天眼"。②黄羊角：为牛科动物黄羊的角。呈长圆锥形而侧扁，略弓背形弯曲，角尖稍向内上弯，长约 20 cm，基部直径 3～4 cm，表面灰棕色或黄棕色，粗糙，自基部向上有微波状环脊 17～20 个，其下部间距较小，约 0.5 cm，基部横截面椭圆形，内有较大的骨塞，全角不透明，无"通天眼"。③藏羚羊角：呈长圆柱形侧扁，较直，长 50～70 cm，表面黑色或深棕色，较光滑，角的下方 2/3 处有隆起环脊 16 个，其间距相等，约 2 cm，基部横截面扁圆形，中央有黄白色坚硬"骨塞"，边缘不呈齿状，全角不透明，无"通天眼"。④羊角：通过伪制后冒充羚羊角，角呈长圆锥形，长

18～20 cm，基部直径 3～4 cm。表面黄棕色或灰褐色。中部微弯，角尖外上方弯曲呈"S"形，表面光滑，略透明，有仿制的环脊约 14 个，并可见刀削痕。环脊间距约 1 cm，尖角端约 3.5 cm，部位无环脊；基部无骨塞，呈角状。无"通天眼"。⑤山羊角：呈长圆锥形而侧扁，较直，长 10～20 cm，表面灰黑或灰白色，不透明，有轻微隆起的环脊约 10 个，间距 0.5～1 cm。基部骨塞多呈圆柱形，无锯齿状嵌合。气无、味淡。饮片为长短、宽窄不一的极薄片，全体白色，半透明，稍有光泽，偶见棕黄色条状纹理，手拉之易断。气微，味淡。⑥也有西藏小羚羊角、绵羊角、盘羊角、黄牛角、斑羚角、扭角羚羊及角类仿制品，不能混作羚羊角用。

蛤 蚧

蛤蚧又称蛤解、蛤蟹、仙蟾、大壁虎、蚧蛇。蛤蚧入药已有 2000 多年历史，远在西汉末年杨雄《方言》一书中即有记载："桂林山中，守宫大者而能鸣，谓之蛤蚧。"《雷公炮炙论》有载，《新修本草》以蛤蚧为名始载。来源于壁虎科动物蛤蚧（*Gekko gecko* linnaeus）除去内脏的干燥体。药用蛤蚧历来都是国产品，但由于用途广，连年大量捕捉，药源锐减，出现供不应求。70 年代以来，北京、天津、广州、云南等地开始从国外进口。

【产地】国内主产于广西，广东及云南也有少量生产。国外印度、中印半岛、马来西亚、印度尼西亚、越南有产。主要从越南进口。

【采集加工】5—9 月捕捉，捕获后用锤子在脑后将其击昏，翻仰固定于桌上，挖去眼球，剪开腹腔，除去内脏，用竹片撑开胸腹壁，用纱布擦干血液。然后用 2 条扁竹条将四肢平行撑起，再用长于蛤蚧全身 1/2 的扁竹条将头尾轻轻撑直，用文火烘干，将大小相同的 2 只合成 1 对，用线扎好。微火烤干。

【性状特征】蛤蚧呈扁平状，头颈部及躯干部长 9～18 cm，头颈部约占1/3，腹背部宽 6～11 cm，尾长 6～12 cm。头略呈扁三角状，两眼多凹陷成窟窿，口内有细齿，生于颚的边缘，无异型大齿。吻部半圆形，吻鳞不切鼻孔，与鼻鳞相连，上鼻鳞左右各 1 片，中间被额鳞隔开，上唇鳞 12～14 对，下唇鳞（包括额鳞）21 片。腹背部呈椭圆形，腹薄。背部呈灰黑色或银灰色，有黄白色、灰绿色或橙红色斑点散在，或密集成不显著的斑纹，脊柱骨及两侧肋骨突起。四足均具五趾；除前足第一支趾外，其余均有钩爪；趾间仅具蹼迹，足趾底有吸盘。尾细而坚实，微显骨节，与背部颜色相同，有6～7个明显的银灰色环节。全身密被圆形或多角形微有光泽的细鳞，散有紫褐疣鳞，腹部鳞片方形，镶嵌排列。气腥，味微咸。

【品质标示】进口蛤蚧分为统装货及等级货。统装货不分等级，进口后在国内再经加工，重新将2只合成1对，用纸将尾部与竹片扎紧，以防断尾，并挑拣分等出售。现在商品以尾部的粗细、长短，分为大、中、小及特大4种规格，此外尚有无尾蛤蚧。

商品以对为单位，原以雌雄为对，捆在一起，现多以1只长尾、1只短尾配对。规格有断尾、全尾2种。全尾又分特装、5装、10装、20装、30装。特装长9.5 cm以上；5装长8.5～9.49 cm；10装长8.0～8.49 cm；20装长7.5～7.99 cm，30装长7.0～7.49 cm。以体大、肥壮、尾全不破碎者为佳。

【临床应用】功能补肺益肾、纳气定喘、助阳益精。用于肺肾气虚喘乏及肺虚劳咳咯血；肾虚阳痿、遗精、小便频数、五更泄泻等症。目前临床上主要用于久病体虚、支气管哮喘、肺心病、肺结核、神经衰弱、阴囊湿疹、酒渣鼻等。入汤剂3～6 g；研粉服，每次1～2 g；亦可入丸、散或酒剂。风寒及实热喘咳者忌用。须酒酥后入药。蛤蚧尾的壮阳作用较强，用时应保留。

【附记】①进口蛤蚧比国产蛤蚧大、皮薄，背部橙红色斑点多。②混伪品多见，既有同科动物壁虎、睑虎，以及鬣蜥科动物喜山鬣蜥、蜡皮蜥、变色树蜥、马鬃蛇，尚有蝾螈科动物东方蝾螈、红瘰疣螈，另有石龙子科动物石龙子、小鲵科动物山溪鲵等的干燥体。上述伪品尽管有的形相似但较小，有的足呈鸟足状，有的形似条状，易于鉴别。

檀　香

檀香又称旃檀、白檀、黄檀、真檀、檀香木、浴香。《名医别录》列为下品。为檀香科植物檀香（*Santalum album* L.）树干的干燥心材。

【产地】主产于印度孟买、澳大利亚悉尼及印度尼西亚。我国广东、海南、云南等地有引种。

【采集加工】全年可采，采得后切小段，除去边材（制造檀香器具时，剩下的碎材亦可用）。

【性状特征】檀香为长短不一的圆柱形或稍扁的木段，有的略弯曲，一般长约 1 m，有的锯成 20～30 cm 小段，直径 10～30 cm。外表面灰黄色或黄褐色，光滑细腻，有的具疤节和纵裂，横截面呈棕黄色，具油迹；棕色年轮明显或不明显，纵向劈开纹理顺直。质坚实，不易折断。气清香，燃烧时香气更浓，味淡，嚼之稍有辛、辣感。入药多劈成细小的寸段。

【品质标示】商品分为以下 3 种。①老山檀香：多为印度产，又称白皮散枝，表面光滑，颜色显老，质嫩纹细，香气纯正带甜味。过去规格分为 4 只/100 kg（直径 35 cm），6 只/100 kg（直径 20 cm）和 10 只/100 kg（直径 10 cm）等。②新山檀香：多为印度尼西亚产，又称新山香、西香，黄色较重，表面不光滑，多有弯曲、疤节和裂隙，直径多为 10～15 cm，香气较弱，略带酸味，不分规格。③雪梨檀香：多为澳洲产，又称澳洲檀香，皮细色深（绿），枝条顺直，直径多在 5～10 cm 之间，不分规格。以上 3 种，传统经验认为：老山檀香质优良，雪梨檀香次之，新山香更次之。总的是应以体重质实、显油纹、香气浓郁而持久、烧之香气幽雅浓郁者为佳。

【临床应用】功能行气调中、散寒止痛，以善调膈上诸气、畅脾肺、利胸膈为其特点。用于寒凝气滞、胸腹冷痛、胃寒呕吐、饮食难进，以及胸痹心痛等症。现代用于冠心病心绞痛、神经性胃痛、胃及十二指肠溃疡等。入汤剂 1.5～4.5 g，宜后下；或入丸、散；或研粉冲服。用药后偶有舌麻、头晕、恶心、反胃、上腹不适、皮疹、心悸、汗多或心动过速、呼吸困难等反应。阴虚火旺、血热吐衄等出血性患者忌用。孕妇忌用。儿童慎用。不宜超量、久服。

【附记】①伪品有柏科植物扁柏的木材，形类似檀香，但材质较轻，木质纹理粗而不致密，香气微弱，烧之具柏木香气。②苏颂所讲的"紫檀"，系豆科植物紫檀的木材，紫檀属"红木"的一种，与檀香不同，应与区别。③伪制檀香，即用类似檀香的木段或块片，外表及两端涂有檀香油，闻之有檀香清香气，但木质较粗糙，横断面有明显年轮环纹，劈开后内面无檀香气，用水泡香气即消失。

槟　榔

槟榔又称仁频、宾门、宾门药钱、白槟榔、橄榄子、洗瘴丹、大腹槟榔、槟榔子、青仔、槟榔玉、榔玉、大腹子。一说为李当之《药录》所载，一说《名医别录》列为中品。为棕榈科植物槟榔（*Areca catechu* L.）的干燥成熟种子。进口槟榔通常分为槟榔粒和槟榔瓣。

【产地】国外主产于印度尼西亚、印度、马来西亚、越南、巴基斯坦、缅甸、泰国、菲律宾、柬埔寨等地；国内分布于福建、广东、广西、云南、海南、台湾等地。

【采集加工】11—12月将采下的青果煮沸4小时，烘12小时，即得榔干，3—6月采收成熟果实，晒3～4天，捶破或用刀剖开，取出种子，晒干。亦有经水煮，熏烘7～10天，待干后剥去果皮，取出种子，烘干，称为榔玉。

【性状特征】

（1）槟榔粒：呈圆锥形或扁球形，顶端钝圆，基部平宽，高1.5～3.5 cm，基部直径1.5～3.5 cm。表面淡黄棕色或淡红棕色，具稍凹下的网状沟纹，底部中心有圆形凹陷的珠孔，其旁有一浅色大形明显瘢痕状种脐，质坚硬，不易破碎，断面可见红棕色的种皮及外胚乳向内错入于类白色的内胚乳而成的大理石花纹。气微，味涩而微苦。

（2）槟榔瓣：为劈开的槟榔粒，形状不规则。

【品质标示】以个大、质坚、体重、断面色鲜艳、无霉变黑心、无虫蛀者为佳。过去，国际市场上分大白、二白、损白3种规格，现在由于国外加工方法不同（整个或切开晒干），分槟榔粒和槟榔瓣2种规格。国内市场以前曾根据虫蛀、霉变、黑心和颗粒大小均匀等情况，将上述2种规格各分为3个等级。目前，将槟榔商品分两等：一等每500 g 80个以内；二等每500 g 80个以上，兼有破碎、枯心，不超过5%，轻度虫蛀不超过3%。

【临床应用】功能驱虫消积、降气行滞、利水化湿、截疟，为治疗肠道寄生虫的广谱驱虫药。用于绦虫病、蛔虫病、蛲虫病、姜片虫病等导致的腹胀、嗜食异物、面黄肌瘦之症。还多用于食积气滞、腹胀便秘、泻痢里急后重、水肿脚气、疟疾、疝气、疮疡、湿疹等。现代常用于血吸虫病、乳糜尿、青光眼、丝虫病等。入汤剂3～10 g。驱绦虫、姜片虫30～60 g。生用力强、炒用力缓，鲜者优于陈久者。文献报道槟榔有加重支气管哮喘、帕金森综合征、消化道溃疡、胃肠或心脏病的临床症状的不良反应。过量服用可致中毒，出现消化、呼吸、心血管、神经系统一系列反应。脾虚便溏或气虚下陷者忌用。孕妇忌用。

【附记】本书所载槟榔为成熟的种子。供人口嚼的槟榔为未成熟的青果，俗称榔干，并经加工制成。二者虽均含生物碱，但其用有别。槟榔须经炮制切片、复方煎煮入药，在规定用量内使用，很少出现不良反应。口嚼槟榔，如长期刺激口腔黏膜，可致生其他病变。

进口药中，还有大腹皮、牛黄、石决明、西洋参、安息香、诃子、玳瑁、胡黄连、海马、番泻叶、熊胆、麝香等，限于篇幅，仅选述了以上 18 种，希能引起后学者对此类药物的关注。

10 黄连、木香等10种常用中药品种辨析

自然界生存的物种难以准确计数，仅植物即有几万种，被发现具有一定药用价值的也在万种以上，且尚有许多未被人们认识的物种，以及逐渐拓展引用的新兴品种和变异品种，可人们的认知总是有限的，许多差异变化是客观存在的。加之药物的商品属性，部分生产、经营、使用环节的趋利行为不可避免，故中药品种及其伪劣的辨析，是一个历史性的永恒的话题和课题。先生近年来，针对中药质量验收的复杂性总结提出了"十辨"经验，并把品种的辨识和正确引用作为特别值得注意的问题。哪怕是一些极为常用的品种，亦应引起重视，现以黄连、木香、白芷、麦冬、白芍、决明子、苦杏仁、赤小豆、五味子、山楂为例叙述之。

黄　　连

黄连又称王连、支连。始载《神经本草经》上品。李时珍释名，因其根连珠而色黄，故名，最早提出"出蜀郡黄肥坚者善"。但陶宏景也曾云："以浙江东阳、新安诸县最佳。"《新修本草》云："蜀道者粗大，味极浓苦，疗渴为最……江东者节如连珠，疗痢大善，今澧州者更胜。"《本草纲目》云："今虽吴、蜀皆有，惟以雅州、嵋州者良"；"大抵有两种，一种根粗无毛有珠，如鹰爪形而坚实，色深黄，一种无珠多毛而中虚，黄色稍淡"。依文献

分析，药材道地是有变迁的，四川为黄连的最早道地，其间对其道地的认知不尽一致，但明代后川黄连的道地地位才被重新确定。

《药典》收 3 个品种，即黄连、三角叶黄连、云连。黄连，又称川连、味连、鸡爪连，分布于湖北、湖南、四川、贵州、陕西等地。在湖北西部、四川东部、陕西南部有较大量栽培，湖南的湘西、湘南、邵阳、怀化、炎陵等地均有野生和栽培，尤以湘西、湘南资源较为丰富。三角叶黄连，商品通称雅连、峨嵋连或峨嵋家连，多栽培于四川西部地区，历史以洪雅（雅安）为集散地，故有"雅连"之名。《本草从新》称"雅州连"，现亦称"刺盖连"。云连，原系野生，自 1954 年起开始栽培，主产于云南德钦、腾冲、维西、怒江、云龙、剑川及西藏察隅等地的高山上。明代《滇南本草》云："滇连，一名云连，人多不识，生禹山（今昆钢一带）……丽江、开化（今文山）者佳。"

黄连为清热燥湿、泻火解毒的良药，对于湿热壅阻、气机不畅所致脘腹痞满、恶心呕吐、泻痢腹痛、里急后重、湿热疮毒，以及心经实火、胃火上炎、肝火犯胃、血热妄行所致的热毒火炽、高热、烦躁，甚至神昏谵语等甚为有效，以善清中焦湿热著名，饮誉国内外，国人无论男女老幼均知其名。本品性状特征如下。

（1）黄连（味连）：由多数呈簇状分枝的根茎组成，常弯曲，形如鸡爪状，全长 3～9 cm，直径 3～8 mm，表面灰黄色或黄褐色，粗糙，有不规则结节状隆起的节、须根及须根残基，有的节间稍细长，表面平滑，习称"过桥"。顶端节上残留褐色鳞叶，或残余的茎与叶柄。质硬，断面不整齐，皮部橙红色或暗棕色，木部鲜黄色、金黄色或橙红色，可见放射状纹理，中央髓部红色，有时空心。气微弱而特异，味极苦。现多切片入药。

（2）三角叶黄连（雅连）：多不分枝或有少而短的分枝，多具明显的圆柱形节间（俗称"过桥"，且较长），全长 5～10 cm，直径 3～12 mm。表面黄褐色，节间部较平坦而有纵向纹理，其余部分具有密生鳞叶，须根及叶柄残基显极度粗糙。质轻而硬，折断时易从节间处断裂，断面颜色较味连稍浅。多切片入药。

（3）云连（滇连）：较细小，多为单枝，略呈连珠状的圆柱形，弯曲呈钩状，长 2～5 cm，直径 2～4 mm。表面灰黄色，粗糙，无过桥，具有残留的鳞叶、须根痕及叶柄残基。质坚脆，易折断，断面黄棕色，较平坦，木部颜色较浅，常见中央髓腔成为空洞。气微，味极苦。多切片入药。

3 种黄连，按味连、雅连、云连分品规，并各分一等、二等。①味连一等，多聚集成簇，形如倒鸡爪或单枝，肥壮坚实，间有过桥，长不超过 2 cm，无 1.5 cm 以下碎节；二等，较瘦小，有过桥，间有碎节。②雅连一等，单枝圆柱形，条肥壮，过桥少，长不超过 2.5 cm，无碎节、毛须、焦枯；二等，较瘦小，过桥较多，间有碎节、毛须、焦枯。③云连一等，单枝圆柱形，条粗壮，质坚实，直径 0.3 cm 以上，无毛须、过桥；二等，较瘦小，间有过桥，直径 0.3 cm 以下。

对黄连的品质要求：以条粗壮、连珠形、质坚重，断面红黄色或金黄色，有菊花心者为佳。

地区习用品：

(1) 短萼黄连：福建、浙江、安徽、广西、广东等地称土黄连，简称土连，亦称土川连和米黄连，《新修本草》中所说的江东和澧州（湖南）产的黄连，即此种。本变种与原种黄连甚相似，区别在于根茎少分枝，萼片长仅 6 mm 左右（原种萼片长 9～12 mm，比花瓣长 1/5～1/3）。

(2) 峨眉野连：又称野黄连、崖黄连、崖连、凤尾连。本种的特点是根茎不分枝或较少分枝，节间短而密，结节紧缩成连珠状，叶片披针形，三全裂。分布于四川乐山地区的峨眉、峨连等县，云南昭通地区也产。

(3) 五裂黄连：根茎不分枝或少分枝，基生叶掌状五全裂，宽 5.5～11 cm。分布于云南东南部。

(4) 西藏黄连：又称印度黄连，形似云连，根茎单一，分布于西藏东南部察隅、墨脱一带。为野生种。

(5) 线萼黄连：又称草连、野连，分布于四川马边一带。为野生种。

(6) 古蔺黄连：又称串珠连、野连，与味连相近，区别是萼片线性，根茎少分枝，略呈连珠状的圆柱形，多弯曲，分布于四川古蔺一带。

(7) 五叶黄连：台湾称凤尾连，梅山黄连，矮小草本，根茎细小。分布于台湾。

还有因州黄连（日本黄连）、马尾连、唐松草等的根及根茎。

混伪品有罂粟科的血水草、毛茛科的黄三七、小檗科的鲜黄连及蕨科的金粉蕨等。

木香与川木香、土木香

1. 木香：为中医常用的芳香健胃、行气止痛药，主要用于肠胃气滞证及痢疾的里急后重，胀闷不爽者。始载于《神农本草经》，列为上品。《药典》2000 年版分别收载。木香，有蜜香、青木香、五香、南木香、广木香等名。《名医别录》谓"生永昌山谷"（今云南保山县）；《神农本草经集注》云"此即青木香，永昌不复贡，今皆从外国舶上来"；《新修本草》云："此有 2 种，当以昆仑来者为佳，出西胡来者不善（指从西亚东欧来者）。"

木香，原产于克什米尔等地，与我国喜马拉雅山、昆仑山相接壤，这意味着昆仑来者的木香是原产于国外者。《本草图经》云"今惟广州舶上有来者，他无所出"，这明显是指进口木香。《四声本草》云"形如枯骨者良"。以上说明古代木香，不止一种，但以从广州进口，形如枯骨的质量最好，即中药行业所称的广木香，原产印度，20 世纪云南省引种栽培，产品称"云木香"。国内湖北、湖南湘西与怀化，以及广东、广西、云南、西藏、四川、陕西、甘肃有分布，以云南丽江、迪庆为道地。

木香，也有番木香之称，多年生高大草本，高 1 m 左右，主根粗壮、圆柱形。云木香商品呈两头平截的圆柱状，长 7～12 cm，直径 2～3 cm，表面呈棕黄色至灰褐色，有明显的皱纹，具沟与肋条，并有侧根的残痕。质坚硬，难折断，断面稍平坦，黄棕色、暗棕色或黄白色，全体可见褐色散在油室，形成层环状、棕色，有菊花心，皮部约占半径的 1/3，老根有髓，具特异甜蜜的香气，味微苦而辛。品规分一等、二等，以身干、质坚实、油多者为佳。

过去进口的广木香，有老木香和新木香之分。老木香又称一号木香，多为破裂块状，如折断之枯骨，木心多腐朽，外表污黄褐色，断面呈灰绿色，花纹较紧密。香气浓烈。新木香又称三号木香，形似云木香，多半截扁圆柱形，顶端时呈"胡萝卜状"，外表灰褐色，具多数纵皱，断面棕色。气香而味辛。

2. 川木香：又称木香、铁杆木香、槽子木香。《中国高等植物图鉴》《中药志》《中药大辞典》等均有记载，《药典》2000 年版，将其与木香分列，并在其下收"川木香"和"灰毛川木香"2 个品种。川木香主产于四川西部阿坝、甘孜藏族自治州；灰毛川木香产于四川西部、西北部及西藏东部地区，主产地为四川的大金、小金、马尔康、松蕃、理县、茂汶、宝兴、康定、九龙、丹巴等地。茎极短或不甚明显，叶基生。

产区在采挖后，如根过长则横断为二，如较粗大则纵剖为两半，由于日照时间短，多用火烘干，故根头部往往被烧黑而发黏，俗称"糊头"。但此法对香气有损，应以晒干为宜，或用微火烘干。

根整条者称"铁杆木香"，有纵槽成半圆柱状者称"槽子木香"。完整的根为圆柱形，长10～30 cm，直径1.5～3 cm，黄棕色至暗棕色，栓皮多已除去而露出纤维网，根头偶有黑色发黏的胶状物，习称"油头"。体轻，质硬脆，易折断，断面不平坦、黄白色或黄色，有深黄色稀疏油点及裂隙，木部宽广，有放射状纹理，有的中心呈枯朽或空洞状，油室一般较云木香少，香气也较弱，味苦，嚼之黏牙。

3. 土木香：北京、河北称青木香或祁木香，又称新疆木香、藏木香，为菊科旋覆花属植物土木香的根。原为少数民族地区习用药，《药典》从2005年版起相继收载。产于新疆、甘肃、陕西、四川、山西、河北、河南等地。

干燥的根呈圆锥形或长圆锥形，稍弯曲，长5～20 cm，直径6～20 mm。外表灰黄或至深棕色，有纵皱纹及不明显的横生皮孔，上部有粗大的圆形或长形疙瘩头，顶端有凹陷的茎痕。其根头部常切成块状，边缘向外稍反卷，质坚硬，不易折断，断面不平坦，稍角质，中有黄心，四周为灰白色，有少数棕色油点。气香，味苦而灼辣。

地区习用品：越西木香类。

此类木香，据谢宗万归纳，包括越西木香、理木香、膜缘木香、菜木香、有茎菜木香、有苞菜木香、厚叶木香等7种。

因20世纪60年代初期，木香货源紧张，供不应求，为寻找木香的代用品，在四川越西一带发现了可代木香应用的川木香属中的一些种类，后来就将这些种类称之为"越西木香"（越巂木香）。其中某些品种，也产于云南西北部（大理、丽江），产于云南的习称"理木香"，故"越西木香"与"理木香"在品种上有交叉，但广义上则统称"越西木香"，其中越西木香，又称细齿缘木香。根呈类圆柱形而稍扭曲，略似鸡腿骨，长5～25 cm，直径0.5～1.5 cm。或已切成两半，表面黄棕色、暗棕色或灰棕色，有纵皱纹及纵裂沟，并有突起的侧根痕。时有焦斑，质坚实，较易折断，折断面略平坦，棕色或棕黄色，皮部与木部厚度略相等，可见棕色点状树脂腔散在，形成层环状。有不愉快的特异香气。气微甜而苦辣，嚼之黏牙。

越西木香与木香、川木香，系同科不同属品种，质量较木香稍差。

白芷与杭白芷

白芷又称芷、芳香、符蓠、泽芬、白茝、香白芷。《神农本草经》中列为上品，《本草纲目》载于草部芳草类。为中医临床常用的发表、散风、燥湿、排脓及镇痉、镇痛之药，"其气芳香，能通九窍"，为"正阳明头痛之寒邪、四时发热、祛皮肤游走之风"的要药。除内服入药外，也可外用、美容，作香料或调味辅料。香囊与熏香中多用之。

《药典》和许多本草著作均收白芷和杭白芷2种。就栽培地区而言，有杭白芷、川白芷、祁白芷、禹白芷之分。其药材基源，文献记载不尽一致，谢宗万老先生，依王年鹤、黄璐琦等人之说，认定白芷的基原植物为台湾白芷，将杭、川、祁、禹产品归并于白芷的变种，统称为白芷。

据考证，杭白芷主产于浙江杭州、余姚、临海等地；川白芷主产于四川遂宁、达县、内江，重庆等地；祁白芷主产于河北安国、定县等地；禹白芷（会白芷）主产于河南长葛、禹县等地；另有亳白芷主产于安徽亳州等地；吴白芷主产于云南昆明等地。产地不同，性状略有差异，传统经验多按两类区分：

（1）川白芷：根类圆锥形，根头多为圆形，无明显棱脊，不具四棱，长7～24 cm，直径1.5～2 cm。顶端有凹陷的茎痕及多数同心形环状纹理。表现淡棕色或灰黄色，有支根痕，散生皮孔样横向突起，皱纹较密，疙瘩丁较少，质坚硬而较轻，断面呈粉质，形成层圆形、棕色，皮部有多数棕色小点。气微香，味辛、微苦。

（2）杭白芷：根圆锥形，上部有方棱，长10～20 cm，上部直径达1.5～2.5 cm，向下渐细，顶端有凹陷的茎痕，外有横纹环绕，通体有横长的疙瘩丁及纵皱纹，外皮深灰色或灰白色（因加工时用石灰处理过）。质坚硬而重，断面粉性大，类白色，皮部散布多数棕色小点（分泌腔），木质部呈类方形，约占横断面的1/2。气清香浓厚而不浊，味辛、微苦。

禹白芷香气虽短但不暴，祁白芷香气短而带酸。总之，以杭白芷质量较好，其余几种白芷的质量均不及杭白芷。

其商品分一等、二等、三等（包括禹白芷、祁白芷及亳白芷），一等干货每千克 36 支以内，二等每千克 60 支以内，三等每千克 60 支以上。以独枝条，粗壮体重、质硬、断面色白、粉性足、香气浓者为佳。

白 芍

白芍列《神农本草经》中品，原名芍药，未分赤、白，并有将离、婪尾春等别名，传统将产于浙江者称为杭白芍，产于安徽者称毫白芍，产于四川者称川白芍或中江芍，植物来源一直认定为毛茛科芍药的根，但近年内出版的《中药饮片标准图谱》中，提出了"芍药科"的概念。

芍药与牡丹同称"花中二绝"，它在群花之中处于"一花之下，万花之上"，故名花相。原产于我国，已有 3000 多年的栽培历史，它不仅是传统观赏花卉，为我国出口的重要资源，而且又是中医临床常用药，名扬古今中外。功能养血调经、柔肝止痛、敛阴止汗。用于血虚萎黄、月经不调、头痛眩晕、胁痛、腹痛、四肢挛痛及自汗、盗汗等症，现代引申应用治疗多种疾病。

商品白芍多呈圆长条形。杭白芍平直不分歧，两端平整，大小均匀，长 10～20 cm，直径 1.5～1.8 cm。外皮棕色，深浅不等，栓皮未除尽处呈棕褐色斑痕状，较粗糙，有明显的纵皱及须根痕迹，具横向皮孔。粉性足，质坚，体重，断面灰白色或牙白色。毫白芍色白，皮较糙而不光润，有纵向刀削痕，两头时有红点。川白芍多弯曲或有疙瘩头，头粗尾细，外皮粉红色或淡黄色，光滑，无纵皱纹，皮孔和须根痕稍下陷，质坚体重，木质程度较强，不易折断，断面淡粉色、淡黄白色，有时稍带棕色，角质样。以上三者，断面均有菊花纹，其粉稍挂手。无臭，味微苦酸。

白芍均以条粗、质实、无白心或裂隙者为佳。

商品品规分白芍、杭白芍。白芍分一至四等。白芍一等，干货，呈圆柱形，直或稍弯，去净栓皮，两端整齐，表面类白色或淡红棕色。质坚实体重，断面类白色或白色。味微苦酸。长 8 cm 以上，中部直径 1.7 cm 以上。无芦头、花麻点、破皮、裂口、夹生、杂质、虫蛀、霉变。

杭白芍分一至四等。杭白芍一等，干货，呈圆柱形，条直，两端切平。表面棕红色或微黄色，质坚体重，断面米黄色，味微苦、酸，长 8 cm 以上，中部直径 2.2 cm 以上。无枯芍、芦头、栓皮、空心、杂质、虫蛀、霉变。

白芍产地加工，多经刮皮、水煮，并略加修整、晒干而成。

白芍的地方习用品：

（1）云白芍：为同科植物紫牡丹（野牡丹）、黄牡丹和狭叶牡丹的根，但此三种植物均为亚灌木，而非草本，在植物分类上属牡丹组而不属于芍药组。其根呈圆柱形，长 10～18 cm，直径 1～2.5 cm，两端常平齐，外表灰黄色至棕黄色，有明显纵纹及须根痕。质亦坚实，不易折断。断面不甚平坦，浅黄色，角质，木部亦具菊花心。气微香，味微苦酸。

（2）毛果芍药：同科植物毛果芍药的根，多呈长条形，上粗下细，两端不平整，长 10～20 cm，直径 1.5～2 cm。外表棕色，深浅不等，栓皮未除尽处呈棕褐色斑痕。质坚硬，不易折断，断面粉性足，气微，味微苦、甘。

（3）宝鸡白芍：为毛茛科毛叶草芍药，在《药材资源汇编》中有载，又称西白芍、土白芍，质量较差，现多已不用。

麦冬与山麦冬

1. 麦冬：又称麦门冬、寸冬。《神农本草经》列为上品。《本草拾遗》云："出江宁者小润，出新安（含浙江淳安西）者大白。其苗大者如鹿葱（指萱草），小者如韭叶，大小有三四种，功效相似，其子圆碧。"可见麦冬入药自唐代起即有三四种。陈藏器所云的新安"大白"，可能指杭麦冬。因《本草图经》亦云："叶青似莎草，长及尺余，四季不凋。根黄白色，有须，根作连珠形，似穬广麦颗粒，故名麦门冬。四月开淡红花如红蓼花，实碧而圆如珠。"李时珍谓："此草根似麦而有须，其叶如韭，凌冬不凋。"又谓："古人惟用野生者，后世所用多是种莳而成……浙中来者甚良。"这可说明：从明代起就以浙江栽培的"杭麦冬"为麦冬药材中的佳品。与现代以杭麦冬为麦冬的"道地药材"相合。清代吴其濬《植物名实图考》所收麦冬图，与今杭麦冬形态相符。《增订伪药条辨》载："麦门冬，出杭州笕桥者，色白有神，为最佳。安徽宁国七宝，浙江余姚出者，名花园子，肥短体重，心粗，色白带黄，略次，近时市用，以此种最多。四川出者，色呆白短实，质重性粳，亦次。湖南衡州耒阳县等处亦出，名采阳子，中匀，形似川子，亦不地道。"以上多家均认定杭麦冬是麦冬中的佳品，且是著名的"浙八味"之一，其原植物为百合科麦冬属麦冬，其药用历史已 1200 余年。现浙江集中栽培于浙东南杭州湾一带的慈溪、余姚、萧山等县，江苏亦产。生长期为 2～3 年。

药材块根呈纺锤形，或略扁，长 1.5～3 cm，中部直径 3～7 mm，表面土黄色或黄白色，半透明，有较深的不规则细纵纹，有时一端有细小中柱外露。质韧，断面类白色，中央有小圆形中柱，较韧硬，新鲜时可抽出。气微香，味微甘，嚼之有黏性。

2. 川麦冬：主产于涪江流域的绵阳、三台等地。其生长期较短，一年即可收获，产量较高。但川麦冬较麦冬略短小，嚼之黏性较差。

3. 山麦冬：江苏习称土麦冬、野韭菜，浙江天台称蓝花麦冬、韭叶麦冬，北京称鱼子兰，湖南称大寸冬、大羊胡子草，西南称猫眼草。块根呈纺锤形，长 0.6～1.4 cm，中部直径 0.4～0.7 cm，表面深黄色，半透明，有细皱纹，质硬脆，角质样。气微，味微甘，有黏性。本品也是自古代延续至今的一个品种，只是不及杭麦冬和川麦冬普及，原系地方习用品种，近两版《药典》收载，并在其下列湖北麦冬和短葶山麦冬两种。①湖北麦冬：主要栽培于湖北襄阳、谷城、老河口等地。栽培年限短、单产较高、成本低、发展快、价格较便宜，现全国 20 多个省区有栽培。其块根呈纺锤形，两端略尖，长 1.2～4 cm，中部直径 4～9 mm，表现类黄色，半透明，质硬脆，断面黄色，角质样，中柱细小。气微香，味甘，嚼之发黏。②短葶山麦冬：主产于福建泉州、仙游等地，块根略扁，呈长梭形或长圆矩形，长 1.5～4.5 cm，中部直径 4～8 mm，表面黄白色，有纵皱纹，断面类白色，略角质样，中柱较细，易折断，气微香，味微甘，易吸湿。

同属习用品尚有阔叶山麦冬、乔叶山麦冬、甘肃山麦冬，《中药大辞典》尚收有沿阶草。

混淆品可见竹叶麦冬、萱草根等。

麦冬为养阴生津、润肺清心、除烦的一味良药，对燥邪伤阴、肺热咳嗽、津伤口渴、心烦难眠、内热消渴、咽白喉等用之尤宜。

苦杏仁

苦杏仁之名，见于《临证指南》，《神农本草经》下品所列为"杏核仁"，《雷公炮炙论》用名为杏仁，《伤寒论》名为杏子，因杏仁有苦、甜之分且甜杏均不入药，故特冠以"苦"名。说明"苦杏仁"是一个较为晚出的用名。《药典》从 2000 年版以来，均界定来源于蔷薇科的山杏、西北利亚杏、东北杏或杏的干燥成熟种子，即源出 4 种。

1. 山杏：又称野杏、苦杏，主产于东北各省，以内蒙古东部、辽宁、河北产量最大。种子 1 粒，扁心形，略不对称，红棕色，具有纵行不规则皱纹。长 1.1～1.8 cm，宽 0.8～1.2 cm，厚 0.5～0.7 cm，表面黄棕色，顶端渐尖，稍不对称，基部圆形，边缘圆钝，中部扁平，切面长圆形或类长方形，味苦。含苦杏仁苷 9.96%。

2. 西北利亚杏：又称山杏，主产于辽宁辽阳、抚顺、本溪、朝阳，河北张家口、承德，以及陕西、甘肃、内蒙古等地。种子圆锥形稍扁，种仁较小，长 1～1.2 cm，不对称程度大，味苦。原本在产地作杏仁入药，现有扩大。含苦杏仁苷 11.87%。

3. 东北杏：又称辽杏、东北山杏，主产于辽宁辽阳、抚顺、本溪。种子类圆锥形，种仁小、厚，长 8～11 mm，宽 8～9 mm，厚约 6 mm。不对称，味苦。含苦杏仁苷 1.23%。

4. 杏：主产于北方各省。以辽宁辽阳、抚顺、本溪及河北张家口、内蒙古赤峰与陕西延安、吴祺、志丹等地为道地。种子呈扁心形，顶端尖，基部钝圆而厚，左右略不对称，长 1.2～2.1 cm，宽 1～1.7 cm，厚 4～8 mm，表面棕色或暗棕色，有细微的颗粒状突起。尖端的一侧有深色线形种脐，基部有一椭圆形合点，自合点处分散出多条棕色凹下的维管束脉纹，形成纵向不规则凹纹，布满种皮，种皮薄，子叶肥厚，白色，气无，加水共研，发生苯甲酸香气，味苦。含苦杏仁苷 3.66%。

苦杏仁功能降气止咳平喘、润肠通便，为益肺下气、止咳平喘的首选药。可用于多种咳喘症。

混伪品有甜杏仁、山桃仁，尚有用有机溶剂提取过的苦杏仁干燥品，用明矾水浸过的增重品。

山楂与南山楂

山楂：又称朹、檕梅、朹子、山櫨、赤爪实、棠梂子、鼠查。《新修本草》以"赤爪实"为名收载。实际上东晋时代即已用于临床。"山楂"名下，从《药典》1977 年版，即收山里红和山楂 2 种，习称为北山楂。药用果实。

1. 山里红：又称大山楂，北京称为红果、山果子，河北叫棠梂。主产于山东、河南、河北、辽宁等省。

果实呈球形或梨形，直径1～2.5 cm，外表深红色至紫红色，上面布满灰白色斑点，顶端有宿存花萼，基部有果柄残痕，果中有种子5枚。切片后多为圆形片状，多卷边或皱缩不平，直径1～2.5 cm，厚0.2～0.4 cm，外皮红色，具皱纹，有灰白色小斑点，果肉深黄色至浅棕色，中部横切片具5粒浅黄色果核，但核多脱落而中空。气微清香，味酸而微甜。除药用外，多加工成食品。其中山东栽培的方果山楂，果大，有明显的棱起，鲜重8～10 g，扁圆形，色深红，有果点，近萼部小而密。肉紧密，粉红色，近梗洼部青黄色，味酸、微甜，汁少。辽宁栽培的山楂，分为紫肉、粉肉、绿肉3个品系。紫肉品系的果肉紫红或鲜红色，质密，质佳；粉肉品系的果肉粉白色，肉质细而松软，俗称粉肉山楂；绿肉品系的果肉绿白色，酸而硬。

2. 山楂：又称山梨、山楂扣，东北地区又称山里红。多产于黑龙江、吉林、辽宁、河北、山西、陕西、内蒙古、河南等地，江苏、山东、浙江亦产。

形态与大山楂相似，仅果形较小，直径1.5 cm，内有核3～4枚。除药用外，可供生食或制山楂糕等。

3. 南山楂：又称野山楂、药山楂、湖北山楂、华中山楂、毛山楂、云南山楂、红果子、浮萍果、大红子、猴子、毛枣子、山梨、小叶山楂、牧虎刺。药用历史较短，载《江西草药手册》。《药典》未收载。《中药大辞典》列有7种，即野山楂、湖北山楂、华中山楂、辽宁山楂、甘肃山楂、毛山楂、云南山楂。其性状略有差异。

（1）野山楂：果实球形，直径0.8～1.4 cm，表面棕色至棕红色，有灰白色小斑点，并有细密皱纹，顶端有圆形凹窝状宿存花萼，基部有短果柄或果柄痕。商品多为整粒，或切成半球形或压成饼状。果肉薄，果皮常皱缩，种子5粒，土黄色。质坚硬，气微，味微酸、涩。

（2）湖北山楂：果实近球形，直径约2.5 cm，深红色，种子5粒，内面两侧平滑。商品多切成两瓣。

（3）华中山楂：果实椭圆形，直径6～7 mm，红色。

（4）辽宁山楂：果实近球形，直径1 cm，血红色，种子3粒，稀有5粒，两侧有凹痕。

（5）甘肃山楂：果实近球形，直径0.8～1 cm，表面红色或橘黄色，种子 2～3 粒，内面两侧有凹痕。

（6）毛山楂：果实近球形，直径约 0.8 mm，红色，萼裂片宿存，种子 3～5 粒，两侧有凹痕。

（7）云南山楂：果实呈扁球形，直径约 1.5 cm，表面红棕色，有稀疏褐色小斑点，种子 5 粒，内面两侧平滑，商品多纵切成两瓣。

山楂的混伪品，在南方存在，如有的以海棠果、花红、陇东海棠、台湾林禽等充山楂用。

山楂营养丰富，酸甜可口，富含维生素 C 及黄酮类成分。为消食健胃、行气消滞、活血散瘀、化浊降脂的良药。

五味子与南五味子

五味子首载《神农本草经》，因皮肉甘、酸，核中辛、苦，均有咸味，五味俱全而得名。为收敛固涩、益气生津、补肾养心的常用药，入药历史已 2000 余年，20 世纪 70 年代发现能降低谷丙转氨酶，可用于治疗慢性肝炎。

五味子又称北五味子、辽五味子、山花椒，主产于吉林、辽宁、黑龙江，河北、山西、山东、内蒙古亦产。

本品呈不规则的圆球形或扁球形，直径 5～8 mm，表面红色、紫红色或暗红色，皱缩，显油润，果肉柔软。有的表面呈黑红色或出现"白霜"。种子 1～2 粒，肾形，表面棕黄色，有光泽，种皮硬而脆，较易破碎，种仁呈钩状，黄白色，半透明，富有油性。果肉气弱，味酸，种子破碎后有香气，味辛、微苦。

商品分一等、二等。一等：表面紫红色或红褐色，皱缩，肉厚，质柔润。以色红、粒大、肉厚，有油性及光泽者为佳。

南五味子为木兰科华中五味子的果实，又称西五味子、野五味子、内风消、红铃子、吊吊香。主产于陕西、甘肃、河南等地，湖南、湖北、四川等地亦产。自古以来为药用五味子的一种。

本品呈球形或扁球形，直径 4～6（2～5）mm。表面棕红色或暗棕色，干瘪，皱缩，果肉较薄，常紧贴于种子上，无光泽，油性较小，种子 1～2 颗，肾形，表面棕黄色，种皮薄而脆。自古以来，亦为药用的一种五味子。

五味子的地区习品有多种。

（1）川五味子：又称棱枝五味子、南五味子、峨眉五味子。分布于长江以南，为翼梗五味子的果实。聚合果长 4～8 cm，小浆果球形，直径 3～5 mm，红黄色，果肉不厚，种子两粒，近半圆形或长圆状椭圆形，种皮密布小疣状突起。

（2）滇翼梗五味子：又称云南棱枝五味子。果实直径 3～6 mm，表面棕褐色。

（3）马边五味子：又称川五味子、南五味子，为毛叶五味子的果实。小浆果红黄色，种皮近光滑。分布于四川南部、湖北西部。

（4）鄂川五味子：为毛脉五味子的果实。

（5）红花五味子：又称滇五味子。小浆果红色，种皮光滑。

另外，还有同属植物披针叶五味子、金山五味子、白花球蕊五味子、滇藏五味子、绿叶五味子等，在不同地区民间作五味子用。

混伪品：忍冬科鸡树条荚蒾的果实曾混充五味子。果实呈不规则扁圆形，直径 6～10 mm，表面红色、紫红色或暗红色，皱缩，显油润，果肉柔软，种子 1 粒，类心形。果肉气酸，味酸涩。

决明与小决明

决明子：载《神农本草经》上品，药用历史已 2000 余年。为中医常用的清肝、明目、通便药，用于头痛、眩晕、目赤肿痛、视物不清、大便秘结等症。具有降压、调脂和保肝等药理作用。决明子有大、小之分，种子大者原植物为纯叶决明，小者为小决明，为与石决明相区别，有人呼为草决明。《本草纲目》指出："决明有两种，一种马蹄决明……一种茳芒决明。"《药典》2000 年版亦将其作两个独立种处理。植物分类上原一直界定为豆科植物，现有学者抛出了"云实科"之说。

1. 决明（大决明子）：植株较高大，可达 2 m。种子呈菱方形或短圆柱形，两端平行倾斜，长 3～7 mm，宽 2～4 mm，表面绿棕色或暗棕色，平滑有光泽。一端平坦，另端斜尖，背腹面各有 1 条突起的棱线，棱线两侧各有 1 条斜向对称而色较浅的线形凹纹，质坚硬，不易破碎，种皮薄，子叶 2，黄色，呈"S"形折曲重叠。气微，味微苦。以果实均匀、饱满、色绿棕者为佳。全国大部分地区有栽培，但主产地为江苏、安徽、四川。

2. 小决明：又称拉汉子。植株较小，一般不超过 1.3 m，臭味较浓。种子较小，长 3～5 mm，宽 2～2.5 mm，呈短圆柱形，棱线两侧各有 1 条宽广的浅黄棕色带，略呈菱形，且下凹不明显。气味同大决明子。分布于广东、广西、云南、福建、台湾等热带和亚热带地区。

混伪品有：①望江南的种子，呈扁圆柱形，四周有一圈薄膜包被。②刺田菁的种子，呈短圆柱形，表面黄棕色至深绿褐色，光滑，两端钝圆，中部略缢缩，种脐白色，圆形，位于腹侧中部。气微，豆腥味显著。③茳芒决明的种子，与望江南相似，唯种子稍大。

赤小豆与赤豆

赤小豆又称小豆、赤豆、红豆、红小豆、猪肝赤、杜赤豆，为药食两用之品。《神农本草经》列为中品。为除湿利水、消肿解毒、和血排脓、退黄疸的良药，属营养性利水消肿药，对水肿、脚气偏于虚者尤宜。赤小豆与赤豆均同引入药用。《药典》2000 年版将此两种豆均作为法定正品。为豆科（蝶形花科）植物。

1. 赤小豆：主产于浙江、江西、湖南、广东、广西，南方各地普遍栽培。种子呈长圆形而稍扁，长 5～8 mm，直径 3～5 mm。表面紫红色或暗红色，微有光泽或无光泽。一侧有线形突起的种脐，偏向一端，白色，约为全长的 2/3，中间凹陷成纵沟。另一侧有 1 条不明显的棱脊。质硬，不易破碎。子叶 2，乳白色。气微，味微甘，嚼之有豆腥气。

2. 赤豆：又称红饭豆、饭豆、朱赤豆，多供食用。我国东北、华北、西北、华东、中南、西南各地均有栽培。种子短圆柱形，两端较平截或钝圆，直径 4～6 mm。表面暗棕红色，有光泽，种脐白色，不甚突起，也不凹陷。亦有豆腥气。

地区习用品：木豆，种子稍圆形，一边略扁平，浅暗棕色，种脐小，位于平截一端，白色，长圆形，显著突起，质硬，不易破碎，种皮薄，内含黄色肥厚的子叶。气微、味淡。

混伪品：相思子，又称相思豆、美人豆、红豆、红漆豆、鸳鸯豆，云南称小红豆。本品有毒。干燥的种子呈卵圆形，长约 6 mm。外表色泽特异，一端为墨黑色，另一端为朱红色，形如画眉眼，种脐短小。曾有报道，误作给马食用的配料，15 头马食用后，有 8 头马死亡。

以上所析，虽为常例，多数执业者均较熟悉，但探源究委，正本清源，择其优佳者荐于临床，为药师之职。

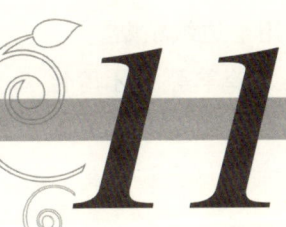

常用矿物类药材的性状特征和辨识

矿物类药材包括可供药用的天然矿物、矿物加工品及动植物的化石等，大部分是固体，极少部分是液体。

中医使用矿物药预防和治疗疾病的历史悠久，记于《五十二病方》中的即有 20 种；《山海经》中收载了 64 种；《本草纲目》中载 223 种；《中华本草》第二卷载 114 种；《中药大辞典》2006 年版载 80 种；《药典》2015 年版载 23 种。据统计，历代本草中收载的矿物药多达 370 余种，在全国第 3 次普查出的 12807 种药材资源中有矿物药 80 种，目前临床常用的矿物药为 50 种左右，如石膏、白矾、朱砂、雄黄、硫黄、自然铜、赭石、磁石、紫石英、白石英、赤石脂、寒水石、钟乳石、炉甘石、礞石、阳起石，以及龙骨、龙齿、琥珀等。

对于矿物药的研究，尽管受到了历代医药学家的重视，先后推出了较多专著，如《矿物中药与临床》《矿物药与丹药》《矿物药浅说》《矿物学分析》《中国矿物药》《中医药用矿物》《矿物药真伪图鉴及应用》等，在品种考证、性状鉴定、成分分析、加工炮制、药理、毒理、临床应用等方面进行了许多研究，取得了大量成果和较大进展。但品种混乱、名实不符、炮制不依标准、安全应用等方面仍然存在许多问题。医院中药人员注意植物、动物类药材性状鉴定较多，而对矿物类药材性状鉴别的重视却相对不够，故本书特集10 余种常用矿物类药材性状特征与辨识要点如后。

龙骨与龙齿

龙骨与龙齿，为化石类矿物药，在《神农本草经》中均列为上品。龙骨的基原，为古代哺乳动物象类、犀牛类、三趾马、鹿类及羚羊、猪、牛等的骨骼化石，由磷灰石、方解石及少量黏土矿物组成。多产于山西、内蒙古、河北、陕西、甘肃、河南、湖北、四川、云南等省区。其形态、大小、色泽等可因不同类型动物的化石及产地不同而各异。商品龙骨有 2 类，一为龙骨（又称土龙骨），一为五花龙骨。五花龙骨的基原为古代哺乳动物象类门齿的化石，其质较酥脆，出土后，露置空气中极易破碎，故常用毛边纸粘贴。

龙齿，系古代哺乳动物象类、犀牛类、三趾马及鹿类、羚羊等的牙齿化石，主含磷灰石，故又称磷钙石。主产于山西、河南、陕西三省交界黄河两岸地区，以山西产量为多。

【主要性状特征】

1. 龙骨：呈骨骼状或破碎呈不规则块状、枯骨状，大小不一。表面白色、灰白色或黄白色、淡棕黄色，多较平滑，有的具纵纹裂隙或棕色条纹和斑点。质硬，砸碎后，断面不平坦，色白、黄白或青灰，手摸有细腻感。骨关节处有许多蜂窝状小孔。吸湿性强，舔之黏舌。气微，味淡。以质硬、色白、吸湿性强、无杂质者为佳。多研成粉或煅研成粉入药。

2. 五花龙骨：呈不规则状，有的呈半圆柱状或圆柱状，长短不一，直径5～25 cm，全体呈灰白色、淡黄白色或淡黄棕色，夹有花青色、蓝灰色、红棕色深浅粗细不同的花纹，偶有不具花纹者，表面平滑，有时外层成片剥落，多具纵向小裂隙。质硬较酥脆，破断面可见宽窄不一的明显的同心层花纹，易成片剥落，手捻易碎，吸湿性强，舔之黏舌。气微，味淡。在无烟火焰中燃烧，应不发烟，无异臭，不变黑。

3. 龙齿：呈齿状或破碎成不规则的块状。完整者可分为犬齿及臼齿。犬齿呈圆锥形，先端较细或稍弯曲，长约7 cm，直径0.8～3.5 cm，先端断面常中空。臼齿呈圆柱形或方柱形，略弯曲，一端较细，长2～20 cm，直径1～9 cm，有深浅不同的沟棱。表面为青灰色或暗棕色者，习称"青龙齿"；呈白色或黄白色者，习称"白龙齿"，具棕黄色条纹及斑点，有的表面呈有光泽的珐琅质（年限浅）。质坚硬，断面粗糙，凹凸不平，外层微显纤维状层纹，层间有空隙，有时有石化的牙髓，有吸湿力。无臭，无味。

齿墩（俗称牙床），为不规则的方形，长约7 cm。表面灰白色，粗糙或光滑，在龙齿脱落处有明显痕迹。质坚硬，断面粗糙，亦有吸湿力。

在无烟火焰上燃烧，应不发烟，无异臭，不变黑。

【性能作用】

1. 龙骨：味甘、涩，性平，主入心、肝、肾、大肠经。多列入安神药或平肝息风药。功能镇心安神、平肝潜阳、收敛固涩。多用于肝阴不足、虚阳浮越所致的神志不安、惊痫、癫狂、头目眩晕、烦躁易怒、少寐多梦、耳鸣，以及遗精、滑精、遗尿、尿频、久痢、脱肛、盗汗、自汗、崩漏、带下、吐血、便血、外伤出血、疮疡不敛等。生者多用于镇惊安神、平肝潜阳，煅者多用于收敛固涩。

市售龙骨中，有的为矿石中的高岭土（$Al_2O_3 \cdot 2SiO_2 \cdot 2H_2O$），因其嵌在石块中，似膝形团块或似骨状，并由于氧化铁、氧化锰等矿物质的渗入，形成色斑，形似龙骨药材。但其吸湿性弱，不吸舌，无钙盐的理化反应。

2. 龙齿：味甘、涩，性微寒，主入心、肝经，与龙骨相较，其质地坚实，含钙较纯，镇心安神作用较好，但固涩作用不如龙骨。其伪品更多见，有已完全石化者，亦有未成化石者。

琥　珀

琥珀又称育沛、虎魄、虎珀、血琥珀、血珀、红琥珀、云珀、江珠，最早见于《山海经》，《名医别录》列为上品。为古代松科松属植物渗出的浓稠树脂，埋藏地下经年久转化而成的化石样物质。多埋藏于褐煤中、黏土中、现代沉积物中或冲积土壤中。产土层、岩层中者俗称琥珀，分布于云南、广西、河南等地；产煤层中者俗称煤珀，分布于辽宁抚顺等地。

商品过去按产地不同分为云珀、广西珀、河南珀、湖南珀、抚顺珀。同时，尚有"毛珀"和"光珀"之分。"毛珀"系天然品，未经加工，表面不光滑，药用多为本品；"光珀"为加工品，表面光滑，多作器皿，又称"器珀"。

雷敩曰："凡用须分红松脂、石珀、水珀、花珀、物象珀、翳珀、琥珀……琥珀如血色，以布拭热，吸得芥子者，真也"。

【主要性状特征】

1. 琥珀：为不规则块状、钟乳状、颗粒状或多角形，块状者大小不一；钟乳状者直径 $1 \sim 4.5$ cm，长达 7 cm。表面光滑或凹凸不平，血红色、淡黄色至淡棕色或深棕色，常相间排列；条痕白色，略透明。树脂样光泽。体较轻，质酥脆，捻之易碎。断面平滑，具玻璃样光泽。摩擦之，显电性，能吸引灯心草或薄纸片。稍有松脂气，味淡，微有涩感，嚼之沙沙有声，但无砂砾感。不溶于水，燃烧易熔，并有爆炸声，冒白烟，微有松香气。

2. 煤珀：呈不规则多角形块状或颗粒，少数呈滴乳状，大小不一。表面淡黄色、红褐色或黑棕色、黑褐色。有光泽，质坚硬，不易碎，断面有玻璃样光泽，有煤油气。味淡。

以色黄棕、明亮、断面有玻璃样光泽者为佳。

【性能作用】味甘，性平。入心、肝、膀胱经。功能镇惊安神、活血散瘀、利尿通淋、去翳明目。用于心神不安、心悸不寐、惊风、癫痫及血滞经闭、痛经、月经不调、产后血瘀腹痛、血淋、热淋、癃闭、阴囊及阴唇血肿、胸痹心痛、目生翳障等症。

混伪品：①橄榄树脂，呈不规则块状，表面淡黄色，有光泽，质硬而脆，断面平滑有玻璃样光泽；②松脂，呈不规则块状，表面淡黄色，有光泽，质硬而脆，断面有玻璃样光泽，显黏性，有浓重的松节油气；③人造琥珀，多为红棕色。

石膏与方解石

(一) 石膏

石膏又称细石、细理石、白虎，《神农本草经》列为中品。有软石膏、硬石膏之分，药用品种为硬石膏，即硫酸盐矿物硬石膏族石膏，主含含水硫酸钙（$CaSO_4 \cdot 2H_2O$），多为盐湖中化学沉积作用的产物。主产于湖北应城、安徽凤阳。山东、河南、山西、甘肃、云南、四川、贵州等省亦产。

【主要性状特征】石膏为纤维状集合体，呈长块状、板块状或不规则块状。白色、灰白色或淡黄色。有的附有青灰色或灰黄色片状杂质；有的半透明。体重，质软，硬度1.5～2.0，比重2.3，指甲可刻划成痕，纵面通常呈纵向纤维状纹理，具绢丝样光泽，条痕白色。气微，味淡。以块大、白色、半透明、纵断面纤维状、具绢丝样光泽、无杂质者为佳。含重金属不得超过百万分之十，含砷量不得超过百万分之二。大多研粉生用；少数煅用，称熟石膏。

【性能作用】味甘、辛，性大寒。入肺、胃经。功能清热泻火、除烦止渴。用于外感热病、高热烦渴、神昏谵语、发狂、发斑、肺热咳喘、中暑、胃火牙痛与头痛、口舌生疮等症。熟石膏多用于收涩、生肌、敛疮、止血，且只供外用。

(二) 方解石

方解石又称黄石，载《名医别录》，为蒙医、藏医习用药材。与单斜晶系的透明石膏，常成为石膏的混伪品，故列于石膏后述之。方解石源出碳酸盐类矿物方解石族，主含碳酸钙，属三方晶系，河北、江苏、浙江、安徽、江西、河南、湖北、湖南、广东、广西、四川、贵州等省区均有分布，产于沉积岩和变质岩中，金属矿脉中亦多有存在，而且晶体较好。

【主要性状特征】本品主要为菱面体集合体，呈斜方扁块状、斜方柱状。白色、黄白色、灰色，有的稍带浅黄色或浅红色。表面光滑、有棱。透明或不透明；具玻璃样光泽，用小刀可刻划成痕。体较重，质硬而脆，易砸碎，碎片多呈斜方形或斜长方形。气微，味淡。

【性能作用】味苦、辛，性寒。入肺、胃经。功能清热泻火、解毒。用于胸中烦热、口渴、黄疸等症。

紫石英与白石英

（一）紫石英

紫石英又称萤石、氟石、荧石，在《神农本草经》中列为上品，为卤素化合物氟化物类萤石族矿物萤石，主含氟化钙。形成于热液矿床中，或伟晶气液作用形成的矿脉中，有时也大量见于铅锌硫化物矿床中。分布于浙江武义、义乌、金华一带，甘肃、河南、湖南也是主要分布区。此外，黑龙江、辽宁、山西、山东、江苏、安徽、江西、福建、湖北、广东、四川、贵州、云南等省区亦有分布。

【主要性状特征】本品为块状或粒状集合体，呈不规则块状，具棱角。紫色或绿色，深浅不匀；条痕白色。半透明至透明，有玻璃样光泽。表面不平滑，常有裂纹。质坚脆，易击碎。气微，味淡。硬度 4.0，比重 3.2。以色紫、质坚、具玻璃样光泽、无杂石者为佳。

【性能作用】味甘、辛，性温。入心、肝、肺、肾经。功能镇心安神、温肺平喘、温肾暖宫。用于心悸、怔忡、失眠多梦、惊风、癫痫、肺寒及肺虚咳喘、宫寒不孕、崩漏带下、阳痿等症。古代常作炼丹服食用。

附：①紫水晶，为氧化物类石英族矿物石英紫色透明晶体，主含二氧化硅。呈致密块状，淡紫色或深紫色，透明而莹澈，具油脂光泽，属地方习用品。②混伪品：方解石，前已专条记叙。

（二）白石英

白石英又称石英，《神农本草经》列为下品。为氧化物类矿物石英族石英矿石，主含二氧化硅（SiO_2）。属三方晶系。完整的晶体产于岩石晶洞中；块状的常产于热液矿脉中；也是花岗岩、片麻岩、砂岩等各种岩石的重要组成部分。产于江苏、广东、湖北、福建、湖南、陕西、山西等地。

【主要性状特征】本品为六方柱状或粗粒状集合体，呈不规则块状，多具棱角而锋利。白色或淡灰白色、乳白色，有的微带黄色，表面不平坦而光滑，半透明至不透明，具脂肪样光泽。条痕白色。体重，质坚硬，可刻划玻璃成划痕。硬度 7.0，比重 2.65。气微，味淡。以色白、明洁、有光泽、无杂色、无杂质者为佳。

【性能作用】味甘、辛，性微温。入肺、肾、心经。功能温肺肾、安心神、利小便。用于虚寒咳喘、阳痿、消渴、心神不安、惊悸善忘、小便不利水肿。

阳起石与阴起石

（一）阳起石

阳起石又称透闪石、白石、石生、五精石、羊起石。《神农本草经》以"白石"之名载入，列为中品。为硅酸盐类矿物角闪石族透闪石或透闪石石棉。常产于火成岩与石灰岩或白云岩之接触带，也见于结晶质灰岩和白云岩及结晶片岩等变质岩中，主产于湖北、河南、山西、山东、河北等地，全国各省均有分布。主含含水硅酸钙镁 $[Ca_2 Mg_5 (Si_4 O_{11})_2 (OH)_2]$。属单科晶系。采挖后去净泥土，选择浅灰色或淡绿白色的纤维状或长柱状集合体入药。

【主要性状特征】本品为长柱状、针状、纤维状集合体，呈不规则块状、扁长条状或短柱状，大小不一。白色、灰白色或淡绿白色，具丝绢样光泽。体较重，质较硬脆，有的略疏松。可折断，碎断面不整齐，纵面呈纤维状或细柱状。气微，味淡。以灰白色、有光泽、质松软、无杂石者为佳。

【性能作用】味咸，性微温。入肾经。功能温肾壮阳。用于肾阳虚衰、腰膝冷痛、男子阳痿遗精、寒疝腹痛，女子宫冷不孕、崩漏、癥瘕等症。

附：阳起石并非矿物学上的阳起石，而系透闪石。透闪石和阳起石均属角闪石族矿物，但当其中含铁量以 $FeO + Fe_2 O_3$ 计小于 6% 时为透闪石，含铁量大于 6% 则为角闪石族的阳起石或其他矿物。

（二）阴起石

阴起石又称石生，为硅酸盐类矿物角闪族阳起石岩，系变质作用形成的片岩，多与阳起石相伴而生，主含含水硅酸铁镁钙 $[Ca(Mg，Fe)_5 (Si_4 O_{11})_2 (OH)_2]$。阳起石与阴起石除销售习惯不同外，名称上也有混淆，如同一样品在四川叫阳起石，湖北则叫阴起石；另一种在内蒙古、湖南叫阴起石。蒙药86、青海藏药、中国藏药等收载的阳起石为矿物药阳起石，与部标中药材收载的阴起石相同。

【主要性状特征】本品为纤维状、放射状集合体，呈不规则块状、扁条状、柱状。表面不平滑，浅灰绿色、绿色至暗绿色，具丝绢或玻璃样光泽。体重，质较硬脆，打碎后，断面呈纤维状；有的较疏松，易捻成纤维状碎粉。气微，味淡。以纤维常呈放射状、色淡绿、质软、易砸碎、无杂质为佳。

【性能作用】咸，微温。入肾经。功能温肾补阴。用于阳痿、遗精、早泄、子宫虚冷、不孕、腰膝酸软、带下白浊等症。

附：阴起石矿物来源复杂，不少地方用的是滑石片岩，一般为浅色、浅灰色、淡绿色、浅红色。以硬度低、具滑感为主要特征。表面光滑而不平坦，断面显层纹状，质软而疏松，易碎，用手捻成薄鳞片状或纤维状，黏手。以火烧之不变红而易传热。

雄黄与雌黄

（一）雄黄

雄黄又称黄食石、石黄、鸡冠石、黄金石、天阴石。《神农本草经》列为中品。为单斜晶系硫化物类矿物雄黄或由低品位雄黄矿石浮选生产的精矿粉。主含二硫化二砷（As_2S_2）。主产于湖南慈利、石门，贵州郎岱、思南等地。云南、陕西、湖北、四川等地亦产。全年均可采掘，本品在矿石中质软如泥，遇空气变硬。常与雌黄、辉锑矿等共生。

【主要性状特征】本品为块状或粒状集合体，呈不规则块状，大小不一，全体呈深红色或橙红色。表面常覆有橙黄色粉末，以手触之易被染成橙黄色。体重，质脆易碎，硬度1.5～2.0，比重3.4～3.6，断面粗糙，红色，具树脂样光泽。条痕淡橘红色，晶面有金刚石样光泽，微有特异的臭气，味淡。精矿粉为粉末状或粉末集合体，质松脆，手捏即成粉，橙黄色，无光泽。有强烈的蒜臭气，味淡。以色红、块大、质松脆、有光泽、无泥沙杂质者为佳。

根据矿石中雄黄的含量、颜色和形态，可分为以下几类：

（1）雄晶：为雄黄结晶体，色鲜红，透明如鸡冠，晶面呈金刚光泽，结构较致密，一般为短柱状、长柱状及针状体。含 As_2S_2 达99％，若在采集时棱角及晶面受损，则称为鸡冠石。

（2）明雄黄：色鲜红，透明如鸡冠，具珍珠样彩色光泽，常呈鳞片状组成的块状。性极脆，在太阳光下受热易爆裂，As_2S_2 含量在98％以上。

（3）腰黄：为橘红色，略透明，具珍珠样彩色光泽，断面为树脂状光泽，呈致密块状，含 As_2S_2 95％左右。

（4）块状雄黄：即习见的雄黄商品，为主要商品来源。本品为块状或粒状集合体，深红色或橙红色，条痕淡橘红色，晶面有金刚石样光泽。质脆，易碎，断面具树脂样光泽，微有特异的臭气，味淡。含 As_2S_2 90％以上。

（5）末状雄黄：亦为习见商品，呈粉末状或小碎块，产地又称"沙黄"或"泡黄"，质松脆，手捏即成粉，橙黄色，无光泽。含 As_2S_2 亦在90％以上。

雄晶、明雄黄、腰黄质量佳，但产量极少。

明雄黄又称腰黄，系选自雄黄中熟透者，多呈块状，颜色鲜红，半透明，有光泽如琥珀坠，质松脆，质量佳。可随身佩带作装饰品者为腰黄。

刁雄为雄黄的提炼加工品。无石性，呈大小不等的块状，色紫红，无光泽或微有肥皂样光泽。质较坚硬，砸碎之，断面树脂状，不呈结晶体，常有细孔状砂眼。微有特异的臭气。主产于贵州、四川一带。专销国外。

【性能作用】味辛、苦，性温，有大毒。入肝、胃经。功能解毒杀虫、燥湿祛痰、截疟。用于痈肿疔疮、蛇虫咬伤、虫积腹痛、癫痫、破伤风、哮喘、疟疾及疥癣、麻风等。

附：因雄黄遇热易分解，产生剧毒的三氧化二砷，故忌火煅。内服仅0.05～0.1 g，且不入汤剂，只入丸、散用，不可超量、久服。外用适量，研粉撒或调敷，或烧烟熏。外用亦不可大面积涂搽或长期持续使用。1992年后已列入毒性中药管理。

（二）雌黄

雌黄亦为单斜晶系硫化物类矿物雄黄族雌黄的矿石；或在雄黄矿中选取呈金黄色的矿石。常与雄黄共生。《神农本草经》载为中品。主含 As_2S_2。与雄黄的性状相似，但雌黄为黄色，雄黄则呈红色或橘红色。

【主要性状特征】本品呈不规则块状、薄片状或粒状，结晶体呈柱状。全体多呈柠檬黄色，表面橘黄色，具黄色条纹，有时带红色斑块。并常覆一层黄色粉末，用指甲可刻划成痕，条痕鲜黄色。体较重，质脆易碎。断面不平坦。结晶体，半透明，有树脂样光泽，略显层状，可层层剥离，解理面有珍珠光泽。微有特异蒜臭气、味淡。

【性能作用】辛、平、有毒。入肝、脾经。功能燥湿杀虫、解毒。用于疥癣、恶疮、蛇虫蜇伤、癫痫、寒痰咳喘、虫积腹痛等症。

雌黄与雄黄的区别可用火试法：取厚度为 0.2～0.3 mm 的洁净铝片，中心置供试品粉末 0.1 g，用酒精灯火焰加热，供试品因受热而发生烟雾。雄黄的烟雾浓而持久，以橙色和黄色为主；雌黄的烟雾则不及雄黄浓，以青烟、白烟为主。

朱砂与灵砂

（一）朱砂

朱砂：又称丹粟、丹砂、朱丹、赤丹、汞砂、真珠、光明砂、辰砂。《神农本草经》以丹砂为名列为中品。为三方晶系硫化物类矿物辰砂族辰砂，主含 HgS。主产于湖南、贵州、四川、广西、云南、湖北等地。

【主要性状特征】本品为粒状或块状集合体，呈颗粒状或片状。鲜红色或暗红色，有时带有铅灰色的锖色，条痕红色至褐红色，手触之不染指，具光泽。体重，质脆，片状者易破碎，块状者较坚硬，不易破碎，粉末状者有闪烁的光泽。无臭，无味。硬度为 2～2.5，比重 8.09～8.20。以色红、鲜艳、有光泽、透明、无细粉、不染手、质脆、体重、无杂石者为佳。

商品有珠宝砂（正洋尖砂）、镜面砂、豆瓣砂之分。①珠宝砂：呈细小颗粒或粉末状、鲜红色，明亮，触之不染手。②镜面砂：多呈斜方形、长条状或不规则片状，大小厚薄不等，光亮如镜。质脆，易碎。以其颜色、质地不同，又分为红镜（鲜红色、质稍松）与青镜（色发暗，质较坚）两种。③豆瓣砂：形如豆状、方圆形块状，多棱角，大小不等，赤红色，颜色发暗或呈褐色，体重质坚，不易破碎。质量较次。

【性能作用】味甘，性微寒，有毒。入心经。功能镇心安神、清热解毒。用于心火亢盛及痰热蒙闭心窍之高热、神昏、惊痫抽搐、心悸易惊、烦躁失眠，以及阴血不足之失眠、多梦、健忘、小儿惊风、诸痫、癫狂、疮疡肿毒、咽喉肿痛、口舌生疮、眼目昏暗、视物不明及霍乱吐泻、吐血等症。

附：朱砂为有毒药，用量仅 0.1～0.5 g，不入汤剂，多入丸散用。

（二）灵砂

灵砂又称二气砂、神砂、平口砂、马牙砂、人造朱砂。载《证类本草》。系用硫黄粉和水银经加工制成的结晶。含硫化汞在99.0%以上，目前贵阳、哈尔滨、广州、重庆等地均有生产，但方法各不相同。

【主要性状特征】本品为针柱状集合体，呈扁平块状，完整者呈盆状，上表面平坦，底面圆滑，或一面平坦另面粗糙，有小孔；侧面结晶呈直立针柱状，似栅状排列。红色、暗红色或紫红色，条痕红色，不透明；晶面金刚光泽。体重，质脆而软，易碎。无臭，味淡。以块状较多、断面鲜红色有光泽，疏松易碎，成针状晶柱者为佳。

【性能作用】味甘，性微寒，有毒。入心、胃经。功能祛痰降逆、安神定悸。用于头晕吐逆、反胃、小儿惊风噎膈、心悸、怔忡、失眠。

附：辰砂（灵砂）经过水飞法制成的红色粉末称为银朱。

金礞石与青礞石

（一）金礞石

金礞石又称礞金石、酥酥石、烂石。礞石载《嘉裕本草》，但古代诸家本草所载的礞石均指青礞石而言。金礞石历代本草未见记载。《药典》1963年版一部正式以"金礞石"为正名收载。为变质岩类蛭石片岩或水黑云母片岩。主产于河南、山东、河北、陕西、甘肃、广东、山西等省区。主含钾、镁、铁、铝的硅酸盐。

【主要性状特征】本品为鳞片状集合体，呈不规则块状或碎片，碎片直径0.1～0.8 cm；块状者直径2～10 cm，厚0.6～1.5 cm，无明显棱角。淡棕色、棕黄色或黄褐色，带有金黄色或银白色光泽。条痕淡棕色。质松脆，用手捻之，易碎成金黄色闪光小片。具滑腻感。气微，味淡。以块整齐、色金黄、无杂石者为佳。

【性能作用】味甘、咸，性平。入肺、心、肝经。功能坠痰下气、平肝镇惊。用于顽痰胶结、咳逆喘急、癫痫发狂、烦躁胸闷、惊风抽搐等症。老中医认为金礞石以镇惊为主，青礞石以坠痰为主。

附：金礞石是由青礞石分支独立形成，后者是黑云母及其绿泥石化蚀变产物。而把黑云母及其另蚀变产物——蛭石化黑云母或黑云母蛭石作为金礞石。

（二）青礞石

青礞石又称礞石，以礞石为名始载于《嘉裕本草》，为变质岩类黑云母片岩或绿泥石化云母碳酸盐片岩。明代以前的本草对青礞石无形状描述，有形态描述及附图始见于《本草纲目》。李时珍称："有青、白两种，以青者为佳。坚细而青黑，打开中有白星点，煅后则星黄如麸金。其无星者，不入药用。"主含铁、镁、铝、钾、钠、钙的硅酸盐及钙、镁的碳酸盐。

【主要性状特征】①黑云母片岩：鳞片状或片状集合体，呈不规则扁块状或长斜块状，无明显棱角，褐黑色或绿黑色，具玻璃样光泽。质软，易碎，硬度2～2.5，比重2.8，用指甲即可刮下碎粉末，断面呈较明显的层片状，碎粉主要为绿黑色鳞片（黑云母），有似星点样的闪光。气微，味淡。②绿泥石化云母碳酸盐片岩：片状或颗粒状集合体，呈灰色或绿灰色，夹有银色或淡黄色鳞片，具光泽。质松易碎，用指甲即可刮下粉末，粉末为灰绿色鳞片（绿泥石化云母片）和颗粒（主为碳酸盐），片状者具星点样闪光。气微，味淡。

以色青、块整、断面有亮星点、无泥及杂质者为佳。

【性能作用】与金礞石基本相似，只是临床认为青礞石坠痰下气作用较好。

附：银礞石，为云母片岩、石英片岩的矿石。主含硅酸盐。系黏土岩、粉砂岩或酸性火山岩经中级（或中低级）变质作用的产物。鳞片状集合体，呈不规则块状或片状。银灰色。断面呈较明显的层片状。气微，味淡。

寒水石与南寒水石

寒水石又称凝水石、白水石、凌水石、盐精石。《神农本草经》列为中品。当今药典等典籍将其分为南、北两种。南寒水石为碳酸盐类矿物方解石族方解石，主含碳酸钙，《中药大辞典》2006年修订版既将二者一同记入寒水石条下，又另载"方解石"。此处所记的寒水石为北寒水石，系硫酸盐类矿物硬石膏族红石膏，主含含水硫酸钙。来源中所述方解石产于河南、安徽、江苏、浙江等省，红石膏主产于内蒙古、新疆、山东等地。但《矿物药真伪图鉴及应用》一书中则列有3种，称寒水石又称君西，为藏医习用药，始载于《四部医典》；南寒水石始载于《神农本草经》；同时载有方解石。谓始载于《名医别录》，亦为蒙医、藏医习用药材。

（一）北寒水石

【主要性状特征】北寒水石为纤维状集合体，呈扁平块状或厚板状。大小不一，厚 0.5～3.5 cm。淡红色，有的为白色，条痕白色。表面凹凸不平，侧面呈纵细纹理，具丝绢光泽。质较软，指甲可刻划成痕。易砸碎，断面显直立纤维状，粉红色。气微，味淡。

【性能作用】味辛、咸，性寒。入心、胃、肾经。功能清热降火、除烦止渴。用于时行热病、壮热烦渴、水肿、尿闭、咽喉肿痛、口舌生疮、痈疽、丹毒、烫伤等症。

（二）南寒水石

南寒水石为三方晶系碳酸钙的矿石。

【主要性状特征】本品呈斜方块状、斜方板状或不规则块状，大小不等。无色、白色、黄白色或灰色。透明、半透明或不透明，表面光滑，具玻璃样光泽。质坚硬，敲之多碎成斜方体小块，断面平坦，有的断面可见棱柱状或板状不规则交互排列组成的层纹。用小刀可以刻划。硬度 3。气微，味淡。

【性能作用】与北寒水石基本相似。

附：混伪品有 2 种。①石英岩，为区域变质岩之一，由砂岩或化学硅质结晶而成，主要为矿物石英。②石灰岩（青石），为一种在海、湖盆地中生成的灰色或灰白色沉积者。

钟乳石

钟乳石原名"石钟乳"，始载于《神农本草经》，并被列为上品药，为"五石散"中第一药，在古代被用作服食的常用药。李时珍谓："石之津气，钟聚成乳，滴溜成石，故名石钟乳。"亦名钟乳、公乳、留公乳、滴乳石、黄石砂。为碳酸盐类矿物方解石族方解石。主含碳酸钙。主产于广西、广东、湖北、四川、贵州、云南、山西等地。粗如酒杯的称"钟乳石"，细如管状的称"滴乳石"。

【主要性状特征】①钟乳石：为钟乳状集合体，略成圆锥形或圆柱形，表面白色、灰白色或棕黄色，粗糙，凹凸不平。体重，质硬。硬度 3.5～4.0，比重 2.6～2.8，断面较平整，白色至浅灰白色，对光观察具有闪星状亮点，近中心有一圆孔，圆孔周围有多数浅黄色同心环层。无臭，味稍咸。②滴乳石：呈笔管状或圆柱状，中空，稍弯曲。表面平滑，乳白色或灰黄色，半透明，质硬而脆，易折断，断面具玻璃样光泽，空洞较大，有的可见环形层次。无臭，味微寒。以色白、圆柱形、有孔及光泽、多层纹者为佳。

【性能作用】味甘，性温。入肺、肾、胃经。功能温肺、助阳、平喘、制酸、通乳。用于寒哮痰喘、肺痨喘息、阳虚冷喘、腰膝冷痛、胃痛泛酸、乳汁不通等症。超量、久服易引起胃石。

附：在自然界中能形成钟乳石的矿石很多，除方解石外，尚有褐铁矿、针铁矿、硬锰矿、蛋白石等均可形成钟乳状。但传统中医所习用的，则专指方解石类矿物中的钟乳石。主要化学特征为与盐酸作用产生大量气泡，可以此与其他钟乳矿物区别。

属于矿物类的药还有很多，如毒性很强的砒石与砒霜，用于泻下的芒硝，外用于疥疮及内服治疗阳虚便秘的硫黄，等等。

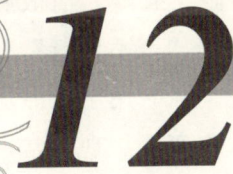

12 常用动物药中多"奇珍"

权威资料显示，世界范围内的动物有150余万种，可供药用的上千种。《中药大辞典》1977年版收药5767种，其中动物药740种，占比为12.8%以上，既有飞禽走兽、虫蛇爬行之类，也有蚌、蛤、鱼、鳖与海洋动物，更有一些血肉有情之物。有动物的全体或动物体的部分，有动物的分泌物及排泄物，还有动物的生理、病理产物；有能进入美味菜肴的山珍海味及补益食材，也有毒如蛇蝎的大毒品种，如人们较为熟悉的鹿茸、鹿鞭、龟甲、鳖甲、海龙、海马、牛黄、麝香、鸡内金，以及全蝎、蜈蚣、金钱白花蛇、蕲蛇。本篇仅简介一二。

祛风通络首推乌梢蛇

乌梢蛇，又称乌蛇、乌风蛇、剑脊蛇，因全体呈乌黑色或灰褐、黑褐色，背脊高耸似刀剑，故有上述之名，来源于游蛇科动物，属一种无毒蛇，既是药用较多的一种蛇，也是酒宴餐桌上用之较多的蛇。主含蛋白质及脂肪类成分，具有良好的祛风、通络、止痉作用，对风湿关节疼痛较重较久者；

以及中风引起的肌肤麻木、筋脉拘挛、肢体瘫痪；破伤风、麻风、风疹和疥癣瘙痒、痰核瘰疬等症有较好疗效。但引入药用，均需除去内脏，取其干燥体，并须切成3～4 cm长段，经酒酥炙后引入配方，或浸酒用，或配入丸、散服，或研粉内服。入煎剂，一般用6～12 g，研粉内服1次1.5～3 g，外用须研粉用酒调敷。

需要注意的是：①阴血亏虚，且有内热者，或因血虚生风，见皮肤瘙痒者应慎用或不用；②孕妇不宜用，儿童慎用；③已见个别患者服用后，有胃部不适、恶心、呕吐等不良反应。

通经下乳选取穿山甲

穿山甲，因身披较为坚韧的鳞甲，善于钻山打洞，喜欢穴陵而居，形态有点像鲤鱼，故既有"穿山甲"之名，又有"鲮鲤"之称，属山珍类动物，主产于广西，云南、湖南、贵州亦产。传统主要用于活血、通经、消散肿块。妇女乳汁不通时常用到本品，并常与另一种活血通经药"王不留行"等同用，俗语有"穿山甲与王不留，女人服了乳长流"之说。同时用于血滞血瘀经闭、积聚肿块、痈肿初起、关节痹阻疼痛、肢体麻木拘挛等。现代常用于瘿瘤、肿块、泌尿系结石、前列腺增生、慢性下肢溃疡久不收口、慢性肝炎、风湿性关节炎及脑血管意外等病症。

穿山甲入药仅用其鳞片，且这种鳞片必须处理干净，经晾干后用油砂炒至发泡膨胀、卷曲、色黄、质地松脆，并乘热投入醋液中淬后，烘烤干燥使用，配方、浸酒时尚需临时捣成碎块，入汤剂一般用3～6 g。研粉内服，1次只需1～1.5 g。本品虽属珍稀药物，但它并不是一味补药，更不是万能的药，其活血逐瘀的作用较强，凡气血亏虚者、痈疽已溃者应忌用。近年来已发现有致肝损伤和过敏反应的报道，如长时间用药则需监测肝功能。另外，由于本品货源紧缺，价格一路飙升，图利空间大，不法商人将其炒泡后浸入饱和的明矾液和盐液中，让其吸入明矾和盐后再晾干，以增重，谋取更大的利润。有的甚至用山羊的蹄甲炒泡后伪充。

补肺益肾活蛤蚧

蛤蚧为温肾助阳、补益精血、益肺定喘的传统名药，有类似雄激素和雌激素样作用，对肺肾虚喘，肾阳虚寒所致的阳痿、遗精，男女生殖功能低下有较好的作用。市售成药中的蛤蚧定喘胶囊、参蛤补肺胶囊、金咳息胶囊等，均以蛤蚧为主药。当代名医朱良春，曾用蛤蚧 1 对、红参 20 g、北沙参 20 g、紫河车 24 g、化橘红 12 g，共同研粉，每服 3 g，治愈了顽固性虚喘属肾不纳气者，并取名"朱氏甲方参蛤散"；同时，又用"朱氏补肾丸"（方中亦用了蛤蚧、熟地黄），治疗肾虚阳痿、滑精者，获得良效。

蛤蚧也属血肉有情之品，常雌雄成对出现，因互相应对的叫声而得名，国内主产于广西、广东，国外主产于越南，为壁虎科植物。南北朝时成书的《雷公炮炙论》中即有记载。药材多在剖杀后，除尽内脏，用竹片撑开后干燥。将雌雄捆绑成对出售，现多以 1 只长尾，1 只短尾配对。以体大、肥壮、尾全不破碎者为佳。入药应先折去竹片，除去头足，用剪刀剪成片块，用酒酥制后，再入煎剂、酒剂或丸、散，用量一般为 3～6 g，研粉服 1 次 1～2 g。需要注意的是：①咳喘如属风寒、风热或燥热、实热所致者应忌用；②传统经验认为蛤蚧尾的壮阳作用较强，用时应保留；③有用同科动物壁虎等或非同科动物蜥蜴等伪充的，购买时须去正规的大药店或医疗机构选定。

安神、明目、美容有珍珠

珍珠是国内外畅销的名贵中药材，原名真珠，药用历史悠久，且妇孺皆知。药用者有源自珍珠贝科合浦珠贝母和珠贝母（珍珠母）的病理产物，称为"天然珍珠"；有以蚌科等双壳类动物的贝壳外膜受刺激形成的珍珠，即人工养成的珍珠。其性状多按"天然珍珠""海水养珠""淡水养珠"分类记述。

1. 天然珍珠：呈类球形、卵圆形、长圆形，直径 1.5～8 mm，表面类白色、浅粉红色、浅黄绿色或浅蓝色，半透明，具有特殊美丽的光泽。质地坚硬，体重，剖开后断面有同心层纹。

2. 海水养珠：较天然珍珠圆大，但表面光泽较弱，中央常有黄色物质或砂粒等物。海水珍珠，主产于广东、广西、海南、浙江、台湾等沿海水域。

3. 淡水养珠：呈卵圆、长圆、棒形或不规则形，直径 1～6 mm，半透明，表面银白、粉红或淡黄色。淡水珍珠主产于安徽、江苏、黑龙江等水域。但其性状，可因产地不同而有所差异，加之价格差异较大，故混伪品和人为制假品较多，不是真正的内行，很难辨识。

珍珠，功在镇惊安神、明目祛翳、收敛生肌、玉肌美容。主含碳酸钙，有抑制脂褐素、清除自由基和镇静、安神、抗肿瘤等药理作用，除用于心神不宁、心悸怔忡、惊风、癫痫、目赤翳障、视物不清、疮疡肿毒溃疡久不收口外，现代更多用治眼科和口腔科疾患。以及妇女用的化妆品，如珠珍明月液、八宝眼药、马应龙眼药、珍珠八宝眼药、金牛眼药、六神丸等，以及多种玉肌养颜的霜剂。

内服药用多入丸、散，不入煎剂；单用极细粉，1次0.1～0.3 g，1日2～3次。外用亦应研成极细粉，既可外撒皮肤黏膜，更多用于点眼、吹喉。应该提醒的是：①不是因火热引起的病症不应用；②孕妇、儿童应慎用；③一定要经豆腐煮制后，研成极细粉或用水飞法制取极细粉用，否则伤脏腑，外用撒在肌肉黏膜会作疼。

全蝎虽毒有奇效

全蝎，即人们俗称的蝎子，含一种类似蛇毒的神经毒，被其蜇咬可致人死亡，故谈到和见到蝎子会令人顿生恐惧。但此种毒虫却具有息风止痉、通络止痛、攻毒散结的奇特功效，可用于急性和慢性小儿惊风、抽搐痉挛；中风引起的颜面神经瘫痪、半身不遂；破伤风、顽固性风湿关节疼痛、偏正头痛，以及疮疡、痰核瘰疬、癫痫、带状疱疹疼痛、小儿多动症、荨麻疹等病症，特别是颜面神经瘫痪和三叉神经痛，用之更多。现代药理研究亦证实其具有抗惊厥、抗癫痫、镇痛作用，以及对心血管系统的作用和抗肿瘤等作用。在许多因患偏头痛、面神经瘫痪出现口眼㖞斜等症者，患带状疱疹疼痛不已者及抽动症者，均在方中配入了全蝎，且均出现了较为满意的效果。

但全蝎有产地、捕捉时间不同，而名称、品质有差异，主产于河南者称"南全蝎"，主产于山东者称"东全蝎"，清明至谷雨捕捉者称"春蝎"，品质较佳；夏季产量较大，称"伏蝎"，质量稍差。全蝎的处方用名多见"全虫"。

因全蝎有毒，入药必须炮制，取已经盐处理过的全蝎，用20%的薄荷叶煮水，洗净盐霜，晒干或低温烘干。入汤剂可用2～5 g；亦可入丸、散；研粉吞服，1次0.5～1 g。外用应研成细粉掺或用油调涂敷。内服用量不宜过大，过大可致中毒，出现头痛、头昏、心悸、血压上升（严重时下降）、呼吸困难、发绀，或见腹痛、两腿挛急抽搐，可致呼吸中枢麻痹而死亡。故因血虚生风者应忌用，孕妇忌用，儿童应慎用。

13

龟、鹿、驴三胶的辨识和应用

龟、鹿、驴三胶，即龟甲胶、鹿角胶、驴皮胶三种名贵中药，常被许多医药消费者引为补阴、补阳、补血之用，特别是在"冬令进补"之际，更多被养生家寻觅。先生所在省区，曾有几位长者，每逢冬令时节，即以三胶配比常服，均起到了所期望的良好效果。经查询得知：鹿角胶、驴皮胶在汉代成书的药物学著作中即有收载，龟甲胶虽成名较晚，但清代康熙年间也得到了较广泛使用，说明三者的应用历史均很悠久。且其信誉度日增，其身价不断倍涨，其货源逐渐稀少，掺杂使假的情况时有发生。先生特将其简易辨识之法和品质特征及主要应用方法简介如下。

龟　胶

龟胶，《药典》正名为龟甲胶，系用乌龟的甲壳经水煎煮、浓缩制成的固体胶块。呈长方形或方形的扁块或丁状，深褐色，质硬而脆，断面光亮，对光照射时呈半透明状，气微腥，味淡。质量以断面光亮、半透明、无腥臭气者为佳。

本品主含动物胶质、角蛋白、脂肪及钙盐等成分。具有升高血细胞数量、抑制网状内皮系统的吞噬功能等药理作用。中医临床主要用于滋阴养血、止血，治疗阴虚潮热、盗汗、腰膝酸软、血虚萎黄、崩漏带下、遗精等症。肺结核、支气管扩张出血、神经衰弱、性功能障碍等属阴血虚弱者亦常用之。

但本品究为阴柔、滋腻之品，脾胃虚弱、消化吸收功能较差的人不宜用。每剂用量不宜超过 10 g，且需事先置于耐热容器内，加入少量清水，隔水蒸溶或直接置小火上加热溶化后，分次兑入药液服用，不宜直接与他药同煎。另外，感冒、咳嗽等表证未解时不宜用。

目前，市场上已发现有用其他原料加工而成的伪制品，多呈四方形块，深棕褐色，质硬不易碎断，断面多不具光泽，气微，味异，需引起警惕。

鹿　胶

鹿胶，正名鹿角胶，为鹿角经水煎熬取液、浓缩制成的固体胶块。呈方形块，长宽各 2～3 cm，厚约 0.5 cm。黄棕色或红棕色，半透明，有的一端有黄白色多孔性薄层。质脆，易碎，断面光亮，对光透视不混浊。气微，味微甜。质量以切面整齐、平滑、棕黄色、半透明、无腥臭气者为佳。

本品主含胶质、磷酸钙、碳酸钙、碳酸镁及氮化物等成分。具有增强性功能、补血等药理作用。中医临床多取其补肝肾、益精血和止血之功，用于肾阳虚弱、阳痿遗精、腰膝酸冷、虚劳瘦弱、崩漏下血、便血、尿血等症。西医所称的再生障碍性贫血、性功能减退、骨或关节结核等见肾阳虚衰者多可用之。但阴虚火旺或邪热内伏者应忌用。孕妇应慎用。内服每剂用量 3～6 g。需加水与黄酒加温溶化后，分次兑入药液中服。

市场上发现，有用其他动物的角加工出的伪制品，亦呈方片状，长 3～5 cm，厚约 0.6 cm，多为黄棕色，略透明，有的上部有黄白色泡沫层。质硬，不易碎，断面不甚光亮，需辨识之。

驴　胶

驴胶又称驴皮胶，当代《药典》和教科书等多以"阿胶"名之，传统经验认为：以用山东东阿阿井水熬制的阿胶为道地产品，且久负盛名。《药典》和其他典籍均规定要用马科动物驴的干燥皮或鲜皮，经洗刷、去毛切块等加工处理后，再加水加热煎煮、取液、浓缩，或加入适量黄酒、冰糖及豆油制成。成品呈整齐的长方形块、方形块，通常长约 8.5 cm，宽约 3.7 cm，厚约 0.7 cm 或 1.5 cm。表面棕色至黑褐色，有光泽，质硬而脆，断面褐棕色，具玻璃样光泽，碎片对光照射呈棕色半透明状。气微，味微甜。质量以色乌黑、断面光亮，无腥臭气、味甜者为佳。用杀驴后剥取的新鲜驴皮熬制的驴胶，习称"血驴胶"。主含蛋白及肽类成分，水解可产生多种氨基酸。具有促进造血、降低血黏度、抗肺损伤、增强免疫等药理作用。中医临床多用于补血止血、滋阴、润肺、安胎，治疗虚劳瘦弱、血虚萎黄、头晕、眼花、心悸、心烦不眠、肌萎无力、虚风内动、肺燥咳嗽、劳嗽咯血、吐血、尿血、便血、崩漏、妊娠胎漏等症。肺结核咯血兼有燥咳虚热者、功能性子宫出血、神经衰弱、白细胞减少、缺铁性贫血等病症多用之。入汤剂每剂多用

3～10 g，用开水或黄酒经加温溶融后兑入药液服。单用时，亦可用甜酒溶融后一并服用。但因本品性较滋腻，故脾胃虚弱、不思饮食或纳食不消、痰湿呕吐及泄泻者均不宜服；感冒、发热期间不宜用。为加强其止血作用，应用中有将阿胶片切成丁块后，用蒲黄或蛤粉炒成阿胶珠后再使用者。

阿胶的混伪品主要有 4 种：一为"新阿胶"，即用猪皮熬制所得的胶，呈方块状，表面棕褐色，对光照视不透明，断面不光亮，于水中加热溶化，液面有一层脂肪油，具肉皮汤味；二为骨胶类，即骨胶厂生产的骨胶，呈棕黄色，不透明，无光泽，表面有气泡所致的小孔洞，质坚韧，不易打碎；三为明胶类，系工业明胶或医用明胶的仿制品，棕红色或黑色，平滑、光亮，但具墨汁样臭；四系皮革厂用的各种杂皮、废皮，经煎煮熬制而成的胶，土棕色，不透明，无光泽，质软不易打碎，气异臭。

第二篇 中药临床药学与药学服务

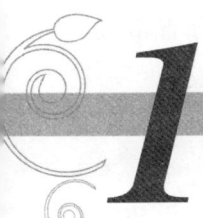

1 中药临床药学的兴起和特色优势及实践

中药临床药学的发展，时跨两个世纪 30 余年，从试点、探索到逐步被中医药界和西药学界众多有识之士认知与认同，确是来之不易。2010 年后，由于再次启动等级医院复评验收，在中医院药事管理中特别明确将中药临床药学作为重要评审内容，中药临床药学工作及其研究才得以正式起步，在较多三级中医院和部分二级中医院开始配置了专职人员。2015 年 4 月，由人民卫生出版社与全国中医药高等教育中药教育研究会、中华中医药学会医院药学分会，组织启动了全国高等学校中药临床药学专业创新教材编写，共 16 本，至目前为止已出版 6 本。2016 年 11 月 25 日，全国首批 10 家中药临床药师培训基地授牌，并拟再续建若干家培训基地，中药临床药学出现了乘势而起的生机。先生在中医院执业的几十年中，可以说见证和实践了中药临床药学的发展历程，承担过部分初期工作，故特以中药临床药学的兴起和特色优势及实践为题简叙如下。

中药临床药学的兴起

中药临床药学比我国西药临床药学的发展，可以说整整晚了 20 年，在 20 世纪 60 年代我国西药临床药学工作开始萌芽，汪国芬、陈兰英、张楠森、钱漪等先行者，于 1964 年在全国药剂学研究工作经验交流会上，首先提出在国内医院开展临床药学工作建议，1978 年明确提出"以患者为中心，以合理用药为核心的临床药学发展方向"，1982 年卫生部在"全国医院工作条例和药剂工作条例"中首次列入临床药学内容，1987 年卫生部批准 12 家重点医院试点，从此正式启动了西药临床药学工作。但中药临床药学 20 世纪 80 年代初才开始萌发，地处北京、上海、湖南的部分中西药学专家率先进行了一些探索性的工作，如湖南即于 1982 年以省卫生厅的名义，确定湖南中医学院第一和第二附属医院、湘潭市中医院、株洲市中医院 4 家中医院为中药临床药学工作试点单位，并以当时的湖南省中医药学会中药分会名义创办了《中药临床药学情报资料选编》《湖南中药通讯》作为内刊发行，1984 年由省药政局主办、省中药分会承办内刊《中药与临床》，湖南部分省市级医院、中国中医研究院广安门医院及上海等地医院的专家先后撰写发表了一些文章，着手进行了处方用药调查分析、情报资料收集及用药咨询，编发"药讯"等初期工作，只是由于认识不统一、方向不明确、行业和医院领导不重视、人才缺乏、设备简陋、没有经费投入，发展极为缓慢，甚至连有的试点单位亦有名无实。至1991年卫生部在医院分级建设管理文件中规定三级医院必须开展临床药学工作，稍后国家中医药管理局在中医医疗机构药剂验收评审细则中亦作出明确规定，促使部分拟申报三级、二级中医院评审的单位，配备了1～2名兼职或专职人员，按照评审项目，根据各自的实际，选择性地开展了部分初期工作，或应对性的检查准备工作。1997年后，随着大多数省市检查评审工作的结束，加之有的医院管理者和中医临床专家缺乏应有认识，提出：中医本身属临床经验医学，是以临床为基础发展起来的，自古以来医药一家，再提开展临床药学纯属多此一举，甚至认为药师深入临床，参与合理用药，有损医生的主体形象，也有人认为开展中药临床药学为时太早，理由是条件不具备，搞不出名堂，费力不讨好。所以，大多数医院管理者，对中药临床药学工作既不研究也不安排，在上级提出要求时仅在口头上应付，或做点"官样文章"，不从组织人员、技术设备上落实，以致又出现几年相对较冷的局面。但随着医院中药药学服务模式的逐渐转换和业务内涵建设的发展要求，部分中医院的中西药学工作者，不断总结发表了许多文章，仅先生即发表了30余篇文章，从各个层面发出了呼声。2002年初卫生部和中医药管理局颁布《医疗机构药事管理暂行规定》，设立"临床药学管理"专章，对其方向、目标、内容及临床药师的资格与职责等，作出了明晰的规定，部分三级和少数二级中医院逐渐开始重视这方面工作，有的加配了专职或兼职人员，但仍限于初期的工作。2005年，开始医院管理年和医疗机构药事管理质量持续改进检查，2007年卫生部颁发《处方管理办法》、2010年下发《医院处方点评管理规范》（试行），并启动等级医院复评验收，2011年卫生部和国家中医药管理局、总后卫生部颁行《医疗机构药事管理规定》，再次明确"药学部门具体负责药品管理、药学专业技术服务和药事管理工作，开展以患者为中心、以合理用药为核心的临床药学工作，组织药师参与临床药物治疗，提供药学专业技术服务"，并明确"临床药学"及"临床药师"含义。在国家药事管理政策、法规及中医药政策不断得到贯彻落实，中医药发展呈现更为良好机遇之际，中药临床药学工作正式被列入绝大多数中医医疗机构的议事日程，逐步按规定要求配备了人员，组建了临床药学室，开展了药师下临床，参与查房、会诊和危重患者抢救、处方点评、药品不良反应监测等方面的工作，但对于中药临床药学的学科定位、含义、学术内涵及研究思路、内容、方法等方面的认知并未统一，尚处于"各家学说"争鸣的境况，2014 年后国家有关部委启动中药临床药师培训基地建设，2015 年启动中药临床药师培训教材编写，并于 2016 年 11 月 25 日为首批 10 家中药临床药师培训基地授牌，首套中药临床药师系列培训教材首发。应该相信，国家层面采取的上述举措，将引导中医医疗机构的中药临床药学工作及其研究朝着更加有序和深入的方向发展。

中药临床药学的特色优势

临床药学是一个外来的名称，最早于 1948 年，由美国药学院校联合会提出以合理用药为核心的临床药学教学体制和设立临床药师岗位的建议。而我国古代医药未分，许多临床医学家也是药学专家，既行医临诊，又兼采制、炮制和调配等药事服务，并注意药物的有毒、无毒、配伍宜忌、用法用量和煎服方法及用药后的毒副反应，实际上兼行了部分临床药学工作，但古代甚至近代，在中医医疗管理中并未出现诸如"药事管理""合理用药""临床药学"等名称。"临床药学"一名在 20 世纪 60 年代初引入我国西医药界，1982 年被列入医院药剂工作条例内容，随后中医医疗机构内的临床药学工作亦即萌发，为了以示与西医院所开展的临床药学有别，首先有学者在"临床药学"四字前冠以"中医"二字，称之为"中医临床药学"，但当时中西药界多数学者认为此名不够贴切，应定名为"中药临床药学"为妥，并在1985 年至 1986 年间得到国家有关部委的认定，故其后所有的专业期刊和报纸文章中，均一律以"中药临床药学"成名，这样既界定了中药临床药学应有的学科地位、学术内涵和研究思路、重点内容与方法的异同，也彰显了中药临床药学的特色优势。

（一）文化承载丰厚

中药临床药学，顾名思义，应是广义中药学的一个分支学科，或说是介于中医各科治疗学和广义的药物学之间的一个新的边缘学科，旨在中医药理论指导下，研究、解决中医临床合理用药问题，特别是中药饮片及其制剂的科学合理、安全、有效、经济的使用问题，以及中西药物相互作用与联合用药问题。由于中药学与中医学同源发展，作为其分支或边缘学科，当然同样秉承着中华文化和中医药文化，主体内容同属"形而上者谓之道"的范畴，无论是经典的本草学、中医学，或现代出版的各版中医学和中药学门类教材，以及正在逐一面世的中药临床药学系列的多数教材，均显现了以哲学为基础，广泛吸纳了天文学、人文科学、社会科学、生物学知识，体现了以阴阳、五行、脏腑经络及中医的病因病机、诊断依据、治则、中药药性等方面的理论依据。"天人合一"，法天，法地，顺应自然，天地人和，整体观念，辨证施治，理、法、方药，平衡阴阳，致于中和的养生观、防治观，更有充分体现。如《临床中药药物治疗学》中提出的望、闻、问、切四诊；八纲辨证、脏腑辨证、气血津液辨证、六经辨证、卫气营血辨证、三焦辨证等常用辨证法；治标治本、扶正与祛邪、调整阴阳、正法反治、三因制宜等基本治则；《中药药性学》中简述的四气五味、升降浮沉、补泻、归经、七情和合、配伍应用；《中药临床方剂学》中提出的君、臣、佐、使组方原则等，无不蕴涵着浓郁的中医药文化和中华文明的成果。益母草、半夏、夏枯草、淫羊藿、何首乌、刘寄奴、使君子、女贞子、杜仲、款冬花等几乎每一味中药的命名均有着各自的传奇故事；每一种中药材或中药饮片的鉴别经验的形象描述，均饱含着历代众多中药人的人文情怀，道地药材和质量品规的形成更凝练着厚重的历史文化和用药经验的积累；半夏秫米汤、白虎汤、大承气汤、理中汤、小建中汤、缩泉丸、三拗汤、三才丸、玉屏风散、左金丸、戊己丸、更衣丸、左归丸、右归丸、交泰丸、六合定中丸、济川煎、金水宝等大量经方、时方和验方均有深刻寓意，呈现着高深的哲理和医理，或儒家、道家、释家美伦美奂的构思。可以说：本草方药理论与应用文化、中药与成方药名文化、道地药材形成与品质标识文化、中药诗词文化、药事制度文化均是精彩纷呈。虽然在"中药临床药学"中也要引用或借助部分现代科学技术和方法，有部分内容属于"形而下者谓之器"的范畴，但丝毫不影响其特有的文化光彩。

（二）源于本土，历史承袭久远

"中药临床药学"之名出现虽然较晚，但承袭的是历代医药学家关于中药的应用研究，伊尹创《汤液经法》；尊酒为"百药之长"及用酒制药；神农尝百草为民疗疾；《黄帝内经》荐"半夏秫米汤"交通阴阳、调和营卫，并首载 13 方；《神农本草经·序录》首先总结出中药临床药学八原则，即采收加工、有毒宜制、治热以寒与治寒以热、七情合和、君臣佐使组方、剂型选择、毒性药用量、根据病情确定服药时间的原则；葛洪创"成剂药"，著《肘后备急方》；陶弘景著《神农本草经集注》，整理药材商品规格和各地优质药材；张仲景著《伤寒杂病论》，成为中医临床治疗学和方书之祖，并详述药物的煎煮服用方法；巢元方著《诸病源候论》，指出"五石散"可引起严重的药源性疾病；孙思邈著《千金要方》和《千金翼方》，其中开出 35 个应对不良反应的妙方；宋代设熟药所、和剂局，颁行《太平惠民和剂局方》，不仅以病证对方剂进行分类，突出辨证论治特点，详述炮制、制剂制备及服药法，而且专论了处方法、合和法、服饵法、用药法、药物畏恶相反、服药食忌及炮炙三品药石类例；还有《药性论》《用药法象》《汤液本草》《本草原始》《新修本草》《嘉裕本草》《证类本草》《本草品汇精要》《本草纲目》《本草纲目拾遗》，以及《雷公炮炙论》《炮炙大法》《修事指南》《本草蒙筌》等许多医药著作中，既详述了药物的性能作用和炮炙方法、原理，更记载了药物的合理配伍和应用，同时也述及了品质辨识。有的医药家则提出了"用药如用兵""用药如用刑"之说，告诫医家要精准、谨慎用药，不可误人性命和健康。

（三）学科内涵丰富，研究内容广博

由于中药临床药学是介于中医各科治疗学和广义药物学之间的新型的边缘学科，既涉医理又涉药理，既有基础理论研究，更有临床药理和应用研究，既主要研究中药的科学合理和安全应用、中西药相互作用和联合用药，也要研究西药在中医、中西医结合临床合理用药问题，仅中药临床药师培训教材即推出 16 本，即《中药临床药学导论》《临床中药药物治疗学》《中药临床药理学》《中药药事管理》《中药药物经济学》《中药治疗药物鉴别》《中药药学信息检测与应用》《中药药学服务》《中药临床药师基本技能与实践》《中药药性学》《中成药与西药的相互作用》《中药处方点评》《中药药源性疾病与防范》《中药临床方剂学》《临床常用中药饮片鉴别》《循证中药学》，其实还包括《中医基础与诊断》和中医内、妇、儿、外及眼、耳鼻喉、口腔等临床各科疾病的药物防治知识，远比西药临床药学学科内容博而杂，其研究方法、手段与标准或指标缺少定型依据。

关于中药临床药学的研究内容：在 1998 年 9 月，由薛画方主编、中国物资出版社出版的《医院药剂科主任手册》，其中第十篇第一章第五节即明确提出了8个方面的内容。2001年3月，由全国人大常委会法工委扈纪华、张桂龙主编，中国言实出版社出版的《中华人民共和国药品管理法实务全书》，其中第五篇医院的药剂管理第十三章第五节"中药临床药学研究工作的管理"，提出了11个方面的内容，具体为：①合理用药，包括药理与应用研究、老药新用研究、中成药应用研究；②用药禁忌和复方配伍研究；③用药剂量研究；④中药品质研究；⑤中药炮制研究；⑥中药汤剂和质量控制研究；⑦服药时间和服药方法研究；⑧中西药配伍研究；⑨临床处方分析研究；⑩不良反应监测；⑪中药生物利用度研究。2003年1月，由李焕德主编、人民卫生出版社出版的《临床药学》，其中第十二章"中药临床药学"第一节提出的研究内容为5个方面，即：①信息情报；②中药复方配伍相互作用研究；③中西药联合用药的合理性研究；④中成药合理应用研究；⑤中成药不良反应监测。先生在1985年撰写的"关于中药临床药学几个问题的设想"、1992年发表的"中药临床药学研究思路、内容与方法的探讨"、2005年主编出版的《现代中医院药事管理学》，以及2012年发表的"中药临床药学相关问题再析"等文章中，概括提出的研究内容为10个方面，即：①中药包括中成药的品质保证研究；②用药禁忌包括中成药的用药禁忌研究；③复方配伍及中西药联合用药与相互作用研究；④中药剂量与质效、量效关系研究；⑤中药毒副作用与不良反应监测控制研究；⑥饮片形态变异与汤剂煎煮和服用方法研究；⑦剂型改进与给药途径研究；⑧中药药代动力学与生物利用度研究；⑨药物临床经验、作用评价与品种更替研究；⑩药物经济学研究。在2016年10月，由梅全喜等主编的《中药临床药学导论》中界定的研究内容有9个方面：①中药调剂、煎服方法和临方炮制；②中药配伍研究包括中药之间和中西药之间的配伍研究；③中药处方点评；④中药不良反应监测与应对；⑤中药药学服务；⑥中药临床药物治疗；⑦中药临床药代动力学与治疗药物监测；⑧中药药物经济学研究；⑨循证中药学。按照学科的定位、医院药学发展方向与时代发展对中医临床用药的要求，其学科学术内涵和需要研究的内容还将日益拓展。

（四）中药药学服务的传统性与多元化

中药药学服务不同于西药药学服务。西药药学服务一词亦源于"西洋"，起自当代，被称为临床药学的纵深发展或高级阶段，其目标性功能，定位在药物治疗结果上药师应承担三个方面的责任，即识别潜在的或实际存在的用药问题、解决实际发生的用药问题、防止潜在的用药问题的发生。而"中药药学服务"，除上述 3 个目标性功能外，尚有药物品种的正确选用、品规质量保证、炮制、配伍、制剂、问病给药、汤药煎煮等内容。古代虽无其名，但实已存在，其历史追溯远于千年，是伴随着人类医疗活动、药物使用、康复保健、用药需求、时代文明而产生并逐渐发展的，具有明显的中医理论体系特征。在开展中药加工炮制、制剂生产、处方调剂过程中，不仅需要理论指导，而且需要运用许多独特的技术和技艺。在药品质量和合理用药及工作质量评判标准等方面，与现代医药学指导的药学服务，亦有较多特异之处。

（五）中医临床独具的用药特色

第一，中医临床所用药物，大多取自自然界的植物、动物或矿物，除少数矿物药外，其组分较为复杂，且有许多药物的组分并未弄清，其内在成分相互间的构成比例绝大部分均不清楚。其质量由于受品种来源、种质基因、生态环境、栽培或养殖技术、采收时月、产地加工、炮制、贮运管理、品规等级的差异，致使任何一种单味药的内在质量均不同，其所含有效成分或有效部位大多难以精确计量，现行权威典籍设定了内控质量标准，传统用药中首重"道地药材"标准，性状鉴别重视药物固有的形、色、气、味，用药剂量控制中虽设定了常规的起始用量和最大用量，但执行并不严格，多强调经验用药和经验用量，而中药疗效，又受到品质、配伍、用量、剂型与给药途径、煎煮与服用方法、用药是否对证等因素影响。第二，中药临床治疗用药强调整体调节、三因制宜、审证求因、辨证施治、立法组方、复方配伍、炮制入药。临证处方多用复方，很少单用药物治病，剂型选择以汤剂为主，用的是总提取物，而不是单一化学成分，处方强调随证加减变化，任何一种药物在不同复方或不同医师使用时无恒定用量，讲究临方炮制和品系质量。配伍禁忌中虽有"十八反""十九畏"的规定，但执行不严格。剧毒药使用时尚有"以毒攻毒"之说，煎服法可随用药习惯、病情而变化，同时还有择时服药的要求。第三，流派不同，用药不同，如补土派、攻下派、养阴派、寒凉派、经方派、时方派，还有新安医学、孟河学派，大多各承师技，各有传承发展，其立法组方、用药思路则各不相同。

中药临床药学的实践

前已述及，中药临床药学的发展从萌芽到试点，开展处方用药调查分析、收集情报资料、用药咨询、举办药讯、药品不良反应监测和收集填报、制定医院基本用药目录或处方用药手册，试行个别治疗药物的血药浓度监测、用药品种更替探讨、新药临床试验和用药评价等初期的或基础工作，至试行药师下临床，参与查房会诊、危重病抢救，开展处方点评，并逐步落实人员配置，构建中药临床药学室和研究室，建立中药临床药师培训基地，培训中药临床药师，经历了30余年的实践。

在湖南和先生的实践中，第一，创办了《中药临床药学情报资料选编》和《湖南中药通讯》，1984年将两刊合并，定名为《中药与临床》，馈集和发表了许多关于中药临床药学工作方面的文章，初步明确了概念、内涵和初期的主要工作。第二，受省药政局的委托，举办了全省药剂管理学习班，重点讲授了药剂管理研究和临床药学研究的发展。第三，1984年和1985年连续在湖南中医学院第一附属医院内举办了两期为时3个月的"中药临床药学学习班"，除讲授《中药学》《中医方剂学》外，也开设了《中医基础》《中医诊断学》《中医内科学》等课程。第四，派员去成都和南京军区总医院参加临床药学学习班。第五，于1986年和1987年分别派医院药剂科的正、副主任去南京中医学院参加了卫生部药政局举办的为期1个月的省级中医院药房主任学习班。在1986年的学习班上，湖南中医学院第一附属医院的药房主任率先提出了在医院药剂学科下实行二级学科分化，设立临床药学室的倡议，并以学习班的名义形成座谈纪要在《健康报》上发表，回院后即向医院呈请学科分化、设置二级科室的报告，1988年正式获准成立二级科室。第六，1988年由湖南中医学院第一附属医院牵头组织了湖南省82家中医院处方用药调查，并提出了调查报告，了解了各级中医院在临床处方用药中的主要问题。第七，为促进和规范中医院药剂科的管理，提高中药炮制、中药制剂、中药调剂、中药汤剂煎煮质量，受主管厅局的委托，负责起草了《医院中药管理办法》（试行）及《中药汤剂制剂管理办法》《中药制剂管理》《中药炮制管理》等规范性文件。第八，1991年、1992年连续两年派人员参加了由北京协和医院举办的为期半个月的"全国临床药学学习班"。第九，在1993年、1997年、1998年实施的中医医疗机构分级评审、复评验收和"放心药房"建设检查中，均按照检查、评审标准充实了药品质量管理和临床药学工作的内涵，取得较佳成绩。第十，2005年至2013年近9年时间中，由于2005年启动医院管理年、药事管理质量持续改进检查、放心药房建设检查，以及 2010 年开展的等级医院建设复评验收，逐渐加重了临床药学工作的检查内容和分值，致使医院管理者对临床药学工作的认知逐渐有所提高，人员配置力量有所增强，药师下临床得到认可，查房、会诊、参与危重病例讨论、新药引用、处方点评，逐步被列入临床药师的工作内容。第十一，从 2013 年底至现在，几个省级中医院和大多数三级中医院，均组建了临床药学室，按规定配备了人员，较普遍的开展了初期和中期工作，有的三甲中医院已进行第三期工作，特别是湖南中医药大学第一附属医院，于 2013 年底正式确定药学部建制，将临床药学室升格为二级科室，设编 8 人，配备正副主任，已先后几次选派 8 人参加了培训学习，并有 3 人取得了临床药师资质，全面开展了各项工作，目前正在申报全国中药临床药师培训基地。

先生在工作之余主要做了如下几件事：①先后撰写发表了《关于中药临床药学几个问题的设想》《八十二家中医院中药处方调查报告》《试论中医时辰药理学》《对我院开展中药临床药学工作的回顾与前瞻》《试论中药临床药学工作的某些误区和应有对策》《综合性中医院临床用药问题初探》《简析影响用药安全的因素》《中药临床药学研究思路、内容与方法的探讨》《中药使用管理与临床合理用药》《中药应用的安全性与不良反应》《中西药联用、相互作用与合理用药》《常用中药注射剂的应用与不良反应报告及成因、对策分析》《有毒中草药与成药的安全应用》《中药应用相关问题刍议》《临床药学工作汇言》《简述中药配伍及其与化学药物的配伍禁忌》《中药临床药学相关问题再析》《中药安全应用评价与监测相关问题刍议》《中药质效、量效与质量、安全用药监管》等 30 余篇文章。②为强化药品质量管理，保证人民用药安全有效，总结提出了一系列管理制度，在长期的中药验收工作中，总结了"十辨"经验，并强调准确把握正品特征，杜绝了伪劣药品，保证人民吃上了放心药，医生用上了放心药。③主编出版了 28 部著作，为中医院药事管理、用药品质保证、科学合理用药提供了有效凭借和参考。④在执业过程中特别是近 20 年来解答了大量识药、辨药和用药方面的咨询，防止和避免了不良事件的发生。如省武警总队的一位退休干部，因患慢性胃炎，常在长沙市内几家中医院求治，一般均未见不良反应，但有一次经某院某医生处方用药后出现了类似阿托品中毒的严重反应，首先怀疑是药店发错了药，准备找药店索赔、曝光，后经有关专家辨认，肯定药未配错，为弄清原因找到先生，先生发现方中有苍术及土茯苓、白芍、甘草、厚朴、蒲公英之类的药物，先生运用中药性味理论分析，认定是苍术作怪，因苍术苦温辛燥，有耗血、燥津液、动虚火之弊，嘱其拿掉苍术一味后再服，结果未再发生类似反应，后在网上查询，确证先生的判断是正确的。另有某院口腔科主任医师，为一位五旬以上患有慢性咽炎的女士，多次处方治疗，该女士觉得药方比较对症，但就是每次服药 30 分钟左右则出现震颤、手足抽动，少顷即无事，患者怀疑药房配药有误，可经有关专家辨认，肯定药未配错，后请先生帮其分析原因，先生嘱其将处方中的鱼腥草和黄芩二药去掉后再服，结果再无此类反应。先生考虑去掉二药的依据是：二药均为寒性药，均已见过敏反应报道，慢性咽炎，特别是五旬以上罹患慢性咽炎者多为虚火上炎所致，故叠加使用后即出现上述不良反应。事后，那位主任对先生说："我当了几十年的医生尚未遇到这种情况，说明中药应用里面的学问很大，你们对这方面的问题确实比我们研究深入。"还有一位医生接诊一位 37 岁的男秘书，诉其因经常伏案、熬夜工作，时有头晕头痛、失眠症状，医生按阴血虚少、心神失养而治，以天王补心丸为基础略有加减，患者服药三剂后，不但症状不减，而且头部胀痛欲裂、烦躁不安，先生索要处方查看，发现每剂中朱砂开了 1.5 g，超过规定量 3 倍，上述反应系朱砂过量引起的毒副反应，如此例证不胜枚举。在参加 10 多次医疗事故鉴定和多次医疗纠纷处理中，先生的分析评判均得到了各位专家的认同，如几起马钱子中毒、乌头类药物中毒、黄药子致严重肝损害、苍耳子致失明等。2002 年，湖南省某市某药店一位 50 岁左右的女职工，身体一向很好，仅偶尔有点腰痛，听旁人介绍称某草医善治腰痛，其方法是内服药、外用药并用，遂求其诊治。在用药 3 日后突发出血死亡，成为医疗事故，先生仔细分析内服和外用处方，发现其中均有肉桂粉 5 g、丁香 10 g、白芥子 10 g、胡椒粉 5 g 及细辛、桂枝等药物，判定为大辛大热药物过量使用引发的出血和中毒，特别是丁香、肉桂，按规定丁香只宜用 3～5 g，而处方用了 10 g，肉桂规定只能用 1～2 g，处方却用至 5 g，且为内外兼攻。丁香的中毒表现，主要有恶心、呕吐、腹泻，以及上消化道出血，严重时可引起肝功能障碍、呼吸困难，甚至昏迷、死亡；肉桂、细辛、胡椒超量亦可引起严重不良反应，先生的意见得到了一致赞同。

　　先生依据自己逐渐积累的识药辨药经验，在日常工作中处理了许多药品质量问题，也准确回答了许多医药消费者和新闻媒体提出的识药、辨药和用药中的问题。如 1988 年间有一消费者从市面购得 4 只"羚羊角"，他为了验证，请先生帮他鉴定，仅从性状、质地特征看，确酷似羚羊角，但经火烧其角尖，发现有塑料的焦臭气，故认定为硬塑伪制品。80年代末期血竭一度紧张，常有掺伪现象，有一次商家送来一批货，发现色泽较正常稍深，怀疑掺伪，经用火试的方法，在炽烧中见烟雾呈黑色，有松香气，判断为掺假的赝品。1991年，某单位领导提着500g"冬虫夏草"，要先生看看质量的优劣，先生根据冬虫夏草固有的特征，判定为唇形科水苏属植物地蚕的块茎，经加工伪造之品，并非冬虫夏草。2006年间有一对年轻夫妻从新疆花4000元购买了一包"虫草"，先生根据大多无子座，虫体色泽显棕色，判定为"虫草"的混伪品"新疆虫草"。2007年，有两位屠宰场的人，并带着新闻媒体记者，提着一大包从牛胆囊周围或其中取出的团块状的东西，请求确认是否为"牛黄"，先生依牛黄的主要特征，认定只有2个团块为牛黄，其余多为淋巴结节的团块。2008年，有两位男士，拿着一块呈梯形而下圆上方、周边光滑的骨块，称系祖上传下来的一块犀角，求先生确认是否真实。先生根据正品犀角无腥臭气，而此块物件腥臭气十分明显，认定为赝品。2009年，有位市民提来一盒"高丽参"，称其是从辽宁购买的，求其判断真假，先生根据高丽参呈方柱状，参腿粗短无细尾，外表有"金蝉翅纹"，多为双芦头，芦头短而粗大，芦碗大而明显，且有"将军肩"，体实质重，不易吸潮；断面平坦，角质样发亮，轮纹明显，呈菊花心样；香气浓郁特殊，味甘苦持久，嚼之不易溶化，有黏滑感，但送鉴品多为单芦头，芦头细小，芦碗不明显，无"金蝉翅纹"和"将军肩"，无菊花心，香气较淡，嚼之易溶化，实为红参伪充。2016年，有人从东北花5000元买了一盒"雪蛤"（约200g），央先生认定其品质优劣，先生一眼即认定为伪制品，因正品呈不规则块状，弯曲而重叠，具有脂肪样光泽，摸之有滑腻感，气腥，味微甘，嚼之有黏滑感，在温水中浸泡体积可膨胀，而本品虽色泽类似，但性状有异，不柔软，气不腥，泡水亦不膨胀，后经鉴定证实系糯米粉经糊化后用模具压制而成。还有"灵芝""野生天麻""野山参""虎骨""熊胆""西红花""穿山甲""千年沉香""梅花鹿茸""茅苍术""何首乌"等，不下200余起，保证了医药消费者的用药安全。

在中药临床药学实践过程中的体会

"临床药学"四个字于1982年进入先生的视野，应该说先生是中药临床药学工作的宣传者、实践者和关心者、支持者及见证者之一,并发表过自己的一些认识。在继承带教和传承室建设期间,又相继梳理出一些体会。

(一)中药临床药学应"姓中"

先生在20世纪80年代中期即认为:中药临床药学,无论在其研究层面还是工作层面,均不应脱离中医药理论指导,应建立自己的研究框架,坚持中医药思维,主要研究中医医疗机构和中医临床安全、有效、经济、合理用药中的问题,特别是中药(包括成药),以及中药与西药合理联用等方面的问题。这个问题,看似不存在问题,但据先生了解,其研究和工作似乎仅停留在西药的合理使用方面,特别是抗生素及心脑血管、呼吸系统西药使用方面的问题,模式、内容和方法、判断标准等均基本借用于西药临床药学。中药方面虽然也开展了处方调查、查阅了病例、进行了处方点评,但并未完全深入到辨证分析、配伍组方、急诊抢救、用药方案设计等环节中去。先生认为:由于中医院用到了相当部分西药,在中医院临床药学中,将西药的应用,特别是西药与中药的联合应用,列为研究内容或工作内容之一是需要的,但重点应为中药的合理应用,并且应运用中医药思维进行多方面研究。

(二)中药临床药学研究与发展应重在人才修为

30多年的实践表明:中药临床药学发展较为迟缓,除多种客观原因外,一个很重要的内在的主观方面的原因,是缺乏一支训练有素的队伍。先生在20世纪90年代曾设想过,中药临床药学人员,一应具有较坚实的中医药理论基础、中药药学专业知识和技能;二应熟悉中医诊断,以及中医内、妇、儿、外及五官等临床学科辨证、治疗知识;三应熟悉西医解剖、生理、病理、临床药理、西医诊断、内科学等,以及药物治疗学知识;四应具有药物分析、生物药剂学、药代动力学、中药药代动力学、医学统计学等方面的知识;五应具有一定人文和社会科学方面的知识。即应医药兼通、中西兼通。故在近10年来,率先撰文"中药人员特别是高级中药人员应做到医药兼通"。并自认为有五点理由:①中药学与中医学,同属形上范畴,以阴阳、五行、哲学为基础,其药性理论与中医学理论同源,中药临床应用与其表征语言均源自中医临床用药经验总结,医药一理,医药同辉,成为中医药宝库中极为灿烂的重要组成部分,显现着中华文明和中华文化的夺目光辉。②自古医药不分,医药一家,业医者大多先习药后习医,并医药兼业或兼营。历史上许多著名的本草著作,均为当时的著名医家所著,说明他们不仅在医学上造诣很深，而且在药物学研究上的成就也十分显著。③近现代医药分业明显，虽在某些层次上促进了学科和事业发展，但导致业医者多不识药、知药，业药者多不知医，许多关于药物的研究成果常难与医对接。④中医院药学的发展，中药临床药学的日益兴起，以及药学服务内容的日益拓展与水平的不断提升，迫切要求药学人员参与临床合理用药指导和管理，如查房会诊、讨论制定甚至修改急危重症的个体化用药方案，进行用药评价，为临床推介新药，开展处方用药调查点评，用药咨询指导，名老中医用药经验总结与特色制剂和重大疾病防治方药的研制，编写处方用药手册等，均需要既有坚实的中药药学专业理论和各学科的知识，又要有扎实的中医诊断和临床各科病症辨证施治的知识。⑤由于广义的中药学具有器道两属的特点，现代中医临床诊治既辨病也辨证，常用中西医结合之法，中西药联合运用，特别在综合性中医院不仅以中医队伍为主体，也还有相当数量的中西结合医生和西医西药人员，以及各类西药的引用，故药学人员不仅应全面掌握中药学、中医学的知识，还应了解较多的西医学知识。先生深切感受到，只有医药兼通，才能真正取得传承、创新、发展本草、方药学的能力，担当起传承、创新、发展中药学术的重任，也才能适应医院药学发展方向和模式的转变，提升药学服务水平。对中药临床药学人员最基本的要求，先生认为有三条：①能准确地辨识药物，保证用药品质；②"知药善任"，熟悉常用药物的性能作用、主治证或适应证、配伍禁忌、毒副反应、相互作用、使用注意、中毒解救、用法用量，会用药；③能分析临床用药中潜在的问题，并能提出干预、预防措施，能指导医生和医药消费者用药。这些都是时代发展的需求，也是中药临床药师在执业中的自身追求和应有修为。

（三）对几个相关概念的不同认识

1. 中药临床药学与临床中药学：中药临床药学，前已述及，是在中医理论指导下，以患者为对象，研究中药及其制剂与人体相互作用和合理、有效、安全用药及应用规律的一门综合的科学，包含学科内涵广泛。而"临床中药学"属另一类中药学术专著，之所以冠以"临床"之名，旨在"整理阐述中药理论、临床应用和总结推广当代研究进展及新功用、新用法"。最早所见，也是最权威的可能应算雷载权等人主编的《中华临床中药学》，2000年以后则有多位专家主编了以"临床中药学"或"现代实用临床中药学"为名的著作，云南中医学院李庆生教授给临床中药学的定义为："是研究中药基本理论及在中医理论指导下进行中药临床应用的一门科学"，与许多专家和著作中对"中药临床药学"的定义并不相符，但有的专家却将二者合而为一，认为"临床中药学与中药临床药学都涵盖临床、中药"，二者是一致的。先生认为此说不妥，因为这种说法严重混淆了概念。

2. 中药临床药学研究与中药临床药学工作，先生认为二者既有联系又有区别，虽有同义也有不同涵盖。所谓研究者是为了研究分析机制，寻求规律，取题多以深邃、长远、普遍、广大着眼，不是众人均可担当的，如用药禁忌与相互作用原理，药物质效、量效、毒效与用量研究等。而工作之说，则多指面上的、大量的、日常的、需要较多人完成的，时效性相对较强，如情报信息收集整理、处方用药调查、不良反应收集、用药咨询、举办药讯、参与查房会诊、书写药历等，均属于"工作"层面之内，且可在较大区域、范围内开展。所以说，此二者也不可完全等同。

3. 药学部门基本业务工作与中药临床药学工作：药品采购、验收、入库与库存管理、加工炮制、制剂、检验、中药煎煮，以及调配供应与质量管理，均为药学部门的基本业务技术工作，与中药临床药学工作的内容是有区别的，但在近期报刊和著作中，常将中药调剂、贮存、炮制、煎煮等放在临床药学内容中加以叙述，如"搞好中药调剂，充分发挥药物的治疗作用"，"中药调剂是中药临床药学工作的主要部分"。应该承认，调剂是临床药学的前沿阵地，调剂中的审方、发药交代及品质保证关系着用药安全有效，应列为临床药学的内容，但不宜笼统地把调剂工作列为临床药学工作内容，也不应是主要部分。

（四）当前中药临床药学研究的重点和突破口的选择

中药临床药学研究的内容远比临床药学丰富，要做的工作难度亦更大，特别是在认识尚不够统一，标准基本缺如，队伍力量薄弱，研究和工作条件尚具备不全的情况下，要全面"开花"和突破有较大困难。故先生认为：①应选定药物类别或病区，固定专人从事某一类或两类药物或一至二个病区开展研究，训练出1～2类药物或1～2类病症的临床药物治疗学专家，真正做到能指导用药；②根据各个医院3～5个最有名的老中医专家，治疗大病、疑难病症的经验，与医院管理和质控专家一起，共同撰写提出5～6种或7～8种病证的治法、治则、辨证选药与疗效判定等参考性依据，据此推而广之；③重点加强对有毒中药、中药注射剂、新近拓展引用的中草药，以及中西药相互作用与合理联用的探索性研究；④开展中药质效、毒效、量效关系研究及安全用药监管措施研究。抓住 3～5 种已有较多毒副作用、不良反应报道的中草药，进行用法用量研究，逐步规范部分药物的用法用量。在逐步总结积累经验的基础上，稳定推进中药临床药学研究的深入及其工作的全面展开。

祖国医药学博大精深，源远流长，中药临床药学内涵深广，且是广义中药学之下的一个独立的、综合性的边缘性的分支学科，其目标性任务即是研究指导和解决中医临床合理用药问题，保证人民用药安全有效，提高医疗水平和医疗质量。作为领衔的中药临床药师，其使命和职责无疑十分重大，亟需我们努力修为成高深智慧、精诚服务、水平与能力一流，且德艺兼备的高明之师，在传承、发展、创新中药药学服务中作出更大贡献！

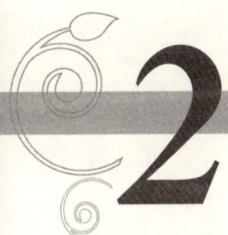

2 中药临床药学与中药处方点评

先生关注中药临床药学应该说有 30 多年了，并先后写了 30 多篇文章，记述了自己的一些认识和体会。

关于中药临床药学的兴起

中药临床药学的兴起是 1982 年而不是 1992 年。国家药监局 1982 年即在成都召开了会议，有几家中医院派员参加了会议；湖南省卫生厅药政处确定湖南中医学院第一附属医院和第二附属医院、湘潭和株洲市中医院为中药临床药学试点单位；1983 年以湖南省中药学会和湖南中医学院第一附属医院药剂科为主创办《中药临床药学情报资料选编》内刊；1984 年创办《中药与临床》内刊；1985 年派员去南京军区总医院学习；1986 年至 1987 年在湖南中医学院第一附属医院，连续举办两届为期 3 个月的中药临床药学学习班；1982 年至 1992 年间，有不少人为促进中药临床药学发展发表了许多文章，且在 1986 年后即正式定名为中药临床药学。1990 年至 1991 年，中医附一院连续 2 年派员参加了全国临床药学学习班。人们不应割断历史。

关于中药临床药学的学科定义、定位和主体内容

对此，先生有三个最基本的认识：

1. 中药临床药学应姓"中"，不应脱离中医药理论指导，建立自己的研究框架，坚持中医药思维。

2. 中药临床药学的主体任务，应是研究中医医疗机构和中医临床安全、有效、经济、合理用药中的问题，特别是中药（包括成药）的合理应用问题，以及中药与西药合理联用问题，还有西药在中医临床中的合理应用问题。

3. 中药临床药学，应是广义中药学的一个分支学科，或说是介于中医各科治疗学和广义的药物学之间的一个新的边缘学科，而不应定义为临床药学的分支学科。

中医的用药之道

中医的用药之道，先生归纳主要有四点：

1. 中医使用的药物，主体是中药，而中药大多取自植物、动物、矿物中的天然物质。就中药饮片而言，无论哪种药物都是一个复合物，不是单一成分，质量真假优劣的评判标准，主要凭借各自的形、色、气、味特征。其用多在中医理论指导之下，而不是用化学成分做指导，也不是用定性、定量说明疗效，而是用中医药药性理论四气五味、升降浮沉、补泻、归经、有毒无毒，以及君、臣、佐、使组方配伍和相须、相使、相畏、相杀等七情和合来使用药物，以求达到最佳疗效。中医的语言，大多属于"象思维"。虽然中药内部包含着海量化学成分，但中医在临床用药中很少用成分和数据说话，而是用图像概括数据。比如说寒热温凉，不只代表温度，还是东西南北与春夏秋冬的代名词，因为成分和数据难以说清某些时空整体变化。

2. 中医临床用药的总体原则是调和阴阳，"察其不和"、"和其不和"、"天人合一"、"整体调节"。

3. 辨证施治，理法方药，对证选药，或辨病辨证结合选药，这是中医临床用药的主要特色。

4. 中医有各家学说、学术流派的不同，用药亦多有特色。

现代中药典籍、规范对中医临床用药的要求

用药如用兵，用药要致正，补偏救弊，坚持中医药性理论和药学思维，

古人和今人都有明确规定和要求。

（一）《中国药典临床用药须知》中药饮片卷

辨证论治是遣药组方的核心；中医治则是遣药组方的向导；中医治法是遣药组方的依据；君臣佐使是遣药组方的规范；优秀名方是遣药组方的典范；精通药性是遣药组方的基础；中药化学成分是遣药组方的物质基础；中药药理、毒理是遣药组方的科学依据。在辨证诊治中详述了八纲、脏腑经络、气血津液及六经辨证、卫气营血辨证、三焦辨证等各类辨证理论、要点和主选药物；在治则中主要列出了未病先防与既病防变、治病求本、调整阴阳、扶正祛邪、标本缓急、正治反治、同病异治与异病同治、三因制宜等内容；在治法中，列举了解表、泻下、和解、表里双解、清热、祛暑、温里、补益、安神、开窍、固涩、理气、活血、止血、治风、治燥、祛湿、祛痰、消导、驱虫、涌吐等21法及各法的具体运用。

（二）《中国药典临床用药须知》中药成方制剂卷

详细介绍了中成药常用的十八大类剂型；11种内服法和6种外用法与注射法；4类用药禁忌；指出了辨证合理用药、配伍合理用药、安全合理用药、依法合理用药；以及中药不良反应的概念、表现、原因与预防。并列出了各科病证名与应选药品药名索引。

（三）《中成药临床应用指导原则》（国家中医药管理局2010年6月）

1. 中成药的概述：明确中成药的定义（在中医药理论指导下，以中药饮片为原料，按规定的处方和标准制成具有一定规格的剂型，可直接用于防病治病的制剂），指出中成药的处方是根据中医理论，针对某些病证或症状制定的，使用时要依据中医理论辨证选药，或辨病辨证结合选药。然后说明剂型不同，使用后产生的疗效、持续的时间、作用特点各有所不同，并按固体制剂、半固体制剂、液体制剂、气体制剂，介绍了21种剂型制剂。指出：中成药使用中出现不良反应的主要原因有5点：①中药自身药理作用或所含毒性成分引起的不良反应；②特异体质对某些药物的不耐受、过敏等；③方药证候不符，如辨证不当或适应证把握不准确；④长期或超剂量用药，特别是含有毒性中药的成药，如朱砂、雄黄、蟾酥、附子、川乌、草乌及北豆根等；⑤不适当的中药或中西药的联合用药。使用中成药导致不良反应有多种类型，如消化系统及皮肤黏膜、泌尿、神经、循环、呼吸、血液系统症状，还有精神症状或过敏性休克等。

对如何预防中成药不良反应，提出了五点注意事项：①加强用药观察及不良反应监测，完善报告制度；②注意过敏史，细心观察用药后的反应，如有反应应及时处理；③辨证用药，采用合理的剂量和疗程，尤其是婴幼儿、老年人、孕妇及肝肾功能不全等特殊人群，更应注意用药方案；④注意中西药物间的相互作用；⑤对长期服药患者要加强安全性指标的监测。

2. 中成药应用原则：既强调了辨证用药、辨病辨证结合用药、剂型选择、使用剂量确定、给药途径选择等基本原则，阐明了中药注射剂使用时应注意的六点：①询问过敏史，过敏体质慎用；②严格按说明书界定的功效主治使用，禁止超功能主治用药；③按推荐剂量、调配要求、给药速度和疗程用药；④单独使用，严禁混合配伍，谨慎联合用药，每个疗程间应有间隔；⑤加强用药监护，密切观察用药反应，发现异常，立即停药，积极救治，尤其是对特殊人群和初次使用中药注射者，更应慎重，加强监测。同时还规定了联合用药原则、孕妇使用中成药原则、儿童使用中成药原则，以及各类中成药的临床应用、中成药临床应用管理。

(四)《中药临床应用指导原则》(2017年12月)

第一部分中药概述，包括中药临床应用形式及概念、中药毒性、剂量、疗程、中药汤剂、剂型特点、给药途径等。第二部分中药临床应用指导原则，对中药饮片的临床应用原则，写了16条大的原则，并明确了若干细则：①强调饮片处方应以中医理论为指导，辨证准确，依据充分，体现理法方药的一致性，调整用药时应有分析、记录。②各级医疗机构中药饮片采购、验收、账目、斗谱设置、信息管理及用名规范管理问题。③饮片处方书写的规范问题。④品种选择，应根据用药目的选择合适基源和炮制品种。⑤处方药味数和剂量应适宜，避免浪费。每剂应控制在240 g以内，不能超过300 g，药味控制在18种以内。⑥有毒中药的使用问题。⑦关于用药禁忌，有禁忌的用药应再次签字确认。⑧饮片与成药同时应用时，应避免相互矛盾、重复用药、剂量叠加、配伍禁忌。⑨饮片与西药同用时，应了解相互作用、用药禁忌，注意间隔、病情变化、不良反应及其处理。⑩对育龄妇女用药时应详细询问是否怀孕或预期怀孕，孕妇应避免使用妊娠禁忌药。⑪儿童使用中药饮片，应根据不同年龄阶段儿童生理特点，选择恰当的药物和用药方法，必须兼顾有效性和安全性；一般情况下新生儿用成人量的1/6，乳婴儿用成人量的1/3～1/2，幼儿及幼童为成人量的2/3。慎重使用对小儿有特殊毒副作用的饮片。儿童用药种类不宜多、疗程应尽量缩短。⑫老年人用药，由于老年人有的常患数种慢性病，应根据轻重缓急和主要病证、针对治疗主症的优先原则，注意合并用药品种，采用适当剂量，慎用药性峻猛品种。⑬应以汤剂口服为主，注意选择合适的给药途径、给药温度、给药时间、给药次数和疗程。⑭中药煎煮器具的选择、煎煮时间、加水量、煎煮火候，以及特殊煎煮法的问题。⑮各种适宜剂型的制备、剂量转换、调整问题。⑯关于不良反应的监测、收集与上报问题。

同时，在中药临床应用指导原则中，并列了14条中成药临床应用指导原则。

(五) 处方管理办法 (卫生部 2007 年 2 月)

应重点了解第二章至第六章的内容，即处方管理的一般规定，处方权的获得、处方的开具（包括处方用名、限量等）、处方调剂（包括调剂人员资质、调剂操作规程、处方审核的 7 项内容、四查十对等）、监督管理（特别提出了处方点评制度、规定了处方保存时间）。

(六)《医院处方点评管理规范》(原卫生部 2010 年 2 月 10 日)

第一章总则中即明确点评的目的是提高处方质量、促进合理用药、保障医疗安全。点评的内容：即对处方书写的规范性及药物临床使用的适宜性（用药适应证、药物选择、给药途径、用法用量、药物相互作用、配伍禁忌等）进行评价，发现存在或潜在的问题，制定并实现干预和改进措施，促进临床合理用药。明确处方点评是医院持续医疗质量改进和药品临床应用管理的重要组成部分，是提高临床药物治疗学水平的重要手段。第二章组织管理，强调要成立处方点评专家组、处方点评工作小组，写明了专家组和点评工作组的组成人员资质。第三章处方点评的实施，包括处方抽查数、点评方法、点评的范围、内容、点评工作应坚持的原则（科学、公正、务实）、点评结果的公布处理。并明确有 15 种情况之一的判为不规范处方，有 9 种情况之一的判为用药不适宜处方，有 4 种情况之一的判为超常处方，为实施、指导和规范处方点评提供了充分的依据。

(七)《中药处方格式及书写规范》(国家中医药管理局 2010 年 10 月 20 日)

在第七条中规定：医师开具中药处方时，应当以中医药理论为指导，体现辨证论治和配伍原则，并遵循安全、有效、经济的原则。第八条明确中药处方应当包括一般项目（机构名称、费别、姓名、性别、年龄、门诊或住院病历号等）；中医诊断（病名或证型）；药品名称、数量、用量、用法，中成药应注明剂型规格；药品金额、审核、调配、核对、发药药师签名和/或加盖专用签章。第九条明确中药饮片书写应遵循的 10 条要求（体现君、臣、佐、使；用名应规范，符合药典或省市、单位制定的调剂给付规定；剂量单位书写和使用恰当；特殊煎煮要求附注、标示明确；产地与临方炮制要求明确；药味书写排列整齐；用法用量符合药典规定；无配伍禁忌，有配伍禁忌和超量使用，应再次签名；服用方法、服用要求交代明确）。第十条明确中成药的书写应遵循 6 条要求（辨证或辨证辨病结合选用中成药；中成药书写应用药监部门批准的通用名；用法用量应按说明书的记述，超量使用应说明理由并再次签字；各类剂型的剂量单位标示；每张处方限开品种数及书写格式；药性峻烈或含毒性成分的药应避免重复使用，功能相同或基本相同的药不宜叠加使用；注射剂应单独开具处方）。

如何搞好中药处方点评

1. 应熟练掌握规范、标准的内容和要求，按法规、标准进行点评。因为临床上有很多医师，已具有较丰富的处方用药经验，有的已成为有名的专家，这些专家中有的是各有师传，或自名是某个流派的人，多数是经过院校正规教育，少数是自学成才，各自都认为自己具有优势特色，有很多独到经验。有些人对药学人员来评判他的处方是不屑一顾的。所以必须凭规范、标准说话，按照公认的标准和行业主管部门的要求来进行点评。

2. 要很熟悉中医基础理论及内、妇、儿、外等科的诊疗常规、辨证分型、治则治法、对证选药、复方配伍及药物的用法用量，包括药物的商品等级规格、临方炮制和特殊煎煮方法等方面的知识。即既要精通方药学、药物治疗学等方面的知识，也要熟悉中医基础理论和临床各科的诊疗知识，甚至要掌握一些西医药方面的知识，熟悉常用西药的药理作用、适应症、相互作用、使用注意、不良反应。有担当就要有本领，就要不断从书本和实践两个方面加强学习，不断强化积淀，充实自己。学做事还要学做人，形成人格魅力。绝对不要老子天下第一，盛气凌人。处方点评，要据理述理，而不是教训人，或显示自己。中医药学博大精深，我们在某一点或两点上比别人强是可能的，但还有许多是我们没有掌握的。

3. 中药处方点评的开展：一要争取领导重视。二要取得医务部门和临床各科主任的大力支持。三要持续改进，不断引向深入。四要抓住点评的主要内容：辨证是否准确，所确立的治则治法是否针对了病因病机和主症主因，选药是否精当，组方是否符合君、臣、佐、使原则，药物的用法用量和配比是否相宜，药物配伍禁忌、病证禁忌、妊娠禁忌、药食宜忌是否权衡相宜，有无有害的相互作用或潜在的用药风险，中成药特别是中药注射剂及含有毒药、麻醉药品成药的使用是否符合用药指导原则等。重点审查处方用药与临床诊断的相符性；剂量、用法的正确性；选用剂型与给药途径的合理性；确定是否有重复给药现象；是否有潜在临床意义的药物相互作用及其他不适宜情况。因为处方点评的定义："是根据相关法规、技术规范，对处方书写的规范性及药物临床使用的适宜性进行评价，发现存在或潜在的问题，制定并实施干预和改进措施，促进临床药物合理应用的过程。"五要制定两张能较全面反映点评内容要求和适宜的"中药处方点评工作表"。第一张中药饮片处方点评表，其栏目内容，应包括患者姓名、诊疗卡或住院床号、临床诊断、处方剂数、饮片品种数、处方金额、处方医师、方中有无毒性中药和按麻醉药品管理的中药、有无重点监管的贵重药、用法用量是否符合规定、组方配伍是否体现了君臣佐使原则、是否与含毒性中药的成药及含西药成分的成药同用、是否存在用药禁忌及有害的相互作用、处方书写是否规范等项。第二张中成药处方点评表，其栏目内容，应包括患者姓名、门诊卡号或住院床号、临床诊断病名或证型、选用中成药品种及数量、剂型规格（或含量）、用法用量、处方金额、处方医师、是否为国家基本药物或医保目录品种、有无用药禁忌、成药中是否含毒性中药、麻醉药品及西药成分等项。六要按规定比例，合理抽取处方，认真审查分析每一张处方，善于发现和敢于提出问题。七要耐得住寂寞或"白眼"，甘于奉献，切忌浮躁和应付或想当然。

4. 要有自信：中药药学人员，虽在临床诊疗知识、经验方面不如医师，但药师在药物学方面的知识比多数医师可能还会多一点，只要在实践中多学、多问、注意总结积淀，掌握一定的中医学和诊疗知识，经过一段时间，工作总会得心应手。不过，自信不等于自傲，且不可过于自信。一个善于学习、思考的人，虽有某些高明之处，但在知识的海洋里总还会有许多盲点。

实　　例

先生未专门从事过中药处方点评工作，只是在回答用药咨询、参加医疗事故鉴定和用药讲座中见到过一些问题处方，如用苍耳子超量致双目失明，用川乌、草乌超量致死，用马钱子致死，用苍术出现类似阿托品不良反应，用寒凉药过多致痉挛，用朱砂过量致头目眩晕、胀痛，用鱼腥草不当致过敏反应，感冒咳嗽用黄芪致久病不已，抑郁患者用白及、金银花等致不良反应，等等。

中药临床药学是一个新的边缘学科，它的兴起体现了中医医疗机构药学发展方向。中药处方点评既是中药临床药学工作的一项内容，也是医院药事管理中一项日常工作，需要实行多层次管理，督促形成医师合理用药模式。

3 中药临床应用现代研究述要

"以史为鉴，传承创新"。中药临床应用的现代研究，与中医药基础理论及临床各学科的传承发展研究，同样应坚持史料与史论、内史与外史相结合的原则。既坚持中医药传统思维，又借助现代科学技术和方法，按照当代法典标准和学科发展的内在规律，开展全面和深入的研究，求得更大的发展和成就，本节拟从以下五个方面简要述之。

中医临床用药的特点特色研究

中医治疗疾病，首先强调的是整体观念、辨证论治、理法方药，要求医生运用中医的阴阳五行学说、脏腑经络学说，以及八纲辨证、六经辨证、卫气营血辨证和三焦辨证等理论，根据中医的生理、病理机制，辨别疾病的不同属性、不同证型、病变部位、发展趋势、变化规律，然后确定治疗法则和处方用药，且大多选用中药的加工炮制品，故在几十年前，即有学者提出，中医临床用药的特点特色主要有三，即辨证论治、复方配伍、炮制入药。

（一）辨病与辨证相结合用药，始于医圣张仲景

现代研究认为："病"是"证"的基础，"证"是"病"的产物和病机的真实反映。一般而言，辨病诊治适用于病因特异、表现单纯的病证，其治疗以祛除特异性病因为目的；而辨证论治则主要用于病因繁多、病情复杂，且

影响到气血津液或多脏腑同病的全身性病证，需要对其病证进行细化分类，或随时间、地点的变化而采用不同的治疗，说明辨证论治是对辨病论治的深化与发展。临床上当以辨病为先，辨证为主。《中华人民共和国药典·临床用药须知》中药饮片卷 2010 年版和 2015 年版，总论第二章即明确规定"辨证论治是遣药组方的核心"，"是中医的特色和精髓"。在第三章指出："中医治则是遣药组方的向导"，阐述了"未病先防与既病防变、治病求本、调整阴阳、扶正祛邪、标本缓急、正治与反治、同病异治与异病同治、三因制宜等八大治则与遣药组方原则；第四章提出："中医治法是遣药组方的依据，简介了解表、泻下、清热等 21 法的适用病症（证）及针对的病因病机。

（二）复方配伍与对证选药研究

中医在临床处方用药中，除独参汤和单味药制成的成方制剂外，大多是多药配伍组方，即通常所说的复方配伍，说明使用复方和配伍用药也是中医临床用药的特点特色之一。因为合理配伍组方可起到协调药物偏性，增强疗效，降低药物毒性，减少不良反应的发生。古代医家把各种配伍关系概括为单行、相须、相使、相杀、相恶、相畏、相反七种情况，称为"七情"。现代研究表明，配伍可能产生三种结果，一是药理作用的相互影响，相加、协同或相乘使用、拮抗作用；二是物理化学方面的相互作用，影响有效成分的浸出及变化；三是药代动力学的相互作用和药物吸收、代谢、排泄的相互影响。

中药饮片处方用药配伍，古代和近现代医药学家已有大量论述，除提出了大、小、缓、急、奇、偶、复七类方剂外，还有按药物功用归纳的宣、通、补、泄、轻、重、滑、涩、燥、湿十剂，制定了"君、臣、佐、使"的组方原则，形成了数十万计的配伍组方范例。在前已述及的《药典·临床用药须知》中药饮片卷的总论第五章中更明确："君、臣、佐、使是遣药组方的规矩"；第六章则认定"优秀名方是遣药组方的典范"；第七章肯定"精通药性是遣药组方的基础"。很多有识之士开展了中药复方配伍理论研究、实验研究和临床研究。复方配伍理论研究，如：①"七方""十剂"，君臣佐使及复方文献发掘、整理、配伍法则；②运用数理统计分析方法和计算机技术对古今大量经方、验方、验案的用药规律进行分析，揭示经方、类方与同方加减方的方证内涵与复方配伍特征；③"法随证立"遣方用药、审因论治、治法治则研究；④"方从法出"，并结合中药有效成分、药理作用及既往研究成果进行配伍研究；⑤"方以药成"，组方配伍应考虑多方因素，即药材的来源、采集、加工炮制、药理、药味增减、剂型及患者的体质、年龄、病情、气候因素等；⑥君臣佐使在复方配伍中的法度和意义；⑦根据药物主次位置及配伍后的效应，研究相须、相使、相畏、相杀、相恶、相反配伍的法度和意义等。实验研究：①较早期的研究，是复方配伍恰当病或证的动物模型；②以类方（如桂枝汤类方）包括药味的增减、药量的变化等，或药对（同类药物配伍异类药物），如寒热配伍、升降配伍、散发配伍、滋阴利水配伍、活血止血配伍等为主，研究复方的配伍规律；③研究复方产生双向调节作用的配伍原则及作用机理；④以血清药理学的方法，结合药物受体模型及体内器官试验进行初筛的同时，研究复方配伍的作用机理；⑤研究复方化学成分在煎煮过程和体内过程中的动态变化；⑥研究复方中的药物产生协同、增效、拮抗、减毒等配伍规律及作用机理。临床研究：多选择疗效确切的复方，采用公认的病或证的诊断与疗效标准，随机双盲，前瞻性对该方的有效性、安全性进行评价（临床疗效判断必须以证效为主，即以机体恢复到最佳状态为主，而以理论检查为辅）。

有人在"中药复方配伍规律及药效物质基础研究"中指出该项研究是中医药现代化的重要内容。中药方剂的组方原理、各种化学成分之间的相互作用，以及在人体内的作用机制，目前尚不完全清楚。从系统分析三元论设计思想到有效部位、有效成分组学、分子中药学理论的提出，从不同角度、不同层次来认识中医理论和中药复方多成分、多靶点的治疗模式，通过拆方、药对和化学物质研究，对传统方剂的配伍理论进行验证和解释，通过研究中药有效成分、单方及复方体内过程的动态变化规律，研究中药化学成分肠内菌代谢过程，阐明中药复方配伍的科学内涵和作用机制，对中药新药研制、创新药物研发及指导临床应用都有重要意义。

有人在《中药复方配伍规律研究的思路与方法》一文中指出：中药复方配伍规律是中医药的脊梁与灵魂，中药复方配伍研究内容……包括药与药之间的相须、相使、相乘、相恶等关系；药物之间的十八反、十九畏内涵、药物在配伍中的地位——君臣佐使等内容。但是中药复方的配伍规律不能仅停留于传统的经验及理论上，应用科学实验方法进一步加以阐明，提示其科学的内涵。但也有人指出：中药复方配伍规律研究，不能脱离中医药基本理论与组方配伍原则，应防止出现纯粹化学研究的倾向。

关于对证选药，即在辨证准确、确定治则和治法的基础上，选择安全、有效、质优、价宜的药物，这是制订药物治疗方案的关键性环节。第一是有效性的选择，即要选择对特定病证或症状具有特定治疗作用的药物；第二是安全性的选择，即要选择安全性好，毒副作用或不良反应风险低的药物；第三是质量和价格适宜性的选择，即以质地优良、价格适宜的药物用于治疗。包括选用前人的经典名方或时方、验方的加减，或依法自拟的药方和选配的药物，也包括成方制剂的选用。如外感风寒表实证，应选用麻黄汤加减；温病初起表热证，应选银翘散加减；肝胆实火上炎证和肝胆湿热下注证，应选择龙胆泻肝汤加减，且方中木通应选用川木通；脾胃气虚夹湿证和肺脾气虚夹湿证，应选择参苓白术散；脾胃虚寒证和阳虚失血证，应选理中丸加减；外寒内饮证，应选小青龙汤加减，等等。如用成方制剂，风寒感冒表虚证，可选桂枝合剂；风热感冒，可选风热感冒颗粒；风寒夹湿感冒，可选九味羌活颗粒；暑湿感冒，可选暑湿感冒颗粒；外感风寒、内伤湿滞或夏伤暑湿所致的感冒，可选藿香正气水及其不同剂型制剂等。《中药学》教材附录一，列有"临床常见103种病证用药简介"；"中成药临床应用指导原则"中列有对证选用的中成药140余种。要切记选方用药依法有据、对证，虽有灵活化裁之便，但不可盲目随意。要知道"精通药性是对证选药、遣药组方的基础"，精通和熟悉药物来源、药性理论、配伍规律、用药禁忌、质量特征、量效关系，以及下面要讲到的炮制和成方制剂的组成。

（三）炮制入药与饮片形态的变异研究

炮制入药是中医临床传统的用药特色，因药材经过加工炮制，可纯净药物、保证用量准确，并可增效、减毒、保证用药安全，还可扩大应用范围、定向使用、便于服用和调剂、制剂、贮存。故历代医药学家和有识之士均反复强调了中药炮制的极端重要性，简述了中药炮制质量的优劣对临床疗效的影响，从有了中药的引用开始，即有了加工炮制，除《五十二病方》《神农本草经》等许多医药著作中均有丰富的炮制内容记述外，在我国古代历史上还出现了《雷公炮炙论》《炮炙大法》《修事指南》等炮制学专著。新中国成立以后，我国政府对中药炮制事业及其教育、科研给予了高度重视和政策扶持，无论在学术理论、文献整理、经验总结、实验研究、炮制方法、工艺改革、设备技术采用、饮片炮制生产、炮制品质量标准等任何一个方面均有长足的进步和发展，不仅在国家相关部委局制定的发展规划、纲要或指导性意见中，列为发展的重点之一，或专项支持项目，还将"中药炮制技术"列为第一批国家级非物质文化遗产名录。特别是在2016年12月颁布的《中华人民共和国中医药法》第二十七条中明确规定："国家保护中药饮片传统炮制技术和工艺，支持应用传统工艺炮制中药饮片，鼓励运用现代科学技术开展中药饮片炮制技术研究"；在第二十八条中又指出："医疗机构应当遵守中药炮制的有关规定，对其炮制的中药饮片的质量负责。"这就为中药炮制及其学科发展提供了强有力的法律保证、指明了方向。《药典》一部从1985年版起，即逐步完善炮制品种和技术标准，王涛和叶定江等编写的《历代中药炮制法汇典》及《中药炮制学》反映了一个时期的炮制学学科的研究水平。

中药饮片形态的变异，历史上早已发生过，如最早的㕮咀、煮散，至饮片的出现即经过了几次变革。近代和现代出现的饮片变异主要有几种：①中药颗粒，是在传统饮片的基础上产生的，即在净选、切制、炮制、干燥后，制成粗颗粒，定量包装或装入瓷罐、玻璃瓶、橱斗，供调配使用。其体积较小，表面积增大，有效成分煎出率高，贮存较方便，且能节省药材，易于调剂，提高了洁净度。但打碎时易产生细粉，损耗较大，主要鉴别特征缺失，易于掺假，或混入其他杂质和劣质品，煎煮时易糊化，药液混浊，过滤困难，质地坚硬的颗粒煎出率差异大，20世纪70年代至80年代初中期少数地区试行过，但因推广较困难而终止。②中药粉末，即将中药饮片打成粉末，装入定制的容器内，用匙勺调配，20世纪80年代、90年代河南等地使用过。但这种较细的粉末煎煮时更易焦糊，不易过滤，推广应用亦较困难。但在一个较长时期，某些医院和医生为避免患者辨认出所用药物，导致处方泄密外流，将处方中所用中药饮片均粉碎成细粉，以保持独家经营。③中药煮散，在历史上沿用已久，《伤寒论》中载四逆散、半夏散等，《金匮要略》所载抵当汤等，可谓是早期的煮散制剂。《千金要方》中出现"煮散"一词，至南北两宋时才被广泛应用。在《太平圣惠方》《太平惠民和剂局方》《圣济总录》《济生方》《小儿药证直诀》等著作中均有大量煮散记载。特别是《太平惠民和剂局方》所载788方中，竟有237个煮散。明、清以后，由于中草药逐渐增多，并崇尚药物外形美观，故以饮片煎汤代替了煮散，但也不乏医药名家主张采用煮散。在1960年南京中医学院主编的《方剂学》中，介绍汤方172个，煮散即有52个。《蒲辅周医案》中还记载了煮散的制作方法。进入70年代后，恢复、发展煮散的呼声日高，其研究亦日趋深入，并进行了多种饮片汤剂的对比试验。前几年，又有人撰文推崇煮散，并列举其优势：称有利于有效成分煎出；能较好地保留挥发性成分；可缩短煎煮时间；有利于慢性病的急性期治疗；有利于糖尿病等患者选择应用；可节省药物资源。基本保留了饮片汤剂的特色，符合中医特色用药要求。但令人担忧的是，不法商人可利用鉴别特征被破坏而以售其奸，掺杂使假或混入低劣品质药材。④中药配方颗粒，或称单味中药浓缩颗粒，免煎中药。指根据单味中药性能采用水提、醇提、水蒸气蒸馏、喷雾干燥、干法制粒等不同制备方法制备而成的颗粒剂，严格讲已不属饮片范畴，实际上属于一种可供临床配方使用的纯中药制品。优点是采用真空包装、体积小，仅为原饮片的 1/10，携带、储运、调配方便，可直接冲服。但许多人质疑的是，单煎浓缩后再配方冲服能否达到合煎的效果？是用的优质、合格饮片，还是用的劣质饮片或药材？⑤中药超微粉，有的商家亦将其称为超微颗粒或超微饮片。即采用超微粉碎技术制成的一种微细颗粒，其粒径多为 $25 \sim 48\ \mu m$（并未达到 $1 \sim 10\ \mu m$）。它增加了表面积，多数植物药的细胞壁已破碎，增加了吸收速率和吸收量，可直接用于配方，使用时不需煎煮，只需开水冲泡即可。对贵重药材具有较实用价值。但这种微细粉，亦有上述配方颗粒的缺陷，没有共煎过程，而且有的纤维性较强的植物药，冲泡液多呈混悬状态，服用不很方便，所用原料药的质量优劣亦难以监管。⑥精制小包装中药饮片，有时亦称小包装中药饮片或单包饮片。实为传统使用的散装饮片的单剂量分装。应该说，先生是饮片单剂量分装的支持者和促成者。1993 年，先生在参加一次全国性学术会议时，与同室的一位河北同行，在谈到中药饮片形态和包装改革时，均对单剂量分装有些想法。先生坚持认为：中药饮片是一类特殊商品，是商品就具有价值和使用价值，具有内在和外在质量特征，具有规范、合理、科学、实用的内外包装，并应随着科学技术和市场经济的发展不断加以改进。当代国内外各类商品包装大多趋向定量化、单一化。同时，先生很快将中药饮片单剂量分包的意义概括为 6 个方面：①有利于促进中药饮片包装的现代化，走出国门，扩大出口；②有利于促进中药饮片加工产业的发展；③有利于加速中药调配方式的改革，改善中药人员的工作条件和"窗口"服务形象；④有利于中药储存保管和运输，提高和保证中药饮片质量；⑤有利于医生辨证用药，克服用药中的随意性，保证用药安全有效，又能体现中医用药特色；⑥有利于促进中药饮片销售，使中药行业出现新的经济增长点。

拟定成文后，《南方医药经济报》在头版头条予以发表，并加了编者按语，随后《中国药业》杂志亦予发表。1996年底先生受省中医局之托提出实施方案，并由省中医局委托某地商家进行包装，拟在某中医院试行，因受阻未能如意，但事隔3年后，上海、深圳等地试行，受到欢迎。2006年后，国家中医药管理局推广使用，并以精包装成名，列入中医院药事质量管理持续改进和等级医院复评验收的内容。

质量保证与品种变异研究

对中药质量保证、品种变异和更替研究，有史以来从未停止过，古代数以百计的本草著作甚至许多医学著作中均有精辟论述，历史上各个朝代的统治者也很重视，新中国成立后即开始颁行药典标准、炮制规范，以及药材种植、采收加工、药材商品等级规格等一系列法典和技术标准。1984年又颁行药品管理法，2016年12月颁布中医药法，把中药质量管理和品质保证，提高到了以法管药的高度。特别是药品管理法，把"加强药品监督管理，保证药品质量，保障人民用药安全有效，维护人民身体健康和用药的合法权益"作为立法宗旨。故有关中药生产、流通、经营、使用、检测和监督管理的质量保证和促进提高研究从未停止过，且越来越深入和精细，新的成果不断呈现，基本满足了人民群众用药的质量需求。但中药不同于化学药物，大多取自然界的天然物质，而天然物质特别是植物和动物，可受时代的变迁、生态环境的变化，以及地域、气候的影响。加之，品种来源、种质、栽培或养殖技术、采收时月、产地加工、炮制、贮运管理、品规等级的差异，致使任何一种单味药的内在质量均不是同一的，不仅所需有效成分或有效部位大多难以精确计量，而且连原有的形、色、气、味特征均有较大差异。同时，由于过度追求经济效益，不法商人作伪、掺假或以次充好始终存在，使中药质量管理只能永远在路上，成为一个永恒的话题和研究课题。当代许多学者围绕下列几个方面进行了较多的质量对比研究：

（一）栽培品与野生品的质量疗效对比研究

古代中药的来源主要依靠野生，性状质量特征描述多以野生为主，但当代随着人口的增加、疾病谱和健康观念的变化、医疗条件的改善，用药量日益加大，靠野生资源根本无法满足人们的用药需求，因而引种栽培、人工培育及养殖的发展则成为大势所趋。目前，人工栽培或养殖的品种已多达70%

以上，但许多栽培品，由于南移或北移，或周边拓展后，因土壤、气候、温度、肥料等的不同，栽培药材所含的次生代谢产物产生的影响，不仅使药材内在成分有所变异，而且其性状亦产生了较大的变化，如丹参，野生者外表栓皮粗糙易剥落，多显紫红或紫棕色；栽培者根条较粗壮，表面红褐色或土红色，有的甚至变为土黄色或土黑色，外皮紧贴不易剥落，质坚实。野生防风表面灰棕色，皱缩而粗糙，根头部具密集的环纹，俗称"蚯蚓头"；栽培防风蚯蚓头不明显，质地较野生防风重，粉性较强，菊花心色浅，断面皮部裂隙不发达、气弱，甘而无辛味。栽培半夏由于生长快速、块茎较大，有的还生了小块茎。对于野生、家种品大多从实验方面开展了研究，但临床疗效很少有对比研究。

关于中药材品种理论的核心内容、中药品种延续与变迁的规律、药材新兴品种的形成及其意义、道地药材的发展与应用的研究，其内容十分丰富，难以尽述。

（二）近缘品种与杂交品种

由于中药农业和药用植物资源的减少，许多近缘植物也被开发供药用，如川贝母，原仅列百合科植物川贝母、暗紫贝母、甘肃贝母和梭砂贝母，从2010年版《药典》起，即增加太白贝母、瓦布贝母两种；枳实原只列酸橙一种，近年来即增列甜橙一种。同时，随着生物技术和栽培技术的发展，一些药用植物的杂交品种也进入中药市场，如陈皮、金银花的嫁接和变种越来越多，辛夷花在河南已出现杂交品，其中比较优良的品种有"腋花望春玉兰"、"桃实望春玉兰"及"猴掌望春玉兰"等。几年前发现用肉根毛茛充猫爪草，用芦竹根充芦根，还有用芦苇茎充芦根者。这些品种，其性状都很相似，不仅给品质鉴定增加了难度，疗效有无异同亦值得研究。

（三）采收与产地加工及贮存对品质影响的研究

古代许多医药学家提出了"药出州土"论、"采造时月"论、"药藏"论。如梁代陶弘景指出："诸药所生，皆有境界……多出近道，气力性理，不及本邦……今诸采造之法，既并用见成，非能自掘。"《千金翼方》记载，唐代当时规定了全国133州所产的519种道地药材可入药配方，"其余州土皆有，不堪进御"。《太平圣惠方》《太平惠民和剂局方》明确提出，中药采购应"甄别新陈，辨明州土"。《本草衍义》《用药法象》《本草蒙筌》《医学源流论》等著作中均强调了"产之有地，失其地则性味少异"。现代人以陕西所产的道地药材秦皮进行内含成分秦皮甲素和乙素的含量测定，发现以陕西产品为最高，分别达到 7.58% 和 2.0%，而四川产品仅为 2.61% 和 0.8%，新疆产品即为痕量；川产厚朴所含厚朴酚、和厚朴酚等酚类成分的量，是江西产品的 6 倍、云南产品的 4 倍。

1. 关于"采造时月"：早期的《神农本草经》《神经本草经集注》《桐君采药录》等著作中即有记载。《千金翼方》中记载了 238 种中药的采集时间和干燥方法。《开宝本草》谓："草木根苗，阴之皆恶，九月以前采者，悉宜日干；十月以后采者，阴干乃好。"《本草蒙筌》曰："茎叶花实，四季随宜。采未老枝茎，汁正充溢；摘将开花蕊，气尚包藏。实收已熟，味纯；叶采新生，力倍。"说明古人早已认识到不同采收期与其药效的关系。当代更认识到不同采收时节和期限，对其所含药效物质有一定影响，如认定早春或深秋采集的天麻、苍术、葛根、桔梗、大黄、玉竹等，其有效成分含量较高。5 月上旬到 6 月中下旬采集的"鹅眼枳实，其所含各类药效成分最高，挥发油量可达 1.13 mL/g，橙皮苷为 6.32%、辛弗林为 0.382%"。文献报道了几百种常用中药的适宜采收期，发表了大量文章，并出版了《常用中药采集法》等几十部著作，均肯定合理的采收时宜可保证质量，提高产量。

2. 产地加工方法：可因药材种类不同、产地不同而有差异，但一般有净制、蒸、煮、烫、浸漂、切制、发汗、揉搓、干燥等法。产地加工对药材的形、色、气、味和内在质量均有很大影响，对药物所含的苷类、生物碱类、挥发油类、有机酸类、鞣质类、无机盐类等均会造成一定影响，《药材生产技术》《中药材采收加工学》《中药材商品学》等著作中，以及各类期刊报道的研究文章中都有较系统阐述和结论。如文献记载称：菊花不同加工品所含挥发油的量不一样，生晒品为 0.58%，烘干品为 0.50%，蒸晒品为 0.48%；白芥子采用清炒法炒制时，其白芥子苷的含量为 0.45%，采用电热烘烤法时，则为 1.25%。

3. 中药的贮存与保管：贯穿于整个生产、流通、运输和使用环节，其贮存条件、贮存时间的长短及养护是否得当，更是防止药物品质变异、保证质量的关键。理应坚持"安全贮存、科学养护、保证质量、降低消耗、收发迅速、避免事故"的原则。唐代孙思邈指出："合药所须，极当预贮"，"凡药皆不欲数数晒曝，多见风日，气力即薄歇，宜熟知之。诸药未即用者，俟天大晴时，于烈日中曝之，令大干，以新瓦器贮之，泥头密封。须用开取，即急封之。勿令中风湿之气，虽经年亦如新也”，“丸、散以瓷器贮，密蜡封之，忽令泄气，则三十年不坏。诸杏仁及子等药，瓦器贮之，则鼠不能得之也”。《本草蒙筌》指出：“凡药藏贮，宜常提防。倘阴干、暴干、烘干未尽去湿，则蛀蚀、霉垢、朽烂，不免为殃……见雨久，着火频烘；遇晴明，向日旋暴。粗糙悬架上，细腻贮缸中”，“人参须和细辛、冰片必同灯草；麝香宜蛇皮裹，硼砂共绿豆收；生姜择硇砂藏，山药俟干灰窖”。时至近代和当代，关于贮藏和保管的研究更日趋深入，中药采制、中药炮制在《药典》及各种规范中，均有大量记述，并有各种版本的贮藏保管学专著，仅近几年来在期刊上发表的有关贮藏保管研究的文章即有 100 余篇。对影响药材贮藏变质的因素、变质现象、养护和控制方法及包装均进行了大量研究。不仅贮存环境和基础设施有了极大改善，大多数地区和单位都创造了阴凉、低温、冷藏条件，加强了温湿度控制。随着仓储、物流业的发展，仓储管理亦出现了电气化、电子化、网络化、规范化、科学化、现代化的加速局面。

（四）中药等级规格与品质差异研究

中药入药虽不允许次品和不合格品存在，但等级品规差异历代即有，依一般常识而言，特等品、一等品与末等品的质量差异和疗效差异肯定存在。但由于利益的驱动，商家和药房均不可能保证用精品。加之，既有等级划分，末等品的应用也属合法。一个时期，对中药品规等级和疗效的差异很少有人问津，最近十几年来，有些单位面对良莠不分或劣质药品时现的状况，着手进行了研究，提出进入医院处方调配的中药饮片，应尽最大可能选用一等品、特等品，部分选用二等品，许多医院确立中药采购验收的质量标准，基本保证了用药质量要求。

中药剂量与煎煮服用方法的研究

中药剂量，即单味中药入汤剂或入丸、散等制剂的用量，且入汤剂、散剂时多指干燥药物一日的服用量。自古以来，经过历代中医药学家和民间用药经验的积累，有用量记载的中草药已达几千种，有的已记入教科书和当代《辞典》《药典》和炮制规范。但对古今用量的折算和异同，是大剂量还是小剂量，是用起始量、常量，还是极量，一直存在争议，各有说法，许多医家一直认为："中医不传之秘在于剂量"，故对中药剂量的确定一直处在探索研究之中。最近也有医家指出，剂量难以恒定的主要原因：一是与医家所学、所处的流派有关；二是与医生的个性有关；三是和患者的病情有关；四是与患者的体质有关；五是和时下的中药质量有关。故有的医家提出了因病施量、因症施量、因势施量、因人施量、因药施量、因剂型施量、因服药方法施量、因方剂配伍施量、因制方原则施量。《药典·临床用药须知》2010 年版、2015 年版均强调：遣方用药的基础，是要精通药性，熟悉药物的品种来源、产地、采收、贮藏方法、加工炮制、药性理论、配伍规律、用药禁忌、用量、用法；了解药物性质、剂型、配伍、年龄、体质、病情、季节变化与剂量的关系。

先生认为：对前人在临床用药中探索和总结提出的经验用量，以及现代典籍记载的用量，原则上应引为用药依据或参照，不宜过分肯定个案用药经验，或随意放量用药。确定用量的依据，主要是 4 个方面：一是患者的年龄、性别、体质、病程与病势，如老年人的用量应适当低于青壮年；儿童用量宜轻，通常 7 岁以上儿童可按成人量减半，5 岁以下可用成人量的 1/4，婴幼儿为 1/8 或 1/6；妇女用量约低于男性；身体强健者用量可稍重，身体虚弱者用量宜轻；过敏体质者，应尽量避免使用某些易于致敏的药物，如非用不可，应从小剂量开始。二是药物的性味、质地与质量。气味平淡、作用缓和之药，用量可稍大；气味浓厚、作用峻猛之药，以及峻下逐水、破气散结、破血通瘀的药，用量宜轻；有毒药，特别是剧毒药的用量，必须严格控制，并应从小剂量开始，逐渐增加，中病即止；小毒及无毒药，用量可适当掌握；凡来源于多品种的药物，作用力强或毒副作用大者，用量宜小；作用力缓和或无毒者，用量可稍大；质量上乘的道地药材，用量可稍小。三是使用目的、病证需要及配伍用药与剂型采用。如牵牛子少则通便，多则行水；蒲公英单用可用 30~50 g，配方用只需 10~15 g；入汤剂可稍大，入丸、散用量宜小。四是考虑所处地域或季节气候。南方气温偏高，其人腠理疏松，解表药宜轻；北方气温偏低，其肌肤强厚，解表药宜稍重。夏季暑热多湿，芳香化湿药可略重，解表药、温阳散寒药宜轻；冬季寒冷，温补、发表之品可稍重；春季升发，轻用风药；秋季干燥，重用润养药。此外，在确定药物用量时，还应考虑患者的财力及药物的价格等，特别是贵重药物，如冬虫夏草、牛黄、麝香、穿山甲、羚羊角、铁皮石斛、哈士蟆油等，如患者的财力有限，在保证疗效的前提下，可适当减量。要考虑到，安全性是药物的第一要素，加大中药用量，提高临床疗效，绝不能以增加安全性风险为代价，更不可随意加大剂量。在诊断准确、方证对应，根据患者病情体质，经充分权衡利弊、预测风险后，需大则大，需小则小，既要足量取效，又不能给患者造成不良后果。阐明中药量效或毒效关系，寻找临床最佳用药剂量，虽是提高中医临床疗效的重要研究方向之一，但可能是一个较永久性的课题。

对中药煎煮服用方法的研究，可谓是上下几千年从未停止过，医圣张仲景对中药的煎煮及服用法即有浓墨重彩的记述，先后表述了先下入煎、后下入煎、分煎合服、煎煮丸药、麻沸汤渍、去滓重煎、米熟汤成、加酒同煎、加蜜同煎。历史上的大多医药家均指出：煎煮之法最宜深讲，肯定煎煮之法与药物疗效密切相关。进入近现代以来，对中药煎煮的原理、煎煮方法、汤液质量控制等，开展了极为深入的研究，提出了新型汤剂的构想与发展。《药典·临床用药须知》等规范性著作中，更对煎药的用具、煎药用水、煎药火候、煎煮方法，以及先煎、后下、包煎、另煎、溶化、泡服、冲服、煎汤代水等特殊煎法作出了明确界定。许多学者还依据《黄帝内经》《神农本草经》关于中医时辰药理学的论述，对不同病证、不同病情及不同功效、不同使用剂型，提出了不同的服药时间和服药方法，其内涵十分广博。

有毒中药和中药不良反应的监测研究

有毒中药是中医用以治病的一部分药物，其中很多还是很常用的药物，其品种较多，在《本草纲目》中即收有 312 种，《药典》2015 年版收大毒药 10 种、有毒药 39 种、小毒药 28 种，总计 77 种，《中药大辞典》载 500 余种，《有毒中药大辞典》专载 503 种，并按"极毒""大毒""有毒""小毒"逐一加注。《中国毒性民族药志》收录 927 种。所谓"极毒"者，亦称剧毒，是指毒性剧烈，生品内服常用量很小或不宜内服，可能致死量多在 1 g 以下，有的甚至只有几毫克、十几毫克、二十几毫克，如砒石、砒霜、雪上一枝蒿等；"大毒"，是指毒性剧烈，治疗量与中毒量接近，超量用药可致严重毒性反应且易于中毒致死的药物，如生川乌、生草乌、狼毒、雷公藤、马钱子、三分三、蟾酥、斑蝥等；"有毒"，也称常毒，是指毒性较大，治疗与中毒量比较接近，过量也可导致中毒甚至死亡的药物，如制川乌、制草乌、制附子、制白附、制南星、全蝎、蜈蚣、白果、天山雪莲、香加皮、苦楝皮、苍耳子、细辛、雄黄、朱砂等；"小毒"，指有一定毒性，治疗量与中毒量虽差距较大，但剂量过大也可发生毒副反应的药物，如苦杏仁、山豆根、北豆根、土鳖虫、川楝子、艾叶、吴茱萸、刺蒺藜、千年健、蛇床子、豨莶草等。上述四类中较常见或常用的约 200 种，其中极毒品种约 10 种，大毒品种约 30 种，有毒品种约 90 种，小毒品种约 70 种。自古以来，许多医学家均认为"药以治病，因毒为能"，或强调"治疗沉疴痼疾非毒药无以为能"。当代研究也证实：部分有毒、大毒或剧毒药确能攻克一些疑难重症。从而使有些医家亦尝试着扩大有毒中药品种的引用，或加大有毒中药的用量，并提出"现行《药典》对有毒中药用量的限制过严，治不好病"。有的"草医"或医药消费者亦在自行寻觅或选购一些有毒中药，自制药酒或加工成丸散，用于风湿骨痛，甚至补肾壮阳，以致更加大了有毒中药应用的风险。

关于中药的不良反应，与西药比尽管发生率相对较低，但近 20 年来，随着中药用药品种、数量和使用范围的拓展，监管和关注研究的加强，其文献报道有逐年增多的趋势，涉及的药物品种达 400 余种，中成药达 200 余种，特别是中药注射剂导致的不良反应较多。故对中药不良反应的监测与警戒也逐渐有了加强。

中药不良反应的类型，与西药的不良反应一样，亦分为 A、B、C、D 4 种类型。A 型不良反应占 $70\% \sim 80\%$；B 型不良反应占 $20\% \sim 30\%$，与药物和患者的异常性有关，难预测，发生率低但死亡率高；C 型不良反应，可在长时间用药后出现，表现为蓄积中毒，潜伏期长，机制不明，难预测；D 型不良反应，指与配伍不合理有关的中药不良反应，包括中药与中药的配伍、中药与化学药物的配伍。

中药不良反应的临床表现及分类：可涉及人体的各个系统、器官、组织。可分为副作用、毒性作用、变态反应、后遗作用、特异质反应、药物依赖性、"三致"作用。中药的副作用，多系可逆性的，有的使用目的不同而成为可利用的效用。中药的毒性作用是较常见的，可由用量过大或时间过长，或患者敏感性较高，或炮制和配伍不当而引发，其危害较大，可导致生理功能变化，或脏器功能、形态的病理损害，甚至可危及生命。中药中毒的临床表现主要可分为过敏反应和中毒反应。过敏反应常见皮肤荨麻疹、红斑或丘疹、剥脱性皮炎及胸闷气短、咳嗽等症状，严重者也可发生过敏性休克。中毒反应包括中毒性休克、致癌、致突变、致畸，以及呼吸、循环、神经、消化、造血各系统的损害，如川乌、草乌、附子、雪上一枝蒿、马钱子、巴豆、砒霜、雷公藤、闹羊花、洋金花、朱砂、雄黄等。目前研究较多的毒性成分类别主要包括生物碱类、有机酸类、重金属元素类、苷类和毒白蛋。

过敏反应在中药药源性疾病中报道最多，且包括多种类型，如五味子、白芍、当归、丹参等可引起荨麻疹；虎杖、两面针等可引起药疹；蟾蜍、苍耳子、蓖麻子可引起剥脱性皮炎；梅花、南沙参等可引起丘状皮疹；黄柏、天花粉、大黄等可引起湿疹样药疹；清开灵注、双黄连注、参麦注、生脉注、香丹注、喜炎平注、丹参注、柴胡注等中药注射液可引起皮疹等过敏反应，或过敏性哮喘、过敏性休克。

至于药物依赖性，主要发现长时间服用番泻叶可产生身体依赖性，出现焦虑不安、全身疼痛、失眠、面热、潮红、厌食、体温上升、呼吸频率加快、心率加快、呕吐、腹痛等症状；连续使用罂粟壳及含罂粟壳的制剂易致成瘾，出现生理依赖性和精神依赖性。

中药不良反应发生的影响因素，主要是3个方面：①药物因素，包括基原品种、产地、采集时间、炮制工艺、贮存条件、药物所含成分、质量；②机体因素，有年龄、性别、病理状况、个体差异；③临床用药因素，如剂量、给药途径、疗程、辨证是否准确、配伍是否恰当、煎煮服用方法是否合理。

对中药的不良反应，古人早有认识，指出了"是药三分毒"，要求人们警醒，并不断研究提出了一些防范措施。但有些人一直又认为中药的毒副作用或不良反应较小、相对安全，加之中医讲究配伍用药，有的毒副作用可以得到制约，故未引起足够重视，可在20世纪80年代以来，随着药品法的颁行，对药品质量和不良反应监管力度的加强，其研究亦日益深化，制定了中药不良反应监测的基本流程、评价方法、报告和监测系统，以及处置原则和救治方法。同时，还明确了中药药物警戒的基本内容和工作方法、用药错误和防范措施，警示了各类用药风险，颁行了各类用药指南。

合理用药与中药临床药学研究

合理用药是提高药物治疗水平，降低医疗费用，使更多患者获得优质医疗保健的必要条件。实现药物使用合理化，是一种利国利民，造福于人类的大事，是医院药学工作者的一项重要工作，是医务工作者不可推卸的责任。提出合理用药要求，是人们为了更好地使用药物这个武器的一种需要，同时也是社会发展、进步的表现。故 1985 年世界卫生组织在内罗毕会议上，即给合理用药进行了定义，倡导合理用药，提出合理用药判断标准、不合理用药的主要表现、导致不合理用药的因素、可造成的不良后果。

由于传统中医流派较多，各承师传，属经验医学，加之中药多取自动物、植物、矿物，每味药均是一个多成分的混合物，在正式记入药物学著作之前即已大量投入人体使用，或已进入成方制剂，每位临床医生多凭经验用药，自认为经过辨证、组方、选药，均是准确合理的。故在一个很长时期内很多临床医家，对在中医院提出"合理用药"这个概念是不以为然的，有的甚至是反感的，但在进入 21 世纪，特别是 2008 年重启等级医院复评验收以后，才逐步受到重视，被列入医疗业务管理议事日程。先生在 21 世纪初，即对如何促进中药合理应用提出了七点建议：①逐步增强依法用药观念，不要过分强调个别用药经验；②坚持辨证论治，对证选药，不搞"药海战术"，在治疗过程中依据病情的发展变化，适时的正确的修改治疗方案；重视配伍，合理组方；③注意用药禁忌和有毒中药的合理使用；④注意中西药的相互作用与合理联用；⑤正确选择药物剂型、给药途径、用法用量，关注不良反应；⑥开展中药合理用药教育，实施多元化中药药学服务，并撰写了一系列文章，编入了相关著作（2017 年后，中华中医药学会正式将合理用药写入全国中药临床药师培训教材，指出"中药的合理使用，是确保临床用药安全有效的必要条件"，设立了医生、护士、患者合理用药教育章节，明确了教育内容和方法，特别强调了中成药之间、中成药和汤药之间，以及中药与西药的联合用药原则）；⑦建立毒性中药使用原则，特殊人群包括妇女妊娠期、哺乳期与老年人、儿童、肝肾功能不全者的用药原则。许多医院药事管理者已认识到，药品质量和合理用药管理是医院药事管理的核心内容。

中药临床药学从 1982 年兴起至现在已有 30 多年，走过了较为艰难的历程，从试点、探索，到逐步被中医药界和西药学界众多有识之士认知和认同，确是来之不易。国家中医药管理局继 1992 年后，于 2010 年再次将中药临床药学列为等级医院检查评审内容，明确了中药临床药学的学科地位，批准中药临床药学重点学科建设，建立中药临床药师培训基地，组织编写培训教材，开展了中药临床药学教育和培训。

中药临床药学的特色优势：一是文化承载丰厚；二是源于本土，历史承袭久远；三是学科内涵丰富。其研究内容，包括了本文前面述及的各个层面，如中药包括中成药的品质保证研究；用药禁忌包括中成药的用药禁忌研究；复方配伍及中西药联合用药与相互作用研究；中药毒副作用与不良反应监测控制研究；饮片形态变异与汤剂煎煮和服用方法研究；剂型改进与给药途径研究；中药药代动力学与生物利用度研究；药物临床试验、作用评价与品种更替研究；中药药物经济学研究；以及中药临床药师的修为研究。

目前已经达到的较统一的认识是：①中药临床药学应姓"中"，建立自己的研究框架，坚持中医药思维和理论指导，主要研究解决中医医疗机构和中医临床安全、有效、经济、合理用药中的问题，特别是中药（包括成药），以及中药与西药合理联用等方面的问题；②加速培养一支医药兼通、中西兼通、功底深厚、经验丰富的中药临床药学药师队伍；③应正确认识和区分中药临床药学与临床中药学、中药临床药学研究与日常中药临床药学工作、中药临床药学工作与药学部门的基本业务工作的异同，把握正确的方向和目标；④应突出重点，选择突破口和切入点，在认识尚未完全统一、标准基本缺如、队伍力量较薄弱、研究工作条件尚不全具备的情况下，不宜急于全面"开花"。

综上所述，说明中药临床应用现代研究，涉及内容较为宽广，研究较为深入，成果较为丰富，有的已载入典籍，成为标准和众多有识之士的共识。但祖国医药学博大精深，源远流长，中医中药同源同流发展，国人和世人对中医中药的依赖，在医疗和康复保健及养生等方面的应用日趋广泛，时代需求日益增长，在临床用药中既要传承前人的用药经验和方药、诊疗等方面的经典理论，更要面对时代的变化、社会的进步、科技的发展、人类文明程度的提升，坚持创新发展，不断创新用药理论、用药方法和用药水平，不断提升用药品质，实施精准化药学服务和医疗健康服务。因此中药临床应用研究和中药临床药学研究，应该说依然是任重而道远！

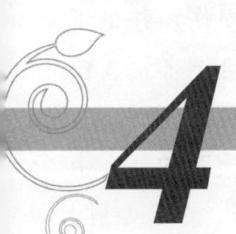

4 中医临床用药与中药药学思维

中药是中医用以防病治病、康复保健的主要武器。中医学与中药学同源发展，同样植根于中华文化和华夏文明的土壤中，其核心理论基础同为阴阳五行，五运六气、天干地支、藏象经络等，且均是传统中医中药的精华和核心部分。但在几千年的历史长河中，随着人类文明的发展、社会的进步，特别是近、现代以来，中医学的基础研究得到深入发展，临床各分支学科分化加速，按脏腑系统或按病、证（症）系统和优势特色分科日见增多，临床用药的新观念、新需求、新经验、新用法层出不穷；中药学（或说本草学）也一直在以不断分化又不断综合的形式演化，其分支学科次第成熟，日益增多，且各自在向纵深领域推进，新理论、新技术、新方法、新品种，更是日新月异，标准化、精细化、现代化的呼声尚高于中医学领域。加之医药分化日久，导致医不知药、药不懂医，既使在医疗机构内，中医临床用药和中药药学服务思维很难近乎一致，有些医家甚至还片面认为："中医将会亡在中药上。"但先生认为：中医中药理论和实践同源，传承发展了几千年，文化底蕴深厚，独具诊疗优势特色，在中华民族繁衍昌盛和全民健康服务中，作出了不可磨灭的贡献，积累了丰富的经验，人民信赖和需要，党和国家重视，中药资源和质量虽存在一些问题，可发展和延续的空间永远存在，政策和法规保障亦在日益跟进。先生觉得中医和中药人均应该具有中医药文化自信和中医药理论自信，既要努力传承，更要创新发展，坚持临床用药中的原创和科学思维。故先生特设本题简要述之。

准确辨证，对证选药

辨证论治是中医诊断和治疗疾病的基本原则，是中医学的精髓。辨证准确更是遣药组方和对证选药的关键。因为只有药证相符，才有桴鼓相应的疗效，才能药到病除或使症状得到控制。但目前临床上不精细辨证、不能准确辨证，或选药不对证，随意组方选药的情况均有发现。如有一年近古稀的老人患头晕30多年，血压高、血脂高、十二指肠溃疡、肾功能损伤，并见下肢水肿，被诊断为眩晕痰浊中阻证，在行西药治疗的同时，给予半夏、白术、天麻、红花、桃仁、茜草、姜黄、大黄、桂枝、附子、黄芪、炙甘草、通草、僵蚕、蝉蜕、陈皮等及复方丹参滴丸等药物治疗。值得质疑的是：患者眩晕30余年，血压、血脂均很高，且有溃疡病、肾功能损伤、下肢水肿，长期使用抗高血压药、诊断为痰浊中阻似乎并不符实；选用药物时除用了半夏、白术、天麻、陈皮之外，尚用了较多的活血化瘀药，也不够对证。另有一位 75 岁的老年患者，被诊断为：①胸痹心痛、心衰病（痰热互阻证）；②风痹（痰瘀阻络证）。在行西药治疗的同时，以瓜蒌薤白汤合小陷胸汤和失笑散治疗。全方 15 味药，仅有 6 味药是三个合方的药物，其余 9 味药亦不对症，用药目的和目标不明。还有一位 15 岁患儿，西医诊断为免疫性血小板减少、急性上呼吸道感染；中医诊断为紫癜（血热妄行证），选用方名虽为犀角地黄汤加减，但在处方所选的 11 味药物中，仅一味是犀角的代用品水牛角，其余均非犀角地黄汤中的药物。还有，本为肝肾阴虚证，却被诊断为肾阳不足、命门火衰证；脾胃虚寒证却被诊断为脾胃蕴湿证，如此等等，不胜枚举。

遵循象思维理念，坚持"立象尽意"

中医学以天象为根本，以气象为测藏，十分重视候与象，天道气化、物候的关系，以及气候、物候与病候的关系，奠定了象思维和取象比类的科学方法。《黄帝内经》中根据阴阳五行、脏腑经络理论提出了五方、五色、五味、五气、五化、五季、五脏、五官、五声、五音等，以及气机升降出入、五运六气等大论。指出："五味入胃，各归所喜，故酸先入肝，苦先入心，甘先入脾，辛先入肺，咸先入肾"；青色对应于肝，赤色对应于心，白色对应于肺，黄色对应于脾，黑色对应于肾。《神农本草经》以天、地、人三才者，并依《黄帝内经》之说，确立了本草学基本理论。近年来，许多学者，运用中医药学原创思维，开展了中医学和中药学象思维研究，特别是有位张姓学者，连篇累牍发表了本草的"同声相应""同形相类""同色相通""同性相从""同类相召"等文章，如"同形相类"中引人参，"根结成人形，头面四肢皆具……禀天宿之光华、钟土地之广厚，久久而成人形，三才俱备，故主补人之五脏"。历代本草中，多有"形同而性亦近""述类象形""因形相类"之说。有的医家认为："凡药空通者转气机，如升麻、木通、乌药、防己、通草，皆属空通。藤蔓者走经脉，如银花藤、干葛藤、风藤、续断、桑寄生，皆属藤蔓。""凡草木之根茎，坚硬而胜骨者，主肾。有刺而藤蔓者，走经脉。"五味子形似肾，故能"强阴，益男子精"；"连翘状似人心，两片合成……乃少阴心经、厥阴心包络气分主药"；"马勃状似狗肺，质轻虚，上焦肺经药也"；"荔枝核肖似睾丸，故治疝气卵肿"。在"同色相通"中指出：凡药治病，与其自身颜色有关。五色、五行、五脏之间存在着同气相求、同色相通的相应关系。如"黄柏极黄，得金之色，故能清热。其味极苦，苦属火，则又能燥湿"；"白前色白而味微辛甘，手大阴药也，长于降气，肺气壅实有痰者宜之"；"磁石法水，色黑而入肾，故治肾家诸病而通耳明目"；"黑豆属水，性寒为肾之谷，入肾功多"。还有以皮治皮、以枝达肢、以脏治脏、以心归心、以血导血、以骨入骨、以髓补髓、以胃治胃等。说明在临床用药中，仍应具有象思维的理念，坚持"立象尽意"，注重形、色、气、味特征。先生在学习中得知，明代贾九如在所著《药品化义》卷一"药母订例"中，即以"天地产物生成的法象"和"医人格物推测之义理"，既论药材体、色、气、味，又议药性的形、性、能、力。拟定"体"有燥、润、轻、重、滑、腻、干；"色"有青、红、黄、白、黑、紫、苍；"气"有羊膻、臊、香、臭、雄、和；"味"有酸、苦、甘、辛、咸、淡、涩。"形"有阴、阳、木、火、土、金、水之分；"性"有寒、热、温、凉、清、浊、平之不同；"能"有升、降、浮、沉、定、走、破；"力"有宣、通、补、泻、渗、敛、散。说明古代医药家十分重视药材性状特征对中药性能的影响。但近现代有的医家和药家却并不注重中医药学中的原创思维，很少从形、色、气、味及天地产物生成之法象来说理和用药，甚至完全按照时下研究确定的某些指标和假设在用药。当然，先生近几年也在思考一个问题：随着生态环境的变化和野生变家种家养品种的逐年增多，种植栽培技术的异化，已致使许多药材的形、色、气、味发生了明显变化，有的按象思维理念难以诠释或需要重新认识和归类；另外，按照成分含量说的理论，生态环境的变异，原产地的变迁、形色气味的变化，也会造成成分含量的变异。但事实是：只要临床诊断正确，处方选药对证（症），仍可获得良好疗效。这就给"象思维"及"成分说"，均提出了更新的研究课题。

坚持药性理论指导，突出用药特色

我国传统药物学的精华，即在于创立了一套与中医阴阳五行等传统理论相适应的药性理论学说，包括前面述及的药物的形色气味与君臣佐使、归经、升降浮沉、七情宜忌、畏恶反杀等。这些理论贯穿于传统药物学的各个方面。

药性理论中的"药性"二字，最早见于《神农本草经》，在其序例中提出："药性有宜丸者，宜散者，宜水煮者，宜酒渍者，宜膏煎者，亦有一物兼宜者，亦有不可入汤酒者，并随药性，不得违越。"并论述了四气五味、有毒无毒、七情配合、采收真伪、药性调剂宜忌、服药时间等基本理论；两晋南北朝陶弘景在《神农本草经集注》中诠释了"药性"："药性所主，当以识识相因"，"览本草药性，以为尽圣人之心"，并提出了上、中、下三品药性所属药物的功效主治；唐代甄权《药性论》、甄立言《本草药性》等，均以药性命名；《新修本草》问世后，探寻药物奏效和药性理论的学者增多；宋人以药材性状的形、色、质地、气、味为核心，结合阴阳五行、五运六气、气味升降之理，建立"法象药理"的理论模式，以此来解释药物作用的机理。宋徽宗赵佶在《圣济经》中尚专设"药理篇"，指出："物生而后有象，象而后有滋……物物妙理，可得而推。""天之所赋，不离阴阳，形色自然，皆有法象……空青法木，色青而主肝；丹砂法火，色赤而主心；云母法金，色白而主肺；……黄石脂法土，色黄而主脾。触类长之，莫不有自然之理。宋代寇宗奭在《本草衍义》中首先提出"四性"之说，并将四性、五味和五行结合起来分析具体药物的药性。金元时期医家张元素，在补充、整理前人散在的归经论述的基础上，使归经理论系统化，并提出药性气味阴阳厚薄的理论，即以气味厚薄为依据，归纳以升降浮沉为中心的药类法象理论。后经李东垣、王好古、朱丹溪等医家的进一步发挥，归经学说、升降浮沉学说日趋完善。至此，架构了以四气、五味、归经、升降浮沉、毒性为主要内容的药类法象理论。至明清时又得到发展，汪昂的《本草备要》，对药物质地与升降浮沉性能关系作出全面概括。黄宫绣的《本草求真》尚用法象理论解释药物作用的原理。当代高晓山主编的《中药药性论》，认为药性理论有抽象药性、形性药性、向位药性、功能药性、综合药性、配伍药性、方剂药性、禁忌、采收理论、修制理论、制剂与剂型理论、服用理论等。以上引证说明：药性理论的产生是在不断临床实践中发现，并在反复验证的基础上总结出来的，理应成为临床辨证用药的指导。据笔者所见，自宋元以后，无论哪类本草著作或近现代编著的中药药物学，包括中药学教材、辞典、药典等，均以药性理论为据，记述各类药物的功效主治和应用。但近几十年来，有的人却沿着西医学的思路和临床思维运用中药，抗菌消炎、靶向治疗、促进血液流变，完全按照西药药理作用使用中药，或单纯辨病用药，按西医诊断寻找对应药物，而很少考虑药物的整体调节，补偏救弊的中和作用，不顾中药的性能特点和药性理论，不按中药组方配伍原则，过分相信现代研究中提出的有效成分和含量多寡之说，总希望从中药或草药中获得一种精准有效的物质成分或单体用于治疗，这是药性理论研究的进化还是异化？或是西化？

用量的合理裁定，应用方法的正确采用

"用量是中医不传之秘"，是说在处方用药中对用量的选择有一定难度，难以统一定量，需要医者据情深思熟虑、合理裁定。第一，应弄清用量（剂量）含义，了解剂量有单味中药用于治疗的量、方药组成时各药的配比用量，以及整张处方开写药物的总量。第二，计算好每张处方在对证（症）治疗过程中发挥药效时所需要的用量。第三，既要认识到用量是一切药性、药效的基础，也应认识到用量无论大小，均有限度。据情设立理想剂量，以求获得最大疗效，更要考虑安全系数，寻求毒副作用和不良反应最小的量。要重视前人的用药经验和教训，不是特殊情况和特殊需要，尽量参照《法典》规范和权威典籍中记述的用量。第四，了解古今用量计量数目、方法及度量衡的差异，在早期用药中常以个体数目表示药物剂量，如《五十二病方》《养生方》《治百病方》《伤寒杂病论》中所载药物大多数均用计数或估量、拟量的方法，常见"果"（颗）、"枚""把""个""粒""只""苔""梧实""弹丸""撮""指""麻子大"。汉代以"方寸匕""刀圭""钱匕"作为散剂的估量单位；液体的估量，常用"盏""茶具""食器""杯""升""合"表示；长度以尺、寸为记；重量以斤、两、钱为记，定量确实不够准确统一，且后世对各个朝代度量衡单位的折算值也有较大差异。本文依"十二五"规划教材，如1尺，民国时折算为33.3 cm，汉时23.1 cm，隋时29.5 cm，宋时31.4 cm，元时达35 cm；1升，民国时为1000 mL，汉时至南北朝均为200 mL，隋、唐时为600 mL，明、清时为1035 mL；1斤，民国时为500 g，汉时为250 g，隋、唐为660 g，明、清时为596.8 g；1两，民国时为31.25 g，西汉时为15.63 g，东汉、三国、晋、南北朝时均为13.75 g。其他文献考证，与上述折算可能也不尽一致。明、清以前，各类本草在单味药物记叙中，大多未载明具体用量，量的标示多见于众多方药中。而自明、清以后特别是民国时期所出的药物学著作中，大多在单味药物的记述中，即标明了用量，也标明了用法，到现代用量标注更加完备。第五，汤剂处方时，应考虑药物的溶解度、患者的吸收量、疗效与剂量关系、处方各药的相对用量与实际用量。用量过大，有效成分不能充分溶解，浪费了药材，不但

疗效不会继续提高，而且可能还会增加毒副反应出现的概率，降低疗效或产生相反的效果，如使君子过量会引起呃逆、眩晕，艾叶过量可致中毒。每剂总量超过 300 g，甚至 500 g，大量增加煎煮溶媒，患者不可能一次性服下 500 mL 甚至 1000 mL 药液。古代许多经典名方中，虽然对每味药的标注量较大，但处方药味很少，大多为 3～5 味药，或 5～7 味药，按折算量计算，每剂也多为现时的 100～300 g。第六，用量的确定一定要有据，即应依据药物质地、性能；选药组方药味的多少、主辅、从属配伍关系、用药目的，以及患者年龄的大小、性别、体质强弱、病程长短、病势轻重、地域、气候等因素全面考虑。

关于药物的用法包括给药途径、应用形式、煎煮方法、服药方法等，在《中华临床中药学》和《中华人民共和国药典·临床用药须知》中药饮片卷中均有详细记载，故省略不述。

趋利避害，防范药物联用中的有害作用

清代名医凌奂著《本草害利》，书中对 300 余种药物按害、利、修治三项论述，在序言中指出："凡药有利必有害，但知其利，不知其害，如冲锋如前，不顾其后也。余业是道，二十余年，遇证则慎思明辨，然后下笔，补偏救弊，贻误者少。审识药品出产形状，亲尝气味，使药肆中不敢伪充而误人耳。"并"欲求时下同道，知药利必有害，断不可粗知大略，辨证不明，信手下笔，枉折人命"。"药害"是什么，现代的解释应该是指药物的不良反应和用药错误对人体造成的伤害。凌氏对所记药物，先陈其害，后陈其利，并侧重记述辨证用药不当所引起的药害。"木通苦降淡渗利窍，凡精关不固，梦遗及阳虚气弱，内无湿热者均忌，妊娠尤忌；巴豆禀火烈之气，触人皮肤，无不灼烂；柏子仁多油，滑肠，泄泻者勿服；汉防己性悍气猛，走窜决防，苦伤胃，凡胃虚阴虚、自汗盗汗、口苦舌干、肾虚小水不利，以及胎前产后血虚，虽有下焦湿热，慎勿用之；干姜性大辛，辛能潜上，也能散气动血，损阴伤目；……女贞子纯阴至静之品，若虚寒人服之，则腹痛作泻；熟地乃阴滞不行之药，大为脾胃之病所不宜……胃虚气弱之人，过服归地，必致痞闷食减，病安能愈。"书中也记述炮制不当之害，采收不当之害。当代《中药学》教材中亦明确摘记了部分常用药物的不良反应，介绍了多数药物的用药禁忌；《中国毒性民族药志》收载近 200 种常用药物的毒副作用和不

良反应。务须业医业药者在临床用药中既要掌握每种药物的治病效能，更要熟悉药物的毒副作用和可能产生的不良反应，在处方用药中，依据七情配伍、君臣佐使组方原则，谨慎权衡和遵守用药禁忌，特别要慎重考虑特殊人群的用药，慎重使用有毒中药和药性峻烈的药，以及中药注射用药，尽可能做到趋利避害。

药物联用，在现代中医临床用药中已极为常见和普遍，既有中药内服汤剂和中成药的联用，也有中药汤方、中成药和西药的联用，还有中成药与西药，或中药汤剂与西药的联用。另有中西药复方制剂与成药、西药的联用，以及内服药与注射用药等多途径给药。联用的理想愿望和目的大多是协同增效，尽快促进疾病痊愈。但不合理的联用或有害的联用，大多会导致毒副作用增加和药效降低。如中药与西药的不合理联用，则可产生如下 4 个方面的问题：①形成难溶性物质，影响吸收，降低药物疗效。如当归及含钙、镁、铁等金属离子的石膏、瓦楞子、牡蛎、石决明，不宜与抗结核药异烟肼联用，否则可出现螯合反应，妨碍吸收；人参、三七、远志、桔梗、柴胡等均含皂苷，不宜与维生素 C、胃蛋白酶合剂联用，也不宜与硫酸亚铁、枸橼酸铋钾等合用，因可形成沉淀；含鞣质较多的五倍子、地榆、柯子、石榴皮、大黄等，不宜与胃蛋白酶合剂、淀粉酶、多酶片等消化酶类药物联用，因极易产生化学反应，形成氢键络合物而改变其性质，引起消化不良。也不宜与维生素 B_1、去痛片、红霉素、利福平、氨苄西林、麻黄碱、小檗碱、阿托品等联用，因同用后可生成难溶性鞣酸盐沉淀；石膏、珍珠母、牛黄、清心丸等，不应与卡那霉素、新霉素联合使用。②产生有毒化合物，危害健康，如朱砂、轻粉及其制剂朱砂安神丸、磁朱丸、仁丹、紫雪散、补心丹等含汞类成分，不宜与碘化钾、西地碘、溴化钾、三溴合剂等同用，否则会生成剧毒的碘化汞，导致药源性肠炎或赤痢样大便。③酸碱中和，影响疗效，如碱性较强的瓦楞子、海螵蛸、朱砂等，不宜与酸性药物胃蛋白酶、阿司匹林等同用；酸性较强的山楂、五味子、山茱萸、乌梅等，不宜与磺胺药联用。④药物之间产生拮抗作用，例如甘草或鹿茸均含糖皮质激素样物质，会使血糖上升，则不宜与降糖药甲苯磺丁脲、苯乙双胍等联用；含麻黄的中药，不宜与降压药合用，也不宜与氯丙嗪、苯巴比妥等镇静催眠药合用；金银花、连翘、黄芩、鱼腥草等，不宜与菌类制剂同用，否则会抑制或降低菌类制剂的活性；神曲、麦芽、豆豉等，不宜与抗生素同用，否则会抑制生物活性；茵陈与氯霉素同用会产生拮抗作用；昆布、海藻等含碘药及其制剂，不宜与他巴唑等同用；延胡索与氯丙嗪同用会产生震颤麻痹。⑤诱发过敏反应，如板蓝根、穿心莲、鱼腥草注射液及鹿茸精注射液等，与青霉素同用；复方丹参注射液与右旋糖酐 40 注射液；庆大霉素与柴胡注射液同用，均可产生过敏反应，甚至过敏性休克。还有麻黄、中药酒剂不宜与呋喃唑酮、格列本脲、甲硝唑同用；萹蓄、金钱草、丝瓜络等，不宜与螺内酯、氨苯蝶啶等同用。

含西药组分的中成药，即中西复方制剂，在市场销售流通使用的有 200 多种，其中以用治感冒的药最多，如维 C 银翘片、复方感冒灵片、感冒清片、速感康胶囊，还有补虚类的脑力宝丸、复方枣仁胶囊、维血康糖浆、健脾生血颗粒等；降压药珍菊降压片、降压避风片等；消化系统用药珍黄胃片、复方陈香胃片、复方猴头颗粒、神曲胃痛片等；降糖药消渴丸、消糖灵胶囊等；止咳化痰平喘药痰咳净、咳痰清片、化痰平喘片、镇咳宁糖浆等；心脑血管疾病用药脉络通、冠通片、脂降宁片，以及五官科用药鼻炎康、康乐鼻炎片、鼻舒适片等各类复方制剂中，均含有 1 种、2 种或 3 种西药成分。在考虑或采用药物联用时，首先要十分熟悉药物的相互作用，特别是有害的相互作用，熟悉中成药、西药和中西复方制剂的药物组成，使用禁忌和注意事项，避免重叠和重复用药。建立完善的中西药联合用药体系，加强联合用药监督，综合评价联合用药的风险，寻找最优联合用药方案，规避和预防药物配伍禁忌，避免超量用药，采用合理的给药方法。

熟悉法典和各类用药指南，依法依规用药

因为这是保证临床用药安全有效，规避和防范用药风险的基本前提。由于中医学属经验医学，传统用药中各承师技，而且形成了较多的学术流派，用药治疗各有特色，标准、用量难以统一，依法依规用药的观念在部分医务人员中尚较淡薄。故需要在传承弘扬中医用药特色的同时，加强学习、引导，逐步增强依法依规用药观念。

法规中属于药品质量（包括用药质量）监督管理和保证促进中医药事业发展，提高和强化中医药服务的大法，有《药品管理法》《中医药法》；用药的法定性典籍有《药典》及其配套的用药须知；以及国家层面制定的基本药物政策与基本药物目录，医疗和工伤保险政策和基本用药目录；处方药品和非处方药品分类管理制度和目录；关于麻醉药品、精神药品、医疗用毒性药

品、放射性药品等特殊药品的管理使用规定；处方管理办法及处方审核规范、处方点评管理规范；医院中药饮片管理规范、中药处方格式及书写规范、中药饮片处方用名调剂给付的规定；抗菌药物管理的相关规定和使用指南；中药注射剂的管理使用规定和指导原则；中成药临床应用指导原则；中药临床应用指导原则、药品说明书等。

这些法规、规范、典籍、指导原则或指南的制定和颁行，均是为维护人民用药的合法权益，更好地促进为人民健康服务，保证人民用药安全、有效、经济、合理，不断提高医药服务质量和水平，促进医疗卫生事业和医药事业发展，促进健康中国建设而着眼的。各类用药法典和各类用药指导原则和指南，更是医疗机构从医从药者必须遵循的圭臬，务必遵行。

在过去的一个时期内，有的临床医家总感到法规规定过严过死，不利于中医的发展和特色的形成，故未能主动学习和掌握法规的要求，盲目要求放量用药，盲目改变给药途径和给药方法，盲目引用和更新品种，或不遵传统用药经验、不重视用药禁忌，不按说明书用药，或在中西医结合的名义下，按西医思路用药，诊断虽有中西两套诊断，但用药以西为主，以中为辅，甚至把中药应用当成点缀，以应付上级检查。或不坚持用药原则，过分迁就患者的用药要求，或为了逐利、完全相信医药传销者的游说，人情方、大处方、效益方常见，甚至职业道德底线失守，这些都是异常危险的。

最近有中医临床专家指出：临床用药的重点在于看功能、看药性、看归经、看剂量、看配伍，并说看功能为基本方法，看药性是基本原则，看归经是用药技巧；有药学专家也指出：明确诊断、查明病因、综合病情和正确选择药物、给药途径、给药次数、给药疗程、联合用药，熟悉中西药物治疗学，关注相互作用和毒副反应，特别关注特殊人群用药，以及中药注射剂的使用。不宜过分相信个别用药经验，更不宜随意用药。

5 中药药学服务解读

中药药学服务，源于本土，肇自炎黄，随中医医疗活动而始，亘古至今，上下几千年。服务内容由简而博，服务范围由小而大，其学术领域由浅而深，服务需求由缓而迫。为有别西洋，探求发展，先生于近年内主编出版了《中药药学服务手册》一书，且已应市发行，今特侍机将其传承沿革、内涵特征、目标任务与发展愿景、人才修为，略作记叙。

传承沿革

医药同源，即有医疗、预防、保健和养生的活动和需求，就有医疗和药事活动的发生。古时虽不用服务二字表征，但其人文关怀和行为显现的文字记载却感人至深。《淮南子·修务训》："神农……尝百草之滋味，水泉之甘苦，令民知所避就，当此之时，一日而遇七十毒。"《史记·补三皇本纪》："神农氏以赭鞭鞭草木，始尝百草，始有医药。"这一方面说明人类祖先在长期的劳动生产和生活实践中发现了药物，也反映了他们在医疗服务活动中的献身精神。夏商时期酿酒，用酒通血脉、行药势、作溶剂或兴奋剂和麻醉剂，造芳香酒，使"酒为百药之长"，用酒治病。商代"伊尹以亚圣之才，撰用神农本草，以为汤液"，方便服用，提高疗效，降低毒副作用，虽仅为当时的统治阶级所用，但也是服务中创制的一种剂型和方式。西周初建国家综合医院和医院药房，药房部分设药库、药物配制、药物采购、贮藏保管、加工制药，配置有较多的管理和技术人员、药工人员。《周礼·天官冢宰下》载"医师掌医之政令，聚毒药以供医事"，即收集、掌管、供应药物。《尚书·说命篇》提出"药不瞑眩，厥疾弗瘳"的药效试验。《诗经》中以近百种药物成诗。《山海经》虽为春秋时代的地理物产志与神话集，但收药120余种。《范子计然》收商品药材87种，供药材购销人员使用。先秦时期，开创药品经营服务。汉时设尚药局、御药房。李悝《法经》中为医药立法。《五十二病方》记药名247种，医方280余个，为最早记载药材炮制法的医方书，有的只列炮制法，有的记述了工艺过程，大大超过了洗、捣、咬咀的炮制启蒙水平，记有炮、炙、燔、煅、熬、酒渍、酒淬、酒煮，黑豆煮、切细、治等十余法。《黄帝内经》为中医学理论的奠基之作，也收方13个，涉药25种，记载了制半夏和燔治左角发两个炮制品，开列汤剂、膏剂、丸剂、丹剂、药酒、熨、敷等7种剂型。《神农本草经》独创三品分类法，奠定中药药性理论，总结了"阴干曝干，采治时月，土地所出，真伪新陈，并各有法的采收加工原则；有毒宜制的炮制原则；治热以寒药，治寒以热药的治疗原则；七情和合当用相须、相使者良，勿用相恶、相反者的配伍原则；君臣佐使的组方原则；药有宜丸、宜散者，并随药性，不得违越的剂型选择原则；先起如黍粟，从小剂量开始，逐渐增加剂量的毒性药用量原则；根据病情确定服药时间的原则。《伤寒杂病论》为医药方书之祖，集300余方，创用剂型20余种，每方下均详注炮制和煎服法。葛洪集"众药"，并自制自用成品药剂。南北朝医药初始分业，药学得到发展，服务内容日渐宽泛，雷敩《雷公炮炙论》问世，炮制经验得到了整理传承。陶弘景、孙思邈等分别在《神农本草经集注》和《千金要方》中专列合药分剂料理专章，"采送之家"、药材批发商、零售商、成药制造、调剂业务等均有了大的发展。

隋唐五代，全国药业大发展，并颁行《新修本草》。宋金元时，药业体系全面建立，宋时的《嘉裕本草》《证类本草》《太平惠民和剂局方》《太平圣惠方》等大型本草、方书问世，药品经营和药学服务行业得到了极大发展，炮制制药等生产工具改良，生产工艺技术改进，大规模生产丸散。特别是《太平惠民和剂局方》收方790余首，分列剂型齐全，设《论炮炙三品药石类例》专篇，为185种药材制定炮制标准，开创了中药饮片炮制的先河，应了临床用药安全有效之需。明代药学成就丰厚，名医张景岳创制左归丸、右归丸等著名成药；刘文泰等编著《本草品汇精要》；李时珍编著《本草纲目》，成为当时世界的重要文献，所列修治项和发明、说明等成为用药选药和服务指南；陈嘉谟的《本草蒙筌·制造资水火篇》中提出的炮制总的原则、炮制方法的归类、炮制辅料理论，既为当时的指导，也被其后相沿几百年引用；缪希雍的《炮炙大法》，记述439种药材的炮制方法、操作程序及炮制后的贮藏要求，还论述了部分药材炮制前后药性变化及不同治疗作用；朱橚所著《救荒本草》，载可食植物414种，为开展药疗、食疗和营养学服务提供了便利。还有《药房随笔》，是涉及药学服务诸多方面的极具特色的专书；由李中立撰成的《本草原始》，是为452种药材鉴定所写的一本鉴定专书，从商品学角度，反映了明代药材经营中的质量与技术问题。明时不仅药学著作多，而且民营药业蓬勃发展，龟龄集等"宫廷秘方"面世，成药得到大力发展，禹州、百泉、祁州、樟树等四大药市形成，为促进药品生产、经营、流通和使用服务提供了方便。

清代人口激增、药业鼎盛，不仅大、中药材市场发展，同时前店后厂的大型药品经营药房几乎遍布全国大中城市，集加工炮制、制剂生产、看病、卖药于一体，如北京同仁堂、杭州胡庆余堂、广州陈李济、苏州雷允上、重庆桐君阁、汉口叶开泰、长沙九芝堂等。这些店堂多居善药，讲究诚信服务，饮誉几百年。

民国时期，中医药的发展虽陷入困境，但中医药人的抗争却并未止歇，服务能力和水平在图存中初步提升。

1949年，中华人民共和国成立后，在保留发展社会药房的同时建立中医院，并在所有中医院设立药剂科或中药房，既借鉴传统经验和技术，又根据现代需求，构建和完善药事服务组织，壮大专业技术队伍，逐渐拓展了服务项目和内容。

医乃仁求，济世救人；药以疗疾，重在质量；文明服务，职责所当。回顾历史，重在发展。古人云："天覆地载，万物悉备，莫贵于人"，"人之情莫不恶死而乐生"，故强调医者应以"济群生"为己任，神农氏冒着生命危险尝试药物；陶弘景不为良相却为良医；葛洪入山炼丹；张仲景勤求古训，一心赴救；宋清市药，不取钱财。可见所有先贤的精诚服务，源出高尚的情操和道德风范，以及渊博的学识和精湛的技艺。我国古代的药德内容即六个方面：济世活人，不图钱财；普同一等，药施无二；制药精细，用药谨慎；便利百姓，公开秘方；勤奋求学，精通药业；尊师向贤，敬重同道。现代要求，更为宽泛和严格，把保证药品质量，保障人体用药安全、有效、经济、合理，维护人民身体健康和用药的合法权益，作为法定的神圣职责和终身使命，世代传承发展。

内涵特征

前已述及，中药药学服务，有别西药，内涵丰富，传统的中药药学服务，包括为适应疾病防治需要所进行的寻觅药物、引种栽培、采收和产地加工、贮运、炮制、制剂、审方、计价、调配、复核、包装清点、发药交代及清斗、装斗、汤药煎煮、采购供应和质量管理，以及问病给药、咨询服务、洽谈业务、迎送宾客等内容。现代中药药学服务，在传统基础上不断有所拓展，20世纪70年代开展了医院制剂质量检验，80年代中药临床药学兴起，90年代后期时行药学服务；21世纪初提出多元化药学服务之说，除承担药品采购供应、处方调配、炮制、制剂、药品质量控制检验、汤药煎煮、用药咨询、用药调查、处方点评、药学教育与科学研究等日常业务技术工作外，还需参与临床合理用药监督管理，参与临床药物治疗，要求药学人员特别是具有药师及其以上技术职务的人员，运用药学专业知识，向公众包括医务人员、患者及其家属和众多医药消费者，提供直接的、负责任的与药物使用有关的服务，包括药物选择、药物作用知识和信息，以提高药物治疗或预防的安全性、有效性与经济性、合理性。参与药物治疗方案设计、查房、会诊、危重病例抢救等医疗活动，以实现改善与提高人类生活质量的理想目标。

中药药学服务的主要特征有以下几方面：

（一）文化承载厚重

祖国医药学具有独特的自然观、社会观、人体观，尤其是中国古代朴素的唯物论、辩证法思想对中医学的影响较大，其中的天人合一、阴阳五行学说、元气一元论，是其哲学理论基础和临床辨证论治体系的依据。中药文化的内涵比其他文化更为深厚和广博，更是祖国医药学宝库中极为珍贵的瑰宝。如中药药性理论中的四气五味、升降浮沉、补泻、归经、有毒无毒与七情配伍、用药禁忌、剂量、用法及煎服法度的选定。方剂中的治法、君臣佐使的组方原则，方药中的命名、方剂的分类与释义、剂型选择与煎服应用法则等理论，均源自阴阳、五行学说，更源自天文、人文学说，或者说源自中华文化和中医文化。四气者，春夏秋冬温热寒凉之气也，温热属阳，寒凉属阴。五味者，酸、苦、甘、辛、咸是也，而辛甘发散为阳，酸苦涌泄为阴，咸亦属阴。"升降者，天地之气交也"，升降浮沉的引用源于太阳运行与阴阳二气运行的四种状态。归经之说，源于《黄帝内经》中"五入""五走"的记载及《伤寒论》六经辨证用药理论，其实质含义是指药物对脏腑经络或其作用部位的选择性作用，其依据是脏腑、经络学说、药物的特性与疗效。"毒药"一词，首先出现在《黄帝内经·异法方宜论》中，"其病生于内，其治宜毒药"，后在《黄帝内经》多个篇章中出现；《周礼·天官冢宰》有"医师掌医之政令，聚毒药以供医事"之说。

在众多单味中药命名中，不仅包含着劳动人民质朴通俗的民间传说，洋溢着古今文化格调高雅的追思和遐想，更闪烁着无数医学家、药学家、养生学家无穷的智慧，演绎着道家、儒家、佛家超凡脱俗的感悟，蕴含着民间传说、典故珍闻、轶事趣话及诗词歌赋、哲学理念，如大家熟知的何首乌、刘寄奴、使君子、杜仲、徐长卿、女贞子、蒲公英等大量药名的来历，无不隐藏着许多传奇故事，均可诠释为一篇长篇小说。

方剂组方，引入封建社会政治体制构建中的配比原则，君、臣、佐、使。《黄帝内经》描述为："主病之谓君，佐君之谓臣，应臣之谓使。"在方名使用中大多蕴含阴阳及五行相生相克关系、时令主气、天干、地支等内容，如一扫光、一柱天、一捻金、六一散、六合定中丸、六君子丸、六郁丸、六味地黄丸、六神曲、九气心痛丸、九一丹、九分散、九味羌活丸、九华膏、九制大黄丸、九制香附丸以及左归丸、右归丸、左金丸、两仪膏、戊己丸、济川煎、三才封髓丹、缩泉丸、安宫牛黄丸、玉屏风散，等等。为什么以一、六、九命名的方药如此之多？因为"一"与"九"这两个数字源于十月太阳历，而太阳历中"一"与"九"表示的是两个重要节令，即冬至与夏至。冬至点，在洛书中位置在下在北，数理在九。"始于一，终于九"是洛书之数，洛书是讲天文历法的，在传统文化习俗中，人们均把"一""九"视为大数，"一"之后可以无穷大，皇帝是九五之尊，是神圣不可冒犯的，故"一""九"使用尤多。"六"，是因天体有"六合"之说，人体内的小环境有如天体的大环境，且十二经脉中阴经、阳经表里六对组合，更有气、血、津、液、精、脉等六气；尚有天一生水、地六承之，以"六"为顺之说。

另有中药诗、词、吟咏、对联、民歌、谜语及趣话等，如晋代郭璞所写的《款冬赞》："吹万不同，阳煦阴蒸，款冬之生，擢颖坚冰，物体所安，焉知涣凝。"李保国的《西江月·丁香女》："前面槐花树下，丁香貌若天仙，不施花粉逗人欢，更有茴香作伴，貌似牡丹带雨，容如芍药笼烟；砂人一见直垂涎，暮想朝思苦恋。"这首词含槐花、丁香、花粉、茴香、牡丹、芍药、砂仁、苦楝八种药名，写出了一对情人的初恋经过，颇具感染力；中药谜语："一株空心树，独生东篱边，病入膏肓久，九死一生还"，隐喻木通、黄花菊、没药、独活四药。

道地药材，如秦归、川连、川麦冬、杭麦冬、杭白芷、亳菊、怀菊、巴豆、蜀椒等，既有实践经验的总结，又有临床疗效的长期验证，更有人们口耳相传与文字的广泛传播，其成因：一是得天独厚的自然地理条件；二是成熟的农业技术，丰富的药材培植经验；三是中华文化、中医药文化及其理论的指导与几千年用药实践经验的积淀；四是社会的进步和人们生活方式的转变，如许多微生物发酵中药及胶类制剂。李时珍在编著《本草纲目》时，耗时 30 年时间，考摘 800 余部书籍，其中引经史书目 440 余家，说明其著作中不仅蕴含了闪光夺目的医药宝藏，而且闪现着中华文化的无限光辉。当时的文坛巨匠王世贞为其作序，肯定其"渔猎群书，搜罗百氏，凡子史经传、声韵农圃、医卜星相、乐府诸家，稍有得处，则著数言……"；"岁历三十稔，书考八百余家，稿凡三易……"；并说"上自坟典，下及传奇，凡有相关，靡不备采"。"如入金谷之园，种色夺目；如登龙君之宫，宝藏悉陈；如对冰壶玉鉴，毛发可指数也"。这充分说明古代的本草学著作，不仅传承了中医药学术和药物的性能应用，更承载传承了中华文化和中医药文化。

在中药传统经验鉴别中，对许多药物特征的生动描述，亦显现着丰富多彩、斑斓耀目的人文情怀，如形容松贝特征的"观音座莲"和"怀中抱月"；优质三七称"铜皮铁骨狮子头"；"龙头凤尾"指用幼嫩铁皮石斛做成的"枫斗"；见"龙头虎口""方胜纹""念珠斑""佛指甲"之述时，则会令人想到药用的一种毒蛇；有"狮子盘头"之誉的应为西党参；"三节芦""枣核丁""珍珠疙瘩"等应为野山参的特征；"穿蓑衣"指藜芦顶端残留的棕毛状维管束；"戴斗笠"指禹州漏芦顶端残存的叶柄维管束；"黄马褂""玉带箍腰""虎皮斑""金心玉栏"或"金井玉栏""缩皮凸肉""云锦花纹"或"云朵花纹""车轮纹""菊花心""罗盘纹"或"同心环""锦纹""朱砂点""鸡爪""过桥""螺旋纹""沙眼""扒耳""芝麻点""通天眼""银皮""乌金衣""凤眼""邦骨""浦汤花"等，其形容既生动又逼真。

（二）传统技术特色浓

前已述及，其历史可追溯于原始社会，制备汤液，咬咀饮片，寻觅聚集药物供医疗之需，炼丹服食，采收加工，炮制，成药制造，药品经营贸易，品种质量监督，药事管理等，古已有之，特别是自医药分业以后，无不由中药执业人员提供精诚服务，并在执业中创造总结了大量宝贵经验，形成了一套独特的传统技艺、方法和技术管理原则。在现代社会药房和医院药房中，尽管引入和借鉴了一些现代科技和方法，构建了一些新的法规制度，但在业务内涵上仍然承袭了很多传统经验和技艺、方法，如饮片切制、炒制、临方炮制；传统特色制剂的生产；中药处方调配供应；中药"辨状论质"与形、色、气、味质量标准控制；中药汤剂的传统制备方法；中药的辨证应用等，这就构成了中药药学服务独具的传统特色。

（三）学科体系有异

无论中医学还是中药学均植根于中国传统文化的土壤，带有传统文化的本质特征，这种特征促使执业者在其世界观、认识论、逻辑推理、概念体系、技术手段等各个层面均一以贯之地体现出来，在中医院药学部门和社会中药房中的药学服务内容、学科特色、内涵特征、人才队伍建设、学术氛围、宏观思维等方面，肯定不同于西医院和西药房。加之，中药质量变异因素多，临床用药要求不同，涉及学科多，研究重点不同，故不能将中药药学服务等同于药学服务。

目标任务与发展愿景

中药药学服务根本任务不外以下几点，即保证用药质量、满足药品供应、参与合理用药管理，以保证人民用药安全、有效、经济、合理及用药的合法权益，实现改善与提高人类生活质量的理想目标。包括疾病治愈；消除或减轻患者症状；阻止或延缓疾病的过程；预防疾病或症状的发生；防止药物灾难。特别是在药物治疗结果上，应承担三个方面的责任或功能，即识别潜在的或实际存在的用药问题；解决实际发生的问题；防止潜在的用药问题的发生。

传统的中药药学服务应该说是单调的药品供应和药品质量管理，服务模式单一。二三十年来，虽然一再强调要实行服务模式转变，由单纯的药品供应型服务向技术服务型转变，由以物为中心的管理，向以人为中心的管理模式转变，但现实与理想要求仍有距离。因为，优质的药学服务，应是易获得高质量、连续的和有效的。不管是供管型的还是技术服务型的，不管是预防性的、治疗性的或康复性的，无论是在医院药房还是社区药房，无论是住院患者还是门诊、急诊患者，不管是白天还是夜晚，服务均应尽可能直接面向需要服务的患者，渗透于医疗保健行为的各方面和日常工作中。要求在中药药学服务中除搞好日常服务外，设法开展中药品种质量保证与质量管理规范化研究；用药禁忌的辨识与研究；复方配伍与中西药相互作用的识别与研究；中药质效、量效、毒效与剂量科学设定研究；中药毒副作用与不良反应监测控制与研究；饮片形态变异与汤剂煎煮和服用方法的研究；中药剂型改进与给药途径研究；中药药代动力学与生物利用度的研究；药物临床试验、作用评价与品种更替研究；中药药物经济学研究；中药处方用名规范化与处方应付的科学设定研究；问病给药与用药咨询及服务功能拓展与延伸研究。

转换和拓展中药药学服务功能，是时代发展的需要，更是提升中医医疗水平和医疗质量，以及中药药学部门学术地位和学术水平与能力的需要，虽有党和政府的政策扶持，但陈腐观念的束缚和因循守旧的习惯势力总会存在，需要执业者不断更新概念，自强不息，奋力拼搏，奉献不已，努力适应全方位、多层次、宽领域和对外开放的需要，适应社会人群消费理念、消费质量和对中医药消费的需求，让中药药学服务进入一个更加骄人的时代。

人才修为

人才、技术、设备、管理，是促进中药药学服务的四大要素，其中人才起着举足轻重的作用。因为在中药药学服务中，如果没有一大批具有较高政治、职业和科学素质的中药人才的尽力作为是不行的。

无论在医院药学领域或社会药房执业的中药人员，大多在直接或间接从事为患者或众多医药消费者的服务性工作，理应以历代医药大家和先贤为榜样，大医精诚，仁爱救人，赤诚济世，敬业奉献，精勤不倦，探微索隐，一丝不苟，有所建树。自觉按照处世为人标准、现代文明发展和职业要求，进行品行德操、专业科学技术、人文科学和社会科学知识修为。

古代的人格标准是仁、义、礼、智、信。古代的药德范畴，一般概括为义务、良心、荣誉、责任、情感、保密。应不图钱财，一视同仁，保证用药质量，刻苦钻研业务技术。社会主义时期药德的核心内容就是全心全意为人民服务；防病治病，救死扶伤，实行革命的人道主义，努力提高药品质量，保证人民用药安全有效；遵纪守法，廉洁奉公；文明礼貌，具有社会主义觉悟和共产主义道德风尚。在工作中必须认真负责，一丝不苟，严格执行各种法典、标准、规章制度和操作规程，按照规范化、科学化的要求做好各项工作；业务上刻苦钻研，精益求精；文明服务，尊重患者；作风廉洁，团结同仁；仪表端庄，沉着稳重。总之，应首先重视职业理想和品德修为。

专业及其科学素养修为：第一，应医药兼通，历史与现实及药学服务的发展均证明，要想成为一个合格的中药药学服务者，必须在精通中医四大经典著作与中药药学专业基础理论、基本知识、基本技能的同时，熟悉中医学基础理论及临床诊疗和药物应用知识。会炮制、懂制剂，并具有一定西医药学的知识。特别是对临床常用的 600 余种中药的性能作用和 300 个以上方剂的组成、功效主治，以及常用药材（饮片）的性状特征，应牢固记取，脱口背出，能按中医中药理论进行处方分析和点评，可解析有效或有害的中西药物相互作用、配伍禁忌、毒副作用和不良反应，参与临床药物治疗方案的设计，解答和处理用药中出现的问题。具有进行中医药科学研究和教学能力，能指导下级药学人员，承担中药药学教育。第二，应有一定人文科学知识，包括天文、历法与文、史、哲等方面的知识，具有经验总结和写作能力。第三，应有一定社会学知识，了解党和国家的大政方针，熟悉药事法规和相关制度，并有一定的组织协调和公关能力，具有良好礼仪和行为风范。一定要在成就事业中不断成就出类拔萃的人才。特别是中药药学服务队伍中的领头人，其政治素质、思想素质、专业技术素质、职业素质、身体素质、人文科学及科学管理等方面的素质修为，尤为重要。

时代对中药药学服务的要求：管理思想应现代化，组织应高效化、人员应专业化、方式应民主化、方法应科学化、手段应自动化。只有这样，才能把中药药学服务不断推向新的发展目标。

6 中药药学服务的特色优势和传承发展

坚持继承创新和特色优势，加速特色技术人才培养，拓展特色服务项目，提升服务水平和发展质量，把以治病为中心转变为以人民健康为中心，为全面建成小康社会、实现中华民族伟大复兴打下坚实的健康基础，这是时代赋予中医药人的重大历史使命，更是党和政府为我们指引的正确发展方向和奋斗目标。

"中药药学"是中医药学宝库中的重要宝藏，其名称虽是 20 世纪 50 年代随着高等中医药教育的发展，兴办中药药学专业后才出现的，但其历史底蕴深厚，学科内涵广博。中药药学服务，亦源自古代并代有传承，但其命名则在 20 世纪 90 年代中期。近年来关于中医的特色优势，特别是中医临床的优势和研修要领报道较多，但对中药药学及其服务的特色优势的报道相对较少，故先生提出如下观点：

中药药学与西药药学的异同

就药物而言，无论中药和西药，均是防病治病的特殊物质，均具有商品属性，作用对象均为人体，同有被不法分子利用的可能性。从药学服务和药事管理的基本内容而言，均有采购、供应、调剂、制剂和质量管理，但文化承载、发展沿革、理论指导、药物来源、功用表述、用药思路、用药方法等很多方面均各有异，在长期发展中各自形成了特色，尤其是中药药学显示了更多的优势特色。

（一）文化承载不同

由于中药学与中医学同源发展，同样秉承着中华文化，同属"形而上者谓之道"的范畴，以哲学为基础，广泛吸纳了天文学、人文科学、社会科学、生物学知识，以阴阳、五行、脏腑经络学说为依据，按照"天人合一"，法天、法地、道法自然，整体调适，致于中和，平衡阴阳的偏盛偏衰而用药疗疾。如《神农本草经》中采用的上、中、下三品分类法，以应天、地、人和周天之数；以及寒、热、温、凉四气，五味各归所喜、各有所入，升降浮沉等学说，无不蕴涵着浓郁的中医药文化和中华文明的成果，再如药物和方剂的命名，坤草、半夏、款冬花、何首乌、刘寄奴、使君子、蒲公英，以及左金丸、戊己丸、更衣丸、左归丸、右归丸、济川煎、三才封髓丹、交泰丸、六合定中丸、金水宝等，可以说每种药都演绎着独特的传奇故事，被文学家和诗人纳入其诗话，每一个方剂名均葆有浓郁而高雅的文化底蕴，呈现着高深的哲理和医理，或儒家、道家、释家美伦美奂的构思。虽然中药药学中也有部分内容属于"形而下者谓之器"的范畴，但丝毫不影响其特有的文化光彩。

西方医药，在埃及、希腊、印度、罗马、波斯等国虽也存在着许多美丽的传说和神话，但所秉承的是西方文化和西方文明。

（二）历史沿革不同

中国医药学源于本土，肇始炎黄，源远流长。自有人类寻觅食物和医疗活动即已产生，有了药物的发现和药学服务活动，如伊尹以亚圣之才，制成汤液和《汤液经法》；《诗经》和《山海经》均记载一百余种药物；马王堆出土的《五十二病方》中不仅收药200余种，而且记叙了精美的炮制方法；秦始皇仙岛求长生不老之药；华佗创麻沸散；抱朴子炼丹；雷敩等创立古代炮制和制药技术；历代帝室开办的御药房、药物园、惠民和剂局等，以及历史上几百部著名本草著作的相继传承，既显现药物学的发展，也展现了中药药学服务的悠久历史，可谓上下几千年。至于西方医药的发展，有史可见的仅在公元 4—5 世纪之间。被尊为现代医学之祖的希波克拉底，当时尚在巡游行医，格林制剂的创制者格林、有药剂师之父美誉的希尔，更远远晚于我们的祖先。至于天然药物的提取分离也是公元 16 世纪的事情，用人工合成的方法制造化学治疗药物从 19 世纪才开始。磺胺药物的发现才开创了化学治疗学的新纪元。

（三）理论指导不同

无论是中药或中药药学服务、学术研究，还是防治用药、康复保健，均不能脱离中医理论指导，按四气、五味、升降浮沉、补泻、归经、有毒无毒、配伍使用原则等药性理论使用药物，或指导研究。西药及西药药学服务，则在西医理论指导下用药并提供其相应的服务，以解剖、生理、病理、药理、毒理及各类生化检测与物理分析仪器检测数据和影像资料为基础。

（四）药物来源不同

中药大多取自自然界的植物、动物或矿物，虽然经过了采收、加工和炮制等处理，但仍属天然物质，除少数矿物药外，其组分较为复杂，且有许多药物的组分并未弄清，其内在成分相互间的构成比例绝大部分均不清楚。而西药大多为化学物质、生物制品或天然药物提取物，除部分复方制剂外，均为纯品或精品，其化学成分单一、化学结构清楚，大多可在实验室内产生。

（五）功用或作用机制表述不同

中药按功效主治或功能应用归纳作用和主治病证，如麻黄的功效为发汗解表、宣肺平喘、利水消肿，主治外感风寒表证，见风寒发热、无汗或汗出不畅、脉浮紧者；以及风寒外束，肺气壅遏的喘咳证；水肿兼有表证和风湿痹痛等证者。西药则多标明药理作用和适应症或作用与用途，如阿昔洛韦的药理作用定义为干扰病毒 DNA 聚合酶，抑制病毒的复制，用于单纯疱疹病毒（HSV）感染；带状疱疹病毒（HZV）感染；免疫缺陷者水痘的治疗；急性视网膜坏死综合征；视网膜脉络膜炎；HSV 性葡萄膜炎。

（六）质量监管内涵不同

中药由于受品种来源、种质基因、生态环境、栽培或养殖技术、采收时月、产地加工、炮制、贮运管理、品规等级的差异，致使任何一种单味药的内在质量均不同，其所含有效成分或有效部位大多难以精确计量，在复方配伍中每种药物所处的地位及其在煎煮提取中发生的物理、化学变化，至目前为止亦难以全部弄清，更难恒定和精准计算。《药典》虽为每种药物设定了水分、灰分、浸出物、含量测定等内控指标，但在药房药店的药学服务实践中，还是首重"道地药材"金标准和药物固有的形、色、气、味，以性状鉴定即经验鉴别为主，运用眼看、手摸、鼻闻、口尝及水试、火试等简便快捷的方法进行辨识。其生产和质量管理环节多、难度大，即生产、经营流通、使用，每一个环节都可能存在质量问题。药房药店处于药物使用的终端环节，虽然质量管理的责任重大，但很多情况下却无能为力。西药则不然，大多成分单一，且多为药企生产的纯品、精品，一般均经过了详细的检测，进入医院药房或社会药店后，除部分需要抽查检测外，大多不需要进行全面检测。

（七）临床用药思路不同

中医治疗强调整体调节，三因制宜，审证求因、辨证施治、立法组方、复方配伍、炮制入药，要求医生运用阴阳五行学说、脏腑经络学说，以及八纲辨证、六经辨证、卫气营血辨证和三焦辨证等理论，辨别疾病的不同属性、不同证型、病变部位、发展趋势、变化规律，然后确定治疗法则、处方、用药，以单味药按君、臣、佐、使最佳组合的"方"调节人体阴阳偏盛偏衰的病理状态。西医用药多在病史采集、实验室检查和影像检查获得数据、资料的基础上，通过鉴别诊断，实行针对性用药治疗。

（八）用药剂量控制不同

对历代使用过的中药包括草药，根据用药经验，均为其设定了一个常规的起始用量和最大用量。进入教科书、《辞典》和《药典》、部颁（局颁）标准品种的用量界定虽具有一定权威或法定效应，但执行并不严格，并常见有超量或企求放量用药的情况，如黄连，《药典》规定用量为 2～5 g，但有人用到 30 g 甚至 250 g；赤芍，《药典》规定用量为 6～12 g，有人却用到 350 g，特别强调个别用药经验或流派用药习惯。同时在不同患者、不同处方中，其用量是不恒定的。而西药的用量限定是极为严格的，规定用 5 mg 的则不能扩大用 10 mg，规定每次 1 片的则不能 1 次 2 片，临床上任意超量用药的极为少见。

（九）药物使用方法不同

中药历来以煎汤口服为主，尽管现代已创新发展了很多新的剂型，但采用处方配药、加热煎煮、滤取药液服用的仍占多数。在汤药煎煮过程中，则有先煎、后下、布包入煎、烊化、蒸兑、药汁冲溶等特殊煎法，在服药法中则有热服、冷服、温服、多次频服、煎汤代茶或每日 1 剂、每日 1 剂半等不同，在丸、片等剂型的服法中尚有以淡盐水、芦根汁或用酒吞服的要求。而西药丸、片、胶囊等口服制剂则大多规定为温开水送服，按药品说明书使用。

（十）疗效评定标准不同

中药疗效的判定主要视其症状是否减轻或消失，难以客观化、标准化。西药疗效的评价主要视其实验检测和影像观察指标是否恢复正常。

（十一）药学服务作业方式有异

由于中药体积和重量大，质量变异影响因素和环节多，占用面积和人力需求也大，库存保管、加工炮制、调剂和供应转运，大多采用传统的手工操作，劳动负荷重，购进、领用、调配称量、上架装斗与清斗、切制、炒制、分包与质量整理等尚属比较重的体力劳动，这种作业方式，虽体现了传统特色，但在现代科学迅猛发展，经营模式日益创新的时代，却显滞后。西医院中的药学服务作业方式的改进虽然也不算快速，但库房管理、调配存取等作业方式，在许多三甲医院已基本实现自动化或智能化。

中药药学及其服务的特征

中药药学与西药学不仅有上述十一个方面的不同，而且还有下述特征。

1. 学科内涵广博，服务内容日趋多元化。"中药药学"，其实是一个专业定位和框架，既包括一些基础学科，更包括各专业学科和药事管理，学科内涵极为丰富。中医院的药学服务，不但有中药、西药、中西结合用药，以及传统的采购供应、调配、保管、炮制、制剂、汤药煎煮等内容，而且还有药品质量控制检验、中药临床药学、药学教育和科研，承担了继续教育、人才培训、社会药学等方面的服务。

2. 中药学术基础理论虽属"形而上者谓之道"的范畴，但中药化学、分析提取及制剂学等学科知识却又属于"形而下者谓之器"的学说，甚至有学者指出："中药比西药更具备科学含义。"即是说：中药药学是器、道两属。这就提示我们：在中药药学研究领域或药学服务中应坚持中医药思维，在中医药理论框架和指导下进行，借助现代科学技术，开展基础实验和临床用药研究，并注意成果与中医临床的科学对接，获得中医临床的认同和推广应用。

3. 中药质控标准和合理用药判断标准尚不齐全、不统一，难被认同。如单味中药传统的形、色、气、味特征标准、道地药材标准，有的已面目全非，有的被篡改，有的被废弃不用。临床用药有的不遵中医思路、不突出辨证论治、立法组方，处方不讲究君、臣、佐、使配比，甚至按西医思路使用中药，有的过于强调个别用药经验，在未明确诊断的情况下即任用药物。

4.基础建设和人员队伍建设相对薄弱，但服务能力和水平的要求日渐提高。在中医院从事药学服务的人员，既要求具有一定的中医基础理论和主要临床学科的诊疗知识，更要具有较为厚实的中药药学理论基础，丰富的基本知识、娴熟的操作技能，同时应掌握较多的西药知识，以及人文科学、社会科学等方面的知识，具有社会公德和良好的职业道德，既能独立从事全面的业务技术工作，又能开展教学、科研和药食保健、健康服务，具有传承和创新发展能力。

5.药学服务的被动性长期存在：由于中医院药学学科的学术地位一直未获得足够重视，药学部门一直被定格为医技科室和医疗辅助部门，药学人员未能列入医疗队伍的成员。基础建设、队伍建设大多被后置，加之临床药物选用等方面的话语权受限，故导致其服务多为被动和应答式。

促进传承发展的构思

中药药学服务的传承和创新发展，任重而道远，党和政府已给我们指明了方向目标，提供了良好发展机遇，并给了政策扶持，作为执业者理应不断更新观念，自强不息，奋力拼搏，奉献不已，有所作为。

1.提高认识，把握方向目标。即要从中医药协调发展，优化健康服务，完善健康保障，推进健康中国建设的高度，按照国家中医药发展"十三五"规划的目标，促进医院中药药学和药学服务的传承与创新发展，提高学科的学术地位。先生认为：中药药学服务的根本任务不外以下几点，即保证用药质量、满足药品供应、参与合理用药管理，以保证人民用药安全、有效、经济、合理及用药的合法权益，实现改善与提高人类生活质量的理想目标。包括疾病治愈，消除或减轻患者症状，阻止或延缓疾病的过程，预防疾病或症状的发生，防止药物灾难。特别是在药物治疗结果上，应承担三个方面的责任或功能，即识别潜在的或实际存在的用药问题；解决实际发生的问题；防止潜在的用药问题的发生。

2.拓展服务功能，明确服务重点。传统的或经典的中药药学服务功能重在药品调配供应、贮藏管理、炮制和传统制剂，这些功能任务在现阶段虽仍然属于最基本的任务，需要尽力保证完成，但人们的用药需求和学科本身的发展，迫切需要药学服务功能的拓展，包括各学科领域和临床用药研究、名验方药和特色制剂的研究、养生保健、健康服务、中药文化宣传、社区药学服务，以及药学教育等。但其重点在于药品质量管理（包括饮片质量、调配质量、煎药质量等）、合理用药管理。特别是中医临床的合理用药管理，涉及的层面和问题较多、难度较大，由于中医临床经验用药较多，且有不同流派的传承和不同的用药习惯，辨证的准确程度有差异，立法组方与遣用药物的思路不一致，各自强调用药的特殊性，加之目前尚无权威性的判断标准，合理与否往往难以裁定。先生建议找准切入点，逐科、逐病种进行，可从分析研究院内名老中医专家在防治大病、疑难病症时的辨证思维、立法组方、配伍用药的经验入手，分科、分病种逐步拟定出参考性依据。同时，可以从中西联合用药的合理性与相互作用分析，以及毒性中药是否合理使用入手，进行探寻性研究，不断总结积累经验，不宜全面"开花"。

3. 注重人才修为，促进学术团队建设。人才、技术、设备、管理，是促进中药药学服务的四大要素，其中人才起着举足轻重的作用。故凡在中药药学领域的执业者，均应以历代医药学名家和先贤为榜样，大医精诚，仁爱救人，赤诚济世，敬业奉献，精勤不倦，探微索隐，一丝不苟，有所建树。自觉按照处世为人标准、现代文明发展和职业要求，进行品行德操、专业科学技术、人文科学和社会科学知识修为。由于药学服务大多为群体性作业，学术领域的重大突破非一人一时之功，事业的推动和发展更需大众的共同努力，故作为管理者和学科学术带头人，尚应注意促成学术团队或学术梯队建设。根据现阶段情况可分别考虑促成"中药鉴定与质量控制研究""中药临床应用与合理用药管理研究""中药临方炮制与名方、验方制剂研究""药食保健与健康服务研究"等学术团队，每个团队5～7人，每个团队有一名理论基础扎实、实践经验丰富、研究思路活跃、严谨踏实、团队协作精神较强的且具有高级职称的学科或学术带头人形成领队或区域性领军人物。

4. 加速自动化、网络化、信息化、智能化建设，改善中药药学研究和服务条件，改变服务模式和作业方式。先生认为：传统的鉴别经验和有效的质量管理经验不能丢；传统的炮制理论、方法和技术要点、火候标准要传承；膏、丹、丸、散、酒、露、茶、曲等传统制备技术仍应采用；处方调配操作中的审方、计价、调配、复核等基本程序和操作技术要领在任何情况下均应遵守；汤剂煎煮中容器选择、煎前浸泡、加水量、煎煮火候与时间控制、特殊煎煮法的有效执行，煎液得量，以及科学的操作规程，丝毫不能减损，但这并不妨碍服务模式和作业方式的改变。目前，用药需求量不断加大，对行业服务水准的要求日渐提高，故由手工作业变机械作业或自动化作业是完全应该和必需的。特别是传统的中药饮片处方调剂作业方式，长期以来采用戥秤或电子台秤称量，占用人力多，劳动负荷重，患者候药时间长，称量、分戥难准确。随着饮片形态的多种变异，如浓缩颗粒、超微粉末、粗颗粒与煮散、袋泡剂等，以及单剂量精制小包装的出现，自动分包机的引用和智能药房的设置，事实上已经证明传统的调配作业方式是完全可以变更的。再看中药煎煮已由直火煎煮，逐步改为蒸汽煎煮、电热煎煮、机器煎煮，有的医院还启用了智能煎药机，并成立了智能煎药中心，与医院 HIS 系统进行无缝对接，实现了对浸泡、煎煮、包装、发药等全过程和各环节信息的计算机化传递和自动控制，解决了二次煎煮、先煎后下、自动加水计量、自动清洗、自动加热调节、数控煎药定时、自动接受处方、打印条码煎药单、全程记录员工操作、提供温度曲线、生成相应的质控报表等。这就足以证明传统的煎药方式和方法也是可以改变的。还有中药性状鉴别的感官辨识能否变电子仪器辨识；中药加工炮制能否全部变手工为机械和自动化，把药学人员从繁重的体力劳动中"解放"出来。如此等等，似乎均应进入药事管理者的议事日程。

可以预料，中药药学特色优势将日趋显现，中药药学服务的理念和思路将日益清晰，服务内容将有效拓展，服务模式和作业方式将不断转变，中药药学服务队伍将日益精良，服务组织管理将更加人性化、民主化、科学化、高效化、标准化，引导药学研究和服务进入一个更加骄人的时代。

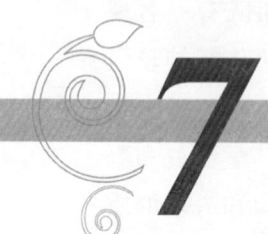

7 调剂学内容精要和发展研究

调剂是医院药学中极为重要的专业技术工作，处于医院药学服务的前沿阵地和终端环节，担负着繁重的药品调配供应、质量管理、用药咨询、信息收集与传递、账务对接与结转等多方面的任务，其工作质量、药品质量、服务质量的保证，直接关系着临床用药的安全有效，体现着医院药学工作的整体水平和风范，也是医院医疗服务窗口形象的部分体现，不可等闲视之。近年来，许多专家、学者和地区，对调剂学及调剂室的建设发展、模式转变、调剂服务内容的延伸与扩展、药房的社会化、调剂设备的更新、饮片形态变异与作业方式变化，调剂的现代管理，进行了大量探索和尝试，国家主管部门不时对调剂工作作出了许多新的规定，极大地丰富了经典调剂学的内容。

调剂工作的法规依据与文献、著作依据

1. 法规：①药品管理法第 27 条规定："药剂人员调配处方，必须经过核对，对处方所列药品不得擅自更改或者代用。对有配伍禁忌或者超剂量的处方，应当拒绝调配；必要时，经处方医师更改或者重新签字，方可调配。"②医疗机构药事管理暂行规定：专列第七章调剂管理，从第 27 条至第 29 条，强调指出："调剂工作是药学技术服务的重要组成部分"；"药学专业技术人员必须严格执行操作规程和处方管理制度"。③中医医院管理评价指南、湖南省中医医院建设标准与管理规范等文件中对调剂管理均有规定。中药饮片质量管理规范中亦列有专条。④处方管理办法及相关规定

2. 标准与指南：①现行《药典》及省市规范；《药典》临床用药须知。②抗菌药物及麻醉药品、精神药品临床应用指导原则，以及关于毒性药品使用的管理规定等文件与指南。

3. 文献、著作：①权威性药物学或治疗药物学专著、药物应用手册。②《中药学》《方剂学》《中成药学》《中药炮制学》《中药鉴定学》《医院药事管理学》等教科书。

《处方管理办法》中关于调剂工作的具体规定

第四条 医师开具处方和药师调剂处方应当遵循安全、有效、经济的原则。处方药应当凭医师处方销售、调剂和使用。

第十八条 处方开具当日有效。特殊情况下需延长有效期的，由开具处方的医师注明有效期限，但有效期最长不得超过 3 天。

第十九条 处方一般不得超过 7 日用量；急诊处方一般不得超过 3 日用

量；对于某些慢性病、老年病或特殊情况，处方用量可适当延长，但医师应当注明理由。

医疗用毒性药品、放射性药品的处方用量应当严格按照国家有关规定执行。

第二十二条　除需长期使用麻醉药品和第一类精神药品的门（急）诊癌症疼痛患者和中、重度慢性疼痛患者外，麻醉药品注射剂仅限于医疗机构内使用。

第二十三条　为门（急）诊患者开具的麻醉药品注射剂，每张处方为一次常用量；控缓释制剂，每张处方不得超过 7 日常用量；其他剂型，每张处方不得超过 3 日常用量。

第一类精神药品注射剂，每张处方为一次常用量；控缓释制剂，每张处方不得超过 7 日常用量；其他剂型，每张处方不得超过 3 日常用量。哌醋甲酯用于治疗儿童多动症时，每张处方不得超过 15 日常用量。

第二类精神药品一般每张处方不得超过 7 日常用量；对于慢性病或某些特殊情况的患者，处方用量可以适当延长，医师应当注明理由。

第二十四条　为门（急）诊癌症疼痛患者和中、重度慢性疼痛患者开具的麻醉药品、第一类精神药品注射剂，每张处方不得超过 3 日常用量；控缓释制剂，每张处方不得超过 15 日常用量；其他剂型，每张处方不得超过 7 日常用量。

第二十五条　为住院患者开具的麻醉药品和第一类精神药品处方应当逐日开具，每张处方为 1 日常用量。

第二十六条　对于需要特别加强管制的麻醉药品，盐酸二氢埃托啡处方为一次常用量，仅限于二级以上医院内使用；盐酸哌替啶处方为一次常用量，仅限于医疗机构内使用。

第二十七条　医疗机构应当要求长期使用麻醉药品和第一类精神药品的门（急）诊癌症患者和中、重度慢性疼痛患者，每 3 个月复诊或者随诊一次。

第二十八条　医师利用计算机开具、传递普通处方时，应当同时打印出纸质处方，其格式与手写处方一致；打印的纸质处方经签名或者加盖签章后有效。药师核发药品时，应当核对打印的纸质处方，无误后发给药品，并将打印的纸质处方与计算机传递处方同时收存备查。

第二十九条 取得药学专业技术职务任职资格的人员方可从事处方调剂工作。

第三十条 药师在执业的医疗机构取得处方调剂资格。药师签名或者专用签章式样应当在本机构留样备查。

第三十一条 具有药师以上专业技术职务任职资格的人员负责处方审核、评估、核对、发药以及安全用药指导；药士从事处方调配工作。

第三十二条 药师应当凭医师处方调剂处方药品，非经医师处方不得调剂。

第三十三条 药师应当按照操作规程调剂处方药品：认真审核处方，准确调配药品，正确书写药袋或粘贴标签，注明患者姓名和药品名称、用法、用量、包装；向患者交付药品时，按照药品说明书或者处方用法，进行用药交代与指导，包括每种药品的用法、用量、注意事项等。

第三十四条 药师应当认真逐项检查处方前记、正文和后记书写是否清晰、完整，并确认处方的合法性。

第三十五条 药师应当对处方用药适宜性进行审核，审核内容包括：

（1）规定必须做皮试的药品，处方医师是否注明过敏试验及结果的判定；（2）处方用药与临床诊断的相符性；（3）剂量、用法的正确性；（4）选用剂型与给药途径的合理性；（5）是否有重复给药现象；（6）是否有潜在临床意义的药物相互作用和配伍禁忌；（7）其他用药不适宜情况。

第三十六条 药师经处方审核后，认为存在用药不适宜时，应当告知处方医师，请其确认或者重新开具处方。

药师发现严重不合理用药或者用药错误，应当拒绝调剂，及时告知处方医师，并应当记录，按照有关规定报告。

第三十七条 药师调剂处方时必须做到"四查十对"：查处方，对科别、姓名、年龄；查药品，对药名、剂型、规格、数量；查配伍禁忌，对药品性状、用法用量；查用药合理性，对临床诊断。

第三十八条 药师在完成处方调剂后，应当在处方上签名或者加盖专用签章。

第三十九条 药师应当对麻醉药品和第一类精神药品处方，按年月日逐日编制顺序号。

第四十条 药师对于不规范处方或者不能判定其合法性的处方，不得调剂。

第四十九条　未取得药学专业技术职务任职资格的人员不得从事处方调剂工作。

第五十条　处方由调剂处方药品的医疗机构妥善保存。普通处方、急诊处方、儿科处方保存期为1年，医疗用毒性药品、第二类精神药品处方保存期限为2年，麻醉药品和第一类精神药品处方保存期限为3年。

处方保存期满后，经医疗机构主要负责人批准、登记备案，方可销毁。

第五十一条　医疗机构应当根据麻醉药品和精神药品处方开具情况，按照麻醉药品和精神药品品种、规格对其消耗量进行专册登记，登记内容包括发药日期、患者姓名、用药数量。专册保存期限为3年。

"对未取得药学专业技术职务任职资格的人员从事处方调剂工作的"应进行处罚；"药师未按规定调剂麻醉药品、精神药品处方"的按麻、精药品管理条例第73条规定处罚。

第五十八条　药师未按照规定调剂处方药品，情节严重的，由县级以上卫生行政部门责令改正、通报批评，给予警告；并由所在医疗机构或者其上级单位给予纪律处分。

第六十一条　本办法所称药学专业技术人员，是指按照原卫生部《卫生技术人员职称试行条例》规定，取得药学专业技术职称任职资格人员，包括主任药师、副主任药师、主管药师、药师、药士。

处方调剂的技术要求

1. 管理部门对调剂质量管理指标的规定：炮制合格率100％；饮片质量合格率100％；伪劣药品等于0；中药计价合格率≥95％，成西药计价合格率≥98％；中药饮片配方符合率≥95％；中药保管完好率≥95％，成西药≥99％。

2. 门诊处方调剂的基本程序：收方→审方→划价（收费）→调配→核对→包装→发药。

（1）收方：从患者手上接过具有执业资格的医生开写的处方。

（2）审方：除处方管理办法的规定项目外，还有处方前记、处方概貌、药品规格与等级、药物剂量与用法、药物配伍禁忌与妊娠禁忌、病证禁忌、医生签字的审查。

（3）划价：现大多已采用电脑计价，但需及时做好价格调整。

（4）处方调配：应在审方、辨认准确的基础上，依次、按量、准确称取或取拿，对处方注明的品规与特殊煎服法应认真执行。

（5）核对：检查所配药物是否正确，有无错配、漏配情况；所配药品的含量规格与数量是否相符；核对用法用量及注意事项是否完整、正确，防止漏写、错写及书写不清或用词不明。并应核对等级规格与价格及临方炮制与特殊煎服法是否照方进行；核对患者性别、年龄，严防张冠李戴。

（6）包装和贴签：在核对完毕后，须及时包装或包扎，并贴上事先写好的标签，一并放入专用的药袋中。

（7）发药：应再次核对姓名；明确交代用法、用量及用药注意事项；正确交代用药期间的饮食宜忌；进行用药知识教育。

3. 常见的特殊煎服方法：

（1）先煎：①矿物药、贝壳类药、角甲类药；②有毒药，如乌头类药物；③其他质硬难出性的药，如天竺黄、藏青果、石斛、火麻仁等。

（2）后下：①气味芳香，含挥发油多的药物，如薄荷、藿香、紫苏叶、豆蔻、砂仁、木香、细辛等；②易出性，不宜久煎的药物，如大黄、番泻叶、钩藤等。

（3）包煎：①花粉类药，如蒲黄、松花粉等；②细小种子果实类，如菟丝子、紫苏子、车前子、葶苈子等；③药物细粉，如六一散、青黛、黛蛤散；④含刺激性毛茸的药，如旋覆花等；⑤含淀粉、黏液质较多的药物，如秫米、浮小麦等。

（4）另煎或另蒸：如参类等贵重药。

（5）烊化：大多适于胶类药。

（6）冲服：多用于贵重药及一些粉末药，如三七、牛黄、麝香、肉桂粉、沉香粉及朱砂粉、血竭粉、琥珀粉、胡椒粉等。

（7）兑服：包括所蒸的参类、液体药汁，如竹沥、鲜地黄与鲜藕、鲜梨等汁。

（8）其他：捣碎与制绒。

4. 毒性中药的用法用量：前已述及。

5. 某些贵细或较特殊药物的用法用量：麝香（0.03～0.1 g）、牛黄（0.15～0.35 g）、冰片（0.03～0.1 g）、苏合香（0.3～1 g）、沉香（1.5～

4.5 g）、肉桂（1～4.5 g）、安息香（0.3～1 g）、血竭（1～1.5 g）、琥珀（1.5～3 g）、鹿茸（1～2 g）、羚羊角（1～3 g）、紫河车（2～3 g）、蛤蚧（3～6 g）、水牛角浓缩粉（1次1.5～3 g）、金钱白花蛇（3～4.5 g）、珍珠（0.1～0.3 g）、胖大海（2～3枚）、丁香（1～3 g）、西红花（1.5～3 g）、海龙（3～9 g）、海马（3～9 g）、三七（3～4.5 g）、檀香（2～5 g）、巴豆霜（0.1～0.3 g）、千金霜（0.5～1 g）、三分三（0.3～0.9 g）、制附子（3～6 g）、马钱子粉（0.3～0.6 g）、牙皂（1～1.5 g）、制川乌（1.5～3 g）、制草乌（1.5～3 g）、鸦胆子（0.5～2 g）、细辛（1～3 g）、水蛭（1.5～3 g）、朱砂（0.1～0.5 g）、全蝎（2.4～4.5 g）、关木通（0.6～1.5 g）、华山参（0.1～0.2 g）、红大戟（1.5～3 g）、搜山虎（0.2 g）、黑骨头（3～6 g）、硝石（0.6～1.5 g）、草红花（3～6 g）、吴茱萸（1.5～4.5 g）、苍耳子（3～9 g）、芦荟（入丸散0.3～0.6 g）、番泻叶（2～6 g）、硫黄（1.5～3 g）、樟脑（0.1～0.2 g，大多外用）、罂粟壳（3～6 g）、甘遂（0.5～1.5 g）、芫花（1.5～3 g）、大戟（1.5～3 g）。

6. 用药禁忌：包括配伍禁忌、妊娠禁忌、病证（或病情）禁忌、药食宜忌。

7. 儿童及老人用药量的折算。

8. 中西药联用与相互作用：①含金属元素钙、镁、铝等矿物类的中药；②含槲皮素或含芦丁的中成药；③含鞣酸类成分的中药；④含丹参的药，尤其是丹参注射液；⑤含汞、砷成分的中药；⑥含有机酸成分的中药；⑦含甘草、人参的药；⑧含乙醇的药；⑨含牛黄的药；⑩含麻黄碱的药；⑪含黄酮类成分的药，等等，不宜与哪些药物同用。

9. 处方"脚注""药物并开"常用别名或俗名。

8 学好"方剂学"，更有效地指导临床用药

方剂，是中医在辨证审因、确定治法的基础上，按照组方原则，选择适当的药物配伍组合，并酌定剂量、确定适宜的剂型及用量而成的处方。方剂

学，是研究和阐明方剂学的基本理论（治法）、方剂的配伍规律及其临床应用的一门科学。或说是研究和阐明治法与方剂配伍规律及临床应用的一门科学。

方剂学，是中医药学的基础课之一；是以中医基础理论、中医诊断学、中药学等基础学科的内容为基础的学科（桥梁课）；是中医学辨证论治与理、法、方、药的综合运用。要求学习者掌握组方原理、配伍方法、培养分析运用方剂及临证组方的能力，为学习其他中医药专业课程奠定基础。

现存重要方书

方剂学的发展经历了 2000 多年的历史，源远流长，内容广瀚。现存的方书，据《全国中医图书联合目录》记载，从晋、唐至今已多达 1950 种，至于与方剂有关的医籍就更多。

1.《五十二病方》：1973 年长沙马王堆 3 号汉墓发掘，早于《黄帝内经》，载方 283 首（能辨认 197 首）。

2.《黄帝内经》：载方 13 首，为辨证立法、组方结构、配伍方法、用药宜忌等及方剂学的形成奠定了理论基础。

3.《伤寒杂病论》：公元 205 年成书，载方 314 首，集理、法、方、药为一体，称为"方书之祖"或医方之祖。张仲景著。

4.《备急千金要方》：唐代孙思邈著，公元 652 年成书，收方 5300 余首。

5.《外台秘要》：唐代王焘著，公元 752 年成书。收方 6000 余首。

6.《太平圣惠方》：宋代王怀隐等著，成书于公元 992 年，收方 16834 首。

7.《太平惠民和剂局方》：宋代官药局·成药配本（公元 1241—1252 年）。载方 788 首。历史上第一部"成药典"。

8.《普济方》：明代朱橚等编著，公元 1406 年刊出，收方 61739 首。

9.《中医方剂大辞典》：彭怀仁主编，1993 年出版，收方 96592 首。称为"当今方剂之全书"。

方剂与治法

治法，即在辨明证候之后，在治疗原则的指导下，针对病证的病因病机拟定的治疗方法。治法来源于方剂；治法是指导方剂应用的依据；方剂是治法的具体体现。八法：即"汗、和、下、消、吐、清、温、补"。为清代程钟龄在所著《医学心悟》中提出。

方剂的分类

方剂以病证、病因、脏腑、组成、功效为依据分类。有代表性的分类法如下。①七方：大、小、缓、急、奇、偶、复。见成无己的《伤寒明理论·药方论》。②十剂：宣、通、补、泄、轻、重、滑、涩、燥、湿。源出北齐徐之才的《药对》，始见于成无己的《伤寒明理论·药方论》。

方剂的配伍

根据病情的需要和药物的性能，有选择地将两味或两味以上的药物配合在一起使用。

1. 配伍形式：即"七情"中的相须、相使、相畏、相杀、相恶、相反。

2. 配伍目的：增强原药效（麻黄＋桂枝）；综合多药效（人参、麦冬、五味子）；产生新药效（桂枝＋芍药，调和营卫）；制约烈毒性（生附子＋炙甘草）。

3. 组方原则：君、臣、佐、使（一度称主、辅、佐、使）。

（1）君药：针对主病因、主证起主要治疗作用。"主病之谓君"。

（2）臣药：①协助君药加强治疗作用（起次要作用）；②对兼病或兼证起主要治疗作用。"佐君之谓臣"。

（3）佐药：①佐助药，直接治疗次要证候；协助君、臣药加强治疗作用（起更次要治疗作用）；②佐制药，制约君、臣药的烈、毒性；③反佐药，指在病重邪盛时，根据"甚者从之"的治则，用于消除或避免产生格拒现象（饮药即吐）而配伍的药物。即《黄帝内经》："治寒以热而佐以寒，治热以寒而佐以热。"

（4）使药：①调和药性；②引经报使（指引导诸药有选择性地作用于某经、某脏腑及病位的药物）。

4. 方剂的变化：根据病情轻重、邪气虚实、兼证有无、体质强弱及年龄、气候、地域习俗而有变。变化的形式，随药味增减、药量增减、药味与药量同时增减、剂型更替而变。

方剂的用法

1. 煎药法：解表、泻下、清热剂及以芳香药为主的组方，一般宜武火急煎；补益剂及部分含毒性药的方剂，宜文火久煎。

2. 服药法：服药时间，一般宜在餐前1小时。滋补剂、泻下剂宜空腹服；安神剂、涩精止遗剂宜睡前服；含毒性或对胃肠有刺激性的药宜餐后服；急性病不拘时服；慢性病宜定时服；病在上焦宜餐后服；病在下焦宜餐前服。一般药剂宜温服。解表、温里、补益剂宜热服。清热剂宜凉服。

重要方剂

应重点掌握以下98首方剂：麻黄汤、桂枝汤、九味羌活汤、小青龙汤、银翘散、桑菊散、麻杏甘石汤、败毒散、参苏饮、大承气汤、温脾汤、十枣汤、麻子仁丸、小柴胡汤、蒿芩清胆汤、四逆散、逍遥散、半夏泻心汤、白虎汤、犀角地黄汤、清营汤、黄连解毒汤、普济消毒饮、仙方活命饮、导赤散、龙胆泻肝汤、泻白散、清胃散、芍药汤、白头翁汤、青蒿鳖甲汤、清暑益气汤、理中丸、小建中汤、吴茱萸汤、四逆汤、当归四逆汤、阳和汤、葛根芩连汤、大柴胡汤、四君子汤、参苓白术散、补中益气丸、生脉散、玉屏风散、四物汤、归脾汤、六味地黄丸、大补阴丸、炙甘草汤、一贯煎、百合固金丸、肾气丸、地黄饮子、真人养脏汤、四神丸、固冲汤、完带汤、朱砂安神丸、天王补心丹、安宫牛黄丸、越鞠丸、半夏厚朴汤、苏子降气汤、定喘汤、旋覆代赭汤、桃核承气汤、血府逐瘀汤、补阳还五汤、温经汤、生化汤、十灰散、小蓟饮子、黄土汤、川芎茶调散、羚角钩藤汤、镇肝息风汤、大定风珠、杏苏散、清燥救肺汤、平胃散、藿香正气散、茵陈蒿汤、八正散、三仁汤、五苓散、苓桂术甘汤、真武汤、实脾饮（散）、独活寄生汤、二陈汤、温胆汤、清气化痰丸、半夏白术天麻汤、保和丸、健脾丸、乌梅丸、瓜蒂散。

现重点介绍如下：

1. 麻黄汤（麻黄、杏仁、桂枝、炙甘草）：主治外感风寒表实证。证机：风寒束表、肺气不宣；辨证要点：恶寒发热、无汗而喘、脉浮紧。治法：发汗散寒、宣肺平喘。方解：君，麻黄——发汗散寒、宣肺平喘；臣，桂枝——解肌发表，温经散寒；佐，杏仁——宣降肺气，平喘止咳；使，炙甘草——和中，调药性。

配伍要点：麻黄＋桂枝；麻黄＋杏仁。

2．桂枝汤（桂枝、白芍、生姜、大枣、炙甘草）：主治外感风寒表虚证。证机：风寒客表、营卫不和；辨证要点：发热头痛、汗出恶风、脉浮缓。治法：解肌发表、调和营卫。方解：君，桂枝——散寒解肌发表、温助卫阳。臣，白芍——滋养营阴，收敛阴液。佐，生姜——辛散风寒、解表调卫，兼温胃止呕；大枣——补益脾胃、助白芍和营血。使，炙甘草——调和诸药。

配伍要点：桂枝＋白芍；桂枝＋炙甘草；白芍＋炙甘草。

3．九味羌活汤（羌活、防风、苍术、细辛、白芷、川芎、黄芩、生地黄、甘草）：主治外感风寒湿邪、内有蕴热之证。证机：风寒束表、湿滞经络，兼热蕴于里；辨证要点：恶寒发热、无汗头痛、肢体酸痛、口苦微渴、脉浮。治法：发汗祛湿，兼清里热。方解：君，羌活——散寒祛湿、祛风止痛（治太阳经头痛）。臣，防风——祛风散寒、胜湿止痛（治一身痛）；苍术——祛风除湿、发汗解表（治太阳经头痛）。佐，细辛——搜风散寒止痛（治少阴经头痛）；白芷——祛风散寒，止痛（治阳明经头痛）；川芎——祛风止痛、活血行气（治少阴、厥阴经头痛）；生地黄——清热养阴生津；黄芩——清泄郁热。使，甘草——调和诸药。

本方为四时感冒风寒湿邪的通风方剂，即所称的"药备六经，通治四时，权变活法"。

4．银翘散（金银花、连翘、薄荷、牛蒡子、荆芥穗、淡豆豉、桔梗、淡竹叶、芦根、甘草）：主治温病初起（风热表证）。证机：风热袭表、热毒偏盛；辨证要点：发热、微恶寒、咽痛、口渴、脉浮数。治法：辛凉透表、清热解毒。方解：君，金银花、连翘——清热解毒、芳香辟秽、轻散透表。臣，薄荷、牛蒡子——辛凉解表、利咽解毒；荆芥、淡豆豉——辛散透邪。佐，桔梗——宣肺化痰止咳；淡竹叶、芦根——清热生津、除烦止渴。使，甘草——清热解毒、调和诸药。

配伍要点：解表药＋清热药；佐以药性微温的荆芥，为"辛凉平剂"。

5．桑菊饮（桑叶、菊花、桔梗、杏仁、薄荷、连翘、芦根、甘草）：主治风温初起、邪伤肺络证（风热咳嗽证）。证机：风热犯肺、肺气不宣（邪轻病浅）。治法：疏散风热、宣肺止咳。方解：君，桑叶——清宣肺热而止咳、疏散肺卫风热而透邪；菊花——疏散风热、清利头目。臣，桔梗——宣肺化痰、止咳；杏仁——宣肺降气、止咳。佐，连翘——清热解毒、轻透散邪；芦根——清热化痰、生津止渴。使，甘草——调和药性。

配伍要点：桑叶＋菊花；桔梗＋杏仁。

6. 大承气汤（大黄、芒硝、枳实、厚朴）：主治阳明腑实证（燥、实、痞、满俱在），见大便秘结、脘腹痞满、胀痛拒按、舌红苔黄厚而燥，脉沉实者。证机：实热积滞壅结肠胃，热盛伤津。治法：泻下泄热、行气消积、峻下热结（急下存阴）。方解：君，大黄——苦寒泄热、清泻肠胃积滞。臣，芒硝——咸寒泻热、软坚润燥通便。佐，枳实——破气散结、消积除痞；厚朴——宽肠下气、消胀除满。

配伍要点：大黄＋芒硝。

7. 麻子仁丸（火麻仁、杏仁、白芍、大黄、枳实、厚朴）：主治脾约证，即胃肠燥热、津液不足之便秘证。证机：胃有燥热、脾津不足（胃强脾弱），脾的功能为胃约束。见大便干结，脘腹痞胀，舌红苔黄而干。治法：润肠泻热、行气通便。方解：君，火麻仁——滋脾润燥、滑肠通便。臣，杏仁——苦泄降气、润肠通便；白芍——养阴以润下；大黄——通便泄热。佐，枳实、厚朴——下气破气、行滞消胀。使，蜂蜜——润燥滑肠，调和诸药。

8. 龙胆泻肝汤（龙胆草、黄芩、栀子、泽泻、木通、车前子、生地黄、当归、柴胡、甘草）：主治肝胆实火上炎证，肝胆湿热下注证。见胁痛目赤、耳聋耳肿、口苦溲赤、舌红苔黄、脉弦数有力者。证机：肝胆实火上炎或湿热循经下注所致。治法：清肝胆实火、泻下焦湿热。方解：君，龙胆草——清肝胆实火、泻肝胆湿热。臣，黄芩、栀子——泻火解毒、清热燥湿。佐，泽泻、木通、车前子——清热利湿、导湿热之邪下行；生地黄、当归——补血养阴、防肝热伤阴血；柴胡——疏肝清热，引药归入肝胆（兼使药）。使，甘草——调和诸药。

配伍要点：清泻与渗利并用，上泻肝火，下利湿热。

9. 四逆汤（附子、干姜、炙甘草）：主治少阴病、太阳病汗多亡阳者，见四肢厥冷、恶寒倦卧、神衰欲寐、脉沉微细。证机：阴寒内盛、阳气衰微，不能温养四肢。治法：回阳救逆。方解：君，附子——温肾祛寒、回阳救逆。臣，干姜——温阳散寒。佐、使，炙甘草——益气温中、调和诸药，助干姜制约附子毒性。

配伍要点：附子＋干姜加强破阴复阳之力，配炙甘草益气、解毒、缓和峻烈药性。

10. 五积散（麻黄、白芷、干姜、肉桂、苍术、厚朴、陈皮、半夏、茯苓、当归、川芎、芍药、桔梗、枳壳、炙甘草）：主治外感风寒、内伤生冷证，见发热无汗、胸腹胀痛、苔白腻、脉沉弦。证机：外感风寒、邪郁肌表、内伤生冷、脾胃阳气受损。治法：解表温里、祛寒、燥湿、化痰。方解：君，麻黄、白芷——解表散邪；干姜、肉桂——温里散寒。臣，苍术、厚朴——燥湿健脾；陈皮、半夏、茯苓——行气、燥湿化痰。佐，当归、川芎、芍药——活血止痛；枳壳、桔梗——升降气机、宽胸利膈。使，炙甘草——调和诸药。

五积：即寒、湿、痰、气、血五积。

11. 参苓白术散（白术、人参、茯苓、山药、莲子、扁豆、薏苡仁、砂仁、大枣、陈皮、桔梗、甘草）：主治脾胃气虚挟湿证；肺脾气虚、痰湿咳嗽证。见面色萎黄、食少、便溏、泄泻、腹胀、舌淡苔白腻、脉虚缓者。证机：脾胃气虚痰湿阻滞。治法：益气健脾、渗湿止泻。方解：君，白术——益气补中、健脾燥湿；人参——补气健脾；茯苓——健脾渗湿。臣，山药、莲子——补脾益气、固涩止泻；扁豆、薏苡仁——健脾祛湿。佐，砂仁——行气调滞、芳香化湿、醒脾和胃；大枣——补脾养胃；陈皮——行气化湿；桔梗——宣肺宽胸、载药上行。使，甘草——调药和中。

配伍要点：四君子汤＋渗湿健脾之药＋燥湿行气化痰之药。补虚、渗湿、行滞、调气诸功具备。

12. 归脾汤（人参、龙眼肉、黄芪、白术、当归、远志、茯神、木香、酸枣仁、炙甘草）：主治心脾气血两虚证、脾不统血证。见心悸失眠、食少体倦，或便血、崩漏、舌淡苔白、脉细弱者。证机：思虑过度、劳伤心脾、气血两虚。治法：益气补血、健脾养心。方解：君，人参——补脾益气；龙眼肉——补益心脾、养血安神。臣，黄芪、白术——益气补中、健脾养胃；当归——补血和营；远志——安神益志；茯神——健脾宁心安神；木香——理气醒脾。佐，酸枣仁——养心血、安心神。使，炙甘草——益气和中、调和诸药。

配伍要点：气血双补、重在补气；心脾两调、重在补脾。

13. 六味地黄丸（熟地黄、山茱萸、山药、泽泻、牡丹皮、茯苓）：主治肾阴虚证，见腰膝酸软、头目眩晕、手足心热、舌红少苔、脉沉细数等症。

证机：肾阴亏损、虚热内生。治法：滋阴补肾。方解：君，熟地黄——滋阴补肾、填精益髓。臣，山茱萸——补养肝肾、敛摄精气；山药——补益脾阴、益肾固精。佐，泽泻——利湿泻浊、制约熟地黄之腻；牡丹皮——清泻肝火、制约山茱萸之温；茯苓——淡渗脾湿，助山药养脾。

配伍要点："三补"与"三泻"相伍，补中有泻，标本兼顾。"三补"药量大于"三泻"药量，重在补三阴，以补肾阴为主。

14. 天王补心丹（生地黄、天冬、麦冬、酸枣仁、柏子仁、人参、五味子、远志、茯苓、玄参、朱砂、丹参、当归、桔梗）：主治阴亏内热、心神不宁证，见心悸失眠、手足心热、舌红少苔、脉细数者。证机：阴虚血少、心失所养；阴虚内热、虚火内扰。即心肾两虚、阴虚血少、虚热内扰。治法：补心安神、滋阴清热。方解：君，生地黄——滋阴养心、凉血清心。臣，天冬、麦冬——滋阴液、补心肾、清虚热；酸枣仁、柏子仁——养血补心安神。佐，人参——补气生血、宁心益智；五味子——敛阴安神、益气生津；远志、茯苓——安神定志、交通心肾；玄参——滋阴降火；朱砂——镇心安神；丹参——清心、和血、除烦；当归——补血、养心、润燥。使，桔梗——载药上行。

配伍要点：玄参＋丹参；人参＋茯苓、远志；人参＋麦冬、五味子、酸枣仁＋柏子仁。补阴血、安心神、交通心肾。

朱砂安神丸：重在清实火而安心神（既重镇安神，又清心降火）。

15. 安宫牛黄丸（牛黄、麝香、黄连、黄芩、栀子、犀角、冰片、郁金、金箔、朱砂、珍珠、雄黄、蜂蜜）：主治温热病、热邪内陷心包证，见神昏谵语、伴高热烦躁、舌红或绛、脉数者。证机：温热之邪内陷心包，痰热蒙蔽心窍。治法：清热开窍、豁痰解毒。方解：君，牛黄——清心解毒、息风定惊、豁痰开窍；麝香——开窍醒神。臣，黄连、黄芩、栀子清热泻火解毒，助牛黄清心包之热；犀角——清热凉血解毒；冰片、郁金——芳香辟秽、通窍开闭。佐，金箔、朱砂、珍珠——镇心安神；雄黄——助牛黄豁痰解毒。使，蜂蜜——和胃调中。

配伍要点：牛黄、麝香＋黄连、黄芩、栀子。

16. 越鞠丸（香附、川芎、栀子、苍术、神曲）：主治气郁所致的六郁证（气、血、痰、火、湿、食），见胸膈痞闷、脘腹胀痛、饮食不消。证机：肝气郁滞化热、脾胃气滞、停食蕴湿生痰。治法：行气解郁（疏肝理脾）。方解：君，香附——行气解郁（气郁）。臣：佐，川芎——行气活血（血郁）；栀子——清热泻火（火郁）；苍术——燥湿健脾（湿郁）；神曲——消食和胃（食郁）。

配伍要点：香附＋川芎。方中不言痰郁，是因以气郁为主的五郁得解，痰郁则不治而化。

17. 血府逐瘀汤（桃仁、红花、川芎、当归、赤芍、牛膝、枳壳、桔梗、柴胡、生地黄、甘草）：主治胸中瘀血证，见胸痛，痛有定处，舌暗红或有瘀斑、脉弦紧或涩。证机：瘀血内阻胸部，气机郁滞。治法：活血祛瘀、行气止痛。方解：君，桃仁——活血祛瘀；红花——活血祛瘀，以助桃仁。臣，川芎——活血行气止痛；当归——养血活血，使祛瘀不伤正；赤芍——活血祛瘀、清血分瘀热；牛膝——活血祛瘀，引胸中瘀血下行。佐，枳壳——行气宽胸；桔梗——宣达肺气、载药入胸；柴胡——疏肝理气；生地黄——配当归养阴血，配赤芍清瘀热。使，甘草——调和诸药。

配伍要点：活血祛瘀药，配柴胡疏肝，配桔梗开宣肺气，配枳壳开胸行气。血府指胸中。

18. 藿香正气散（藿香、白芷、紫苏、半夏曲、厚朴、陈皮、大腹皮、桔梗、白术、茯苓、生姜、大枣、炙甘草）：主治外感风寒、内伤湿滞证，见恶寒发热、霍乱吐泻、脘腹胀痛、舌苔白腻者。证机：风寒外束、卫阳被郁；湿滞于中，升降失常。治法：解表化湿、理气和中。方解：君，藿香——外散风寒，内化湿滞。臣，白芷、紫苏——外散风寒助解表，并化湿、和中、止呕；半夏曲、厚朴——燥湿和胃、止呕、行气除满。佐，陈皮——理气化湿、和中止呕；大腹皮——行气除满、利湿；桔梗——宣肺宽胸利膈，并有益解表、化湿；白术、茯苓——健脾祛湿、和中止泻；生姜、大枣——调和脾胃。使，炙甘草——调和药性。

配伍要点：解表＋化湿＋行气。表里同治，但以治里为主；升降兼施，但以降为主；标本兼顾，但以治标为主；扶正祛邪，但以祛邪为主。

还有二陈汤、杏苏散、补中益气汤、肾气丸、清暑益气汤、百合固金汤、八珍汤、普济消毒饮、麻杏甘石汤等未能一一述及。

另外，还有一些常用中成药亦需予以关注。

学好方剂，促进和提升药学服务水平

方剂，即治病的药方，是治疗某种疾病而组合起来的若干药物的名称、剂量和用法，简单地说就是治病的药方。剂，古作"齐"，指调剂。许多记入古籍和当代方剂学书上的方剂，又称汤头。为什么称为汤头？因中药药方，大多要用水煎煮制成汤液服用。医生开出的药方，即写着药方的纸，称药单子或单子、方子。现在称中药处方或中药饮片处方。

为便于人们背诵记忆，有些中医药专家，采用基础、简编、药组、对比、源流、主治、名近、方理、串联、特殊等十余种方法，将许多方写成了歌诀（括），古称汤头歌诀（括），现称方剂歌诀（括）。

常用的300～500种中药性能应用和200～300个方剂的配伍组成、功能、适应证，是中医临床医生和医院药学人员，特别是中药药学人员必须牢记的内容，是提升用药水平，确保用药安全有效的基本保证。

需要掌握的方剂即219个方剂的组成、功效、证治特点。分别属于解表剂17个、泻下剂10个、和解剂7个、清热剂21个、祛暑剂6个、温里剂9个、表里双解剂4个、补益剂22个、固涩剂10个、安神剂6个、开窍剂5个、理气剂18个、理血剂15个、治风剂10个、治燥剂8个、祛湿剂19个、祛痰剂11个、消导化积剂7个、驱虫剂2个、涌吐剂1个、治疡剂11个。其中源出《伤寒论》《金匮要略》的方50个。

219方方名和源出著作如下：

麻黄汤（《伤寒论》）、桂枝汤（《伤寒论》）、九味羌活汤（《此事难知》）、小青龙汤（《伤寒论》）、大青龙汤（《伤寒论》）；银翘散（《温病条辨》）、桑菊饮（《温病条辨》）、麻黄杏仁甘草石膏汤（《伤寒论》）、牛蒡解肌汤（《疡科心得集》）、升麻葛根汤（《阎氏小儿方论》）、柴葛解肌汤（《伤寒六书》）；败毒散（《小儿药证直诀》）、参苏饮（《和剂局方》）、再造散（《伤寒六书》）、加减葳蕤汤（《重订通俗伤寒论》）、麻黄附子细辛汤（《伤寒论》）、葱白七味饮（《外台秘要》）、大承气汤（《伤寒论》）（包括小承气汤、调胃承气汤）；温脾汤（《千金要方》）、大黄附子汤（《金匮要略》）；麻子仁丸（《伤寒论》）、五仁丸（《世医得效方》）、济川煎（《景岳全书》）；黄龙汤（《伤寒六书》）、增液承气汤（《温病条辨》）；十枣汤（《伤寒论》）、大陷胸汤（《伤寒论》）、小柴胡汤（《伤寒论》）、蒿芩清胆汤（《通俗伤寒论》）；四逆散（《伤寒论》）、痛泻要方（《丹溪心法》）、逍遥散（《和剂局方》）；半夏泻心汤（《伤寒论》）、达原饮（《温疫论》）、白虎汤（《伤寒论》）、竹叶石膏汤（《伤寒论》）；清营汤（《温病条辨》）、犀角地黄汤（《千金要方》）；黄连解毒汤（《外台秘要引崔氏方》）、普济消毒饮（《东垣试效方》）、凉膈散（《和剂局方》）；清瘟败毒散（《疫疹一得》）；导赤散（《小儿药证直诀》）、龙胆泻肝汤（《医方集解》）、左金丸（《医方集解》）、泻白散（《小儿药证直诀》）、清胃散（《脾胃论》）、泻黄散（《小儿药证直诀》）、玉女煎（《景岳全书》）、芍药汤（《素问病机气宜保命集》）、白头翁汤（《伤寒论》）；秦艽鳖甲散（《卫生宝鉴》）、青蒿鳖甲汤（《温病条辨》）、清骨散（《证治准绳》）、当归六黄汤（《兰室秘藏》）、香薷散（《和剂局方》）；新加香薷饮（《温病条辨》）、六一散（《伤寒直格》）、桂苓甘露饮（《宣明论方》）；清络饮（《温病条辨》）；清暑益气汤（《温热经纬》）、理中丸（《伤寒论》）、小建中汤（《伤寒论》）、大建中汤（《金匮要略》）、吴茱萸汤（《伤寒论》）；四逆汤（《伤寒论》）、参附汤（《重订严氏济生方》）、回阳救急汤（《伤寒六书》）；当归四逆汤（《伤寒论》）、黄芪桂枝五物汤（《金匮要略》）、葛根芩连汤（《伤寒论》）；五积散（《仙授理伤续断秘方》）；大柴胡汤（《伤寒论》）、防风通圣散（《宣明论方》）、四君子汤（《和剂局方》）、参苓白术散（《和剂局方》）、补中益气汤（《脾胃论》）、玉屏风散（《医方类聚》）、生脉散（《医学启源》）、人参蛤蚧散（《御药院方》）；四物汤（《仙授理伤续断秘方》）、归脾汤（《济生方》）、当归补血汤（《内外伤辨惑论》）；八珍汤（《正体类要亦说瑞竹堂经验方》）、泰山磐石散（《古今医统大全》）、炙甘草汤（《伤寒论》）；六味地黄丸（《小儿药证直诀》）、左归丸（《景岳全书》）、大补阴丸（《丹溪心法》）、一贯煎（《续名医类案》）、补肺阿胶汤（《小儿药证直诀》）；肾气丸（《金匮要略》）、右归丸（《景岳全书》）；地黄饮子（《黄帝素问宣明论方》）、龟鹿二仙膏（《医便》）、七宝美髯丹（《本草纲目》）、牡蛎散（《和剂局方》）；九仙散（《医学正传》）；真人养脏汤（《和剂局方》）、四神丸（《内科摘要》）；金锁固精丸（《医方集解》）、桑螵蛸散（《本草衍义》）；固冲汤（《医学衷中参西录》）、固经丸（《丹溪心法》）、易黄汤（《傅青主女科》）、完带汤（《傅青主女科》）、朱砂安神丸（《医学发明》)、磁朱丸（《千金要方》）、珍珠母丸（《普济本事方》）；天王补心丹（《摄生秘剖》）、酸枣仁汤（《金匮要略》）、甘麦大枣汤（《金匮要略》）、安宫牛黄丸（《温病条辨》）、紫雪（《苏恭方录自外治秘要》）、至宝丹（《和剂局方》）；苏合香丸（《和剂局方》）、紫金锭（《片玉心书》）、越鞠丸（《丹溪心法》）、柴胡疏肝散（《景岳全书》）、金铃子散（《素问病机气宜保命集》）、瓜蒌薤白白酒汤（《金匮要略》）、枳实薤白桂枝汤（《金匮要略》）、半夏厚朴汤（《金匮要略》）、枳实消痞丸（《兰室秘藏》）、厚朴温中汤（《内外伤辨惑论》）、天台乌药散（《医学发明》）、橘核丸（《济生方》）、暖肝煎（《景岳全书》）、加味乌药汤（《济阴纲目》）、四磨汤（《济生方》）；苏子降气汤（《和剂局方》）、定喘汤（《摄生众妙方》）、橘皮竹茹汤（《金匮要略》）、旋覆代赭汤（《伤寒论》）、丁香柿蒂汤（《症因脉治》）、桃核承气汤（《伤寒论》）、血府逐瘀汤（《医林改错》）、补阳还五汤（《医林改错》）、复元活血汤（《医学发明》）、温经汤（《金匮要略》）、生化汤（《傅青主女科》）、丹参饮（《时方歌括》）、活络效灵丹（《医学衷中参西录》）、失笑散（《经史证类本草》）；十灰散（《十药神书》）、咳血方（《丹溪心法》）、小蓟饮子（《玉机微义》）、槐花散（《普济本事方》）、黄土汤（《金匮要略》）、回生丸（《杨氏家藏方》）、川芎茶调散（《和剂局方》）、大秦艽汤（《素问病机气宜保命集》）、消风散（《外科正宗》）、牵正散（《杨氏家藏方》）、玉真散（《外科正宗》）；羚角钩藤汤（《通俗伤寒论》）、镇肝息风汤（《医学衷中参西录》）、天麻钩藤饮（《中医内科杂病证治新义》）、大定风珠（《温病条辨》）、阿胶鸡子黄汤（《通俗伤寒论》）、杏苏散（《温病条辨》）、桑杏汤（《温病条辨》）、清燥救肺汤（《医门法律》）；养阴清肺汤（《重楼玉钥》）、麦门冬汤（《金匮要略》）、百合固金汤（《慎斋遗书》）、玉液汤（《医学衷中参西录》）、增液汤（《温病条辨》）、平胃散（《和剂局方》）、藿香正气散（《和剂局方》）；茵陈蒿汤（《伤寒论》）、三仁汤（《温病条辨》）、二妙散（《丹溪心法》）、连朴饮（《霍乱论》）、甘露消毒丹（《医效秘传》）、当归拈痛汤（《医学启源》）、八正散（《和剂局方》）；五苓散（《伤寒论》）、猪苓汤（《伤寒论》）、防己黄芪汤（《金匮要略》）、五皮饮（《华氏中藏经》）；苓桂术甘汤（《金匮要略》）、真武汤（《伤寒论》）、实脾饮（《重订严氏济生方》）、草薢分清饮（《丹溪心法》）；羌活胜湿汤（《内外伤辨惑论》）、独活寄生汤（《千金要方》）、二陈汤（《和剂局方》）、温胆汤（《三因极一病证方论》）；清气化痰丸（《医方考》）、小陷胸汤（《伤寒论》)、滚痰丸（《玉机微义》）、消瘰丸（《医学心悟》）；贝母瓜蒌散（《医学心悟》）；苓甘五味姜辛汤（《金匮要略》）、三子养亲汤（《韩氏医通》）；止嗽散（《医学心悟》）、半夏白术天麻汤（《医学心悟》）、保和丸（《丹溪心法》）、健脾丸（《证治准绳》）、枳术丸（《内外伤辨惑论》）、枳实导滞丸（《内外伤辨惑论》）、木香槟榔丸（《儒门事亲》）；桂枝茯苓丸（《金匮要略》）、鳖甲煎丸（《金匮要略》）、乌梅汤（《伤寒论》）、布袋丸（《补要袖珍小儿方论》）；瓜蒂散（《伤寒论》）；仙方活命饮（《校注妇人良方》）、五味消毒饮（《医宗金鉴》）、四妙勇安汤（《验方新编》）；犀黄丸（《外科证治全生集》）、阳和汤（《外科证治全生集》）、小金丹（《外科证治全生集》）、苇茎汤（《千金要方》）、大黄牡丹皮汤（《金匮要略》）、薏苡附子败酱散（《金匮要略》）、透脓散（《外科正宗》）、内补黄芪汤（《外科发挥》）。

九个方剂的具体介绍如下。

（1）麻黄汤：是张仲景《伤寒论》中治疗太阳病伤寒的方子，被历代医家视为治疗外感风寒表实证的代表方剂。

［原方组成］麻黄（去节）三两、桂枝二两、杏仁（去皮尖）七十个、甘草（炙）一两。以水九升，先煮麻黄减二升，去上沫，内诸药，煮取二升半，去渣，温服八合，覆取微似汗。

［功用］发汗解表，宣肺平喘。

［证治要点］恶寒发热、无汗而喘、脉浮紧。

［病机］风寒束表、肺气不宣。

［方解］君：麻黄，发汗散寒、宣肺平喘；臣：桂枝，解肌发表，温经散寒；佐：杏仁，宣降肺气、平喘止咳；使：炙甘草，和中、调药性。方中麻、桂相须为用，加强发汗散寒解表之功；麻、杏相配，宣降肺气，增强平喘止咳之功。

［现代应用］感冒、支气管炎、缓慢性心律失常、小儿遗尿、周围神经痛、急性乳腺炎。有发汗解热、镇咳、祛痰、平喘、抗哮喘、抗病毒、增强免疫等药理作用。

［使用注意］发汗作用较强，表虚自汗、体虚外感、新产妇、失血者均不宜用。

（2）桂枝汤：方出《伤寒论》，在《金匮要略》中称"阳旦汤"，是治疗太阳病中风的方子，被历代医家视为治疗外感风寒表虚证的代表方。

［原方组成］桂枝（去皮）三两、芍药三两、甘草（炙）二两、生姜（切）三两、大枣（劈）十二枚。上五味，㕮咀三味，以水七升，微火煮取三升，适寒温，服一升。服已须臾，啜热稀粥一升余；以助药力，温覆令一时许，遍身漐漐微似有汗者益佳。

［功用］解肌发表，调和营卫。

［证治要点］外感风寒，营卫不和证，见头痛发热、汗出恶风，脉浮缓。（营为阴，卫为阳，一在脉中，一在脉外。营阴之所以能循行脉中不溢于脉外，有赖卫气的固摄；卫阳之所以能运行脉外不致漫无所依，又借营血为依附。"卫强"则头痛发热，"营弱"则汗出恶风、脉缓。）

［病机］风寒客表，营卫不和。

［方解］君：桂枝，散寒解肌发表，温助卫阳；臣：白芍，滋养营阴，收敛阴液。桂、芍相配，调和营卫，解肌发表，散中有收，使祛邪而不伤正，养阴而不留邪。佐：生姜，辛散风寒，助君药以解表调卫，兼温胃止呕；大枣，补益脾胃，助白芍以和营血。姜、枣相配，助桂、芍以增强调和营卫之力。使（兼）：炙甘草，调和诸药。桂、草相配，辛、甘化阳，以增强温阳实卫；芍、草相配，酸、甘化阴，加强敛阴和营之力。"啜热稀粥……以助药力"，补充谷气，以助祛邪外出；"温覆……遍身漐漐微似有汗者益佳"，助汗以祛邪。

太阳中风、伤寒不大便、伤寒下痢、自汗、半身无汗、产后发热、小便后恶寒可用之。

［临床应用］外感疾病、发热、汗证、咳嗽；头痛、坐骨神经痛、颈椎病、肋间神经痛、带状疱疹后遗症、风寒湿关节痛、心律失常、妊娠恶阻、产后身痛等常配用之。

具有体温调节、汗腺分泌调节、胃肠功能调节、血压调节、免疫功能调节，以及对心肌和腹肌血流量的影响等药理作用。

禁生、冷、黏、滑、肉、面、五辛、酒酪。外感风寒表实者禁用。温病初起或湿温病禁用。肺气虚、表卫不固者，不宜用。

（3）九味羌活汤：见张元素《此事难知》卷上，为治疗外感风寒湿邪、内有蕴热病证的良方。为四时感冒风寒湿邪，表实无汗而兼有里热证的常用方。

［原方组成］羌活一两半、防风一两半、苍术一两半、细辛五分、川芎

一两、白芷一两、生地黄一两、黄芩一两、甘草一两。上九味，㕮咀，水煎服，若急汗、热服，以羹粥投之；若缓汗，温服，而不用汤投之。

[功用] 发汗祛湿，兼清里热。

[证治要点] 恶寒发热，无汗头痛，肢体酸痛、口苦微渴、脉浮。

[病机] 风寒湿邪外袭，兼热蕴于里。

[方解] 君：羌活，散寒祛湿、祛风止痛（太阳经头痛）。臣：防风，祛风散寒，胜湿止痛（治一身尽痛）；苍术，祛风除湿，发汗解表（治太阴经头痛）。防、苍相配，助君药增强发汗以祛风寒湿邪之力。佐：细辛，搜风散寒止痛（治少阴经头痛）；白芷，祛风散寒止痛（治阳明经头痛）；川芎，祛风止痛、活血行气（治少阳、厥阴经头痛）。三药辛温香燥、散寒祛风、宣痹止痛，助君药之力。生地黄，清热养阴生津，且防辛温之热伤津；黄芩，清泄郁热。使：甘草，调和诸药。

诸药相伍，既能统治风寒湿邪，又能兼顾协调表里，共成发汗祛湿、兼清里热之功。为四时感冒风寒湿邪的通用方剂。

现代常用于感冒、急性肌炎、风湿性关节炎、偏头痛、腰肌劳损、荨麻疹等辨证属于外感风寒湿邪，兼有里热证候者。

[使用注意] 风热表证及阴虚内热者不宜用。

（4）小青龙汤：为张仲景《伤寒论》所载之方，属温肺化饮的常用方。

[原方组成] 麻黄（去节）三两、芍药三两、细辛三两、干姜三两、甘草（炙）三两、桂枝（去皮）三两、半夏（洗）半升、五味子半升。上八味，以水一斗，先煮麻黄，减二升，去沫，内诸药，煮取三升，去渣，温服一升。

[功用] 解表散寒，温肺化饮。

[证治要点] 外寒内饮证，见恶寒发热、无汗、喘咳、痰多清稀、苔白滑者。即以发热无汗、喘咳痰稀为主症。

[病机] 风寒束表，水饮内停。

[方解] 君：麻黄，发汗散寒而解表，宣肺平喘；桂枝，散寒解肌发表，温阳化气以行水化饮。麻、桂相合，相须为用，发汗散寒解表力强。臣：干姜、细辛，温肺散寒化饮。佐：五味子，温敛肺气以止喘咳。干姜、细辛两药相配，散中有收，使散肺寒、化寒饮而不伤正，敛肺气、止喘咳而不留邪，有温肺散寒化饮、止咳平喘之功；芍药，养阴和营，且防麻、桂之过汗

伤阴；半夏，燥湿化痰，蠲饮降浊。使：炙甘草，调和药性。

［现代应用］急慢性支气管炎、支气管哮喘、肺炎、百日咳、肺心病、变应性鼻炎、卡他性眼炎、卡他性中耳炎等属于外寒内饮证者。

具有平喘、抗过敏、扩张外周血管及体温调节、改善肾上腺皮质功能及肺功能、促进血液循环等药理作用。

［使用注意］应视患者体质强弱确定剂量。阴虚干咳无痰或痰热者不宜使用。

（5）银翘散：为清代名医吴瑭所创，载于所著《温病条辨》，属辛凉平剂，为风热表证的首选方。

［原方组成］连翘一两、金银花一两、苦桔梗六钱、薄荷六钱、淡竹叶四钱、生甘草五钱、荆芥穗四钱、淡豆豉五钱、牛蒡子六钱。共杵为散，每服六钱，鲜芦根汤煎，香气大出，即取服，勿过煮。肺热取轻清，过煮则味厚入中焦也。病重者，约二时一服，日三服，夜一服；轻者，三时一服，日二服，夜一服；病不解者，作再服。

［功用］辛凉透表，清热解毒。

［证治要点］温病初起表热证，见发热、微严寒、咽痛、口渴、脉浮数。

［病机］风热袭表，热毒偏盛。

［方解］君：金银花、连翘，清热解毒，芳香辟秽，以轻散透表、除肌表卫气之邪。臣：薄荷、牛蒡子，辛凉解表，利咽解毒；荆芥穗、淡豆豉，辛散透邪。四药助君药以加强疏散风热、透邪外出之力。荆芥药性虽辛而微温，但在大队寒凉药中，温性被制，而存发表散邪之用，以增强本方解表透邪之力，故属"制性存用"之药。佐：桔梗，宣肺化痰止咳；淡竹叶、苇根，清热生津，除烦止渴。使：甘草，清热解毒，调和诸药。桔、甘相配，为"桔梗甘草汤"，可清利咽喉，化痰止咳。

［现代应用］急性发热性疾病的初起阶段，如感冒、流行性感冒、急性扁桃体炎、上呼吸道感染、肺炎、麻疹、流行性脑膜炎、乙型脑炎、腮腺炎等辨证属卫分风热证者。皮肤病，如湿疹、风疹、荨麻疹、疮痈疖肿，亦多用之。

［使用注意］方中多芳香轻宣之品，不宜久煎。外感风寒及湿热病初起应禁用。

（6）桑菊饮：方出清代吴瑭的《温病条辨》上焦篇，与银翘散同为治疗温病初起的辛凉解表方剂。用于表热轻证、风热咳嗽证。

[原方组成]桑叶二钱五分、菊花一钱、杏仁二钱、连翘一钱五分、薄荷八分、桔梗二钱、生甘草八分、苇根二钱。水二杯，煮取一杯，日二服。

[功用]疏风清热（疏散风热），宣肺止咳。

[证治要点]本方为辛凉轻剂，主治风热咳嗽轻证。以咳嗽、发热不甚、微渴、脉浮数为证治要点。

[病机]风热犯肺，肺气不宣（邪轻病浅）。

[方解]君：桑叶，清宣肺热而止咳，疏散肺卫风热而透邪；菊花，疏散风热，清利头目。桑、菊相合，相须为用，增强疏散清宣肺经之风热而止咳之功。臣：桔梗，宣肺化痰而止咳；杏仁，宣降肺气而止咳。桔、杏相配，宣降肺气，化痰止咳；薄荷，辛凉透表，疏散风热。佐：连翘，清热解毒，轻透散邪；苇根，清热化痰，生津止渴。使：甘草，调和药性，且与桔梗相合而利咽喉。

（7）麻黄杏仁甘草石膏汤（麻杏甘石汤、麻杏石甘汤）：方出张仲景《伤寒论》，为治疗外感风邪、入里化热，以致肺热咳喘的常用方。

[原方组成]麻黄（去节）四两、杏仁（去皮尖）五十个、甘草（炙）二两、石膏（碎、绵裹）半斤。以水七升，煮麻黄去上沫，内诸药，煮取二升，去渣，温服一升。

[功用]辛凉宣泄（辛凉疏表）、清肺平喘。

[证治要点]以发热、喘咳、苔薄黄、口渴、脉浮数为证治要点。

[病机]风热袭肺，或风寒郁而化热、热壅于肺、肺失宣降。

[方解]君：麻黄，宣肺平喘，辛散透邪（制性存用）；石膏，清泄肺热，生津止渴。麻、石相配，以寒制温，清泄肺热、宣肺平喘。臣：杏仁，降利肺气，止咳平喘。麻、杏相配，宣降肺气，止咳平喘。佐、使：炙甘草，调和药性，且能益气和中，与石膏合而生津止渴，与麻黄合而止咳平喘，调和寒温宣降。

[现代应用]感冒、上呼吸道感染、急性支气管炎、支气管肺炎、大叶性肺炎、支气管哮喘、麻疹合并肺炎、百日咳、夏季热及皮肤科、肛肠科、五官科的一些疾病，辨证属表证未尽、热邪壅肺者均可用之。

具有镇咳平喘、解热、增强免疫、抗变态反应、抗细菌、抗病毒等药理作用。

［使用注意］风寒咳喘、痰热壅盛者不宜用。

（8）败毒散：一说出自《小儿药证直诀》，一说出自《太平惠民和剂局方》卷二。但方组基本一致，主治证亦同。

［原方组成］柴胡（去苗），前胡（去苗、洗），川芎、枳壳（去瓤、麸炒），羌活（去苗），独活（去苗），茯苓（去皮），桔梗、人参（去芦），甘草各三十两。上为粗末，每服二钱，水一盏，加生姜、薄荷少许，同煎七分，去渣，不拘时服，寒多则热服，热多则温服。

［功用］散寒除湿，益气解表。

［证治要点］憎寒壮热、无汗、头身重痛、脉浮而重取无力。

［病机］风寒湿邪外袭肌表，正气虚弱（气虚）。

［方解］君：羌活、独活，发散风寒、祛湿止痛，以祛一身上下之风寒湿邪而止痛。君：川芎，活血行气，祛风止痛；柴胡，疏散解肌。两药助君药散邪透表，通痹止痛。佐：桔梗，宣通肺气，化痰止咳；前胡，宣利肺气，化痰止咳；枳壳，行气宽胸，消痰除满；生姜、薄荷，辛散解表而和中；茯苓，健脾渗湿，以治生痰之源；人参，益气扶正以驱邪外出。散中有补，不致耗伤真元。使：甘草，合人参益气扶正而祛邪，并能调和药性。

［现代应用］感冒、流行性感冒、风湿性关节炎、腹泻、痢疾、皮肤瘙痒及疮疡初起等属外感风寒湿邪兼气虚者。

具有抗炎、解热、镇痛、护肝等药理作用。

［使用注意］外感风热及阴虚外感忌用。因时疫、湿温、湿热蕴结肠道所致痢疾绝不可用。

〔附方〕荆防败毒散：由羌活、柴胡、前胡、独活、枳壳、茯苓、荆芥、防风、桔梗、川芎、甘草组成。即败毒散去人参、生姜、薄荷，加荆芥、防风而成。功能：发汗解表，消疮止痛。用于疮肿初起、红肿疼痛、恶寒发热、无汗不渴、舌苔薄白、脉浮数。现代多用治外感风寒湿所致的表证。

（9）参苏饮：方见《太平惠民和剂局方》，为气虚外感风寒、内有痰湿而设。

［原方组成］人参、紫苏叶、葛根、半夏（汤洗姜汁炒）、前胡、茯苓各三分、木香、枳壳（麸炒）、桔梗、甘草（炙）各半两，㕮咀，每服四钱（12 g），水一盅半，姜七片，枣一个，煎六分，去渣，微热服，不拘时。

［功用］益气解表，理气化痰。

［证治要点］恶寒发热、无汗、头痛、咳痰色白、胸脘满闷、倦怠乏力、苔白、脉弱。

［病机］表里同病、正虚邪实。体虚气弱。风寒束表、痰湿阻滞、气机不利。

［方解］君：紫苏叶，"解肌发表，散风寒"，开宣肺气，消痰利肺。《本草纲目》：行气宽中，和胃止呕；葛根，解肌发表。苏、葛二药重用以发散风寒、解肌透邪。臣：前胡、桔梗，宣利肺气，化痰止咳；半夏，燥湿化痰，散结和中。佐：人参，益气扶正以祛邪外出；茯苓，健脾渗湿以治生痰之源；木香，行气调中，芳香醒脾；生姜、大枣，调和脾胃。使：炙甘草，益气、和中、调药性。

说明：①原方组成中无陈皮，但有的书中加了陈皮。②本方与败毒散均为扶正解表剂，但本方中气虚程度较重，痰湿和气滞较盛，故又增半夏、木香等化痰行气之品。

［现代应用］感冒、上呼吸道感染等属气虚外感风寒夹有痰湿者。

具有解热、镇痛、镇咳、祛痰、抗病毒作用及对免疫功能的影响等药理作用。

［使用注意］风热感冒、痰热咳嗽不宜用。

10 学习经典名方，为研制精品制剂夯实基础

为落实中医药相关法规，促进中医药继承创新，提高临床用药服务水平，加速经典名方制剂研制，国家中医药管理局组织中医临床、基础、文献及中药等学科的专家，从清代以前的 103 种医药著作中所载的 10 万余首古方内，遴选出第一批古代经典名方 100 首，并于 2018 年 4 月正式发布。为便于学习，促进高品质中药制剂研制，先生特将名录分类整理如下，并简要介绍 15 个名方的学习摘记。

首批古代经典名方录

首批古代经典名方，主要选自东汉、唐、宋、元、明、清时期的30余位著名医药家的著作中，如张仲景、孙思邈、许叔微、严用和、陈自明、李东垣、刘完素、张景岳、张锡纯、吴瑭、陈钟龄、傅青主等所创之方。现按医家、著作、方名开列如下：

1. 张仲景方：张仲景，名机，2世纪至3世纪，南阳郡涅阳人，著《伤寒论》《金匮要略》。即《伤寒杂病论》。《伤寒论》，比较系统全面地总结了东汉以前对急性传染病论治的丰富经验，载113方。首次从中选出了14方，即：核桃承气汤、旋覆代赭汤、竹叶石膏汤、麻黄汤、吴茱萸汤、芍药甘草汤、半夏泻心汤、真武汤、猪苓汤、小承气汤、甘草泻心汤、黄连汤、当归四逆汤、附子汤。

《金匮要略》，古传本一名《金匮玉函要略方》，北宋时改为《金匮要略方论》，简称《金匮要略》，收262方。主要论述内、外、妇等科杂病，而以内科杂病为主。首次从中选出14方，即：桂枝芍药知母汤、黄芪桂枝五物汤、半夏厚朴汤、瓜蒌薤白半夏汤、苓桂术甘汤、泽泻汤、百合地黄汤、枳实薤白桂枝汤、大建中汤、橘皮竹茹汤、麦门冬汤、甘姜苓术汤、厚朴七物汤、厚朴麻黄汤。

2. 孙思邈方：孙思邈（581—682），唐京兆华原人（今陕西耀县孙家塬），著《备急千金要方》（简称《千金方》）和《千金翼方》。《备急千金要方》，共30卷，首次从中选出4方，即：温脾汤、温胆汤、小续命汤、开心散；《千金翼方》共30卷，首次选出1方，即：当归建中汤。

3. 许叔微《普济本事方》方：槐花散、竹茹汤。计2方。

4. 严用和《严氏济生方》方：辛夷散、当归饮子、实脾散。计3方。

5. 陈自明《妇人良方大全》方：温经汤、三痹汤。计2方。

6. 钱乙《小儿药证直诀》方：泻白散。

7. 宋《太平惠民和剂局方》方：清心莲子饮、甘露饮、华盖散。计3方。

8. 李东垣《脾胃论》方：升阳益胃汤；《内外伤辨惑论》方：羌活胜湿汤、当归补血汤、厚朴温中汤。计3方。

9. 刘完素《黄帝素问宣明论》方：地黄饮子；《素问病机气宜保命集》

方：大秦艽汤、三化汤。计2方。

10. 叶文龄《医学统旨》方：清金化痰汤。

11. 张景岳《景岳全书》方：桑白皮汤、金水六君煎、暖肝煎、玉女煎、保阴煎、化肝煎、固阴煎、济川煎。计8方。

12. 陈实功《外科正宗》方：托里消毒散。

13. 龚廷贤《寿世保元》方：清上蠲痹汤；《万病回春》方：清肺汤。

14. 王肯堂《证治准绳》方：养胃汤、清骨散。计2方。

15. 朱橚《普济方》方：石决明散。

16. 孙志宏《简明医彀》方：保元汤。

17. 吴又可《温疫论》方：达原饮。

18. 张锡纯《医学衷中参西录》方：升陷汤。

19. 吴瑭《温病条辨》方：三甲复脉汤、沙参麦冬汤、新加香薷饮、桑杏汤、益胃汤。计5方。

20. 程国彭《医学心悟》方：蠲痹汤、二冬汤。计2方。

21. 石寿棠《医原》方：藿朴夏苓汤。

22. 杨栗山《伤寒温疫条辨》方：丁香柿蒂散。

23. 钱繁捷《医方挈度》方：一贯煎。

24. 傅青主《傅青主女科》方：易黄汤、宣郁通经汤、完带汤、清经散、清带止淋汤、两地汤。计6方。

25. 包相璈《验方新编》方：四妙勇安汤。

26. 吴谦《医林改错》方：身痛逐瘀汤。

27. 吴谦《医宗金鉴》方：除湿胃苓汤、枇杷清肺饮、黄连膏、五味消毒饮。计4方。

28. 柴得华《妇科冰鉴》方：桃红四物汤。

29. 陈士铎《辨证录》方：散偏汤。

30. 喻嘉言《医门法律》方：清燥救肺汤。

31. 祁坤《外科大成》方：凉血地黄汤。

十五首名方纂要

1. 麻黄汤：系张仲景为治疗太阳伤寒病的首方，是以发汗解表为主，治疗外感风寒表实证的代表方，在伤寒论中关于其证治的论述在十条以上，如

"太阳病，头痛发热，身痛腰痛，骨节疼痛，恶风，无汗而喘者，麻黄汤主之"；"脉浮而数者，可发汗，宜麻黄汤；太阳与阳明合病，喘而胸满者，不可下，宜麻黄汤"；"太阳病，脉浮紧，无汗，发热，身疼痛，八九日不解，表证仍在，此当复发汗。服汤已，微除，其人发烦目瞑，剧者必衄，衄乃解。所以然者，阳气重故也，宜麻黄汤"；"脉浮而紧，浮则为风，紧则为寒，风则伤卫，寒则伤荣，荣卫俱病，骨节烦疼，可发其汗，宜麻黄汤"。

[原方组成和剂量配比] 麻黄（去节）三两，桂枝（去皮）二两，甘草（炙）一两，杏仁（去皮尖）七十个。

[功效主治] 发汗解表，宣肺平喘，用于风寒束表、肺气失宣证，症见恶寒发热、头疼身痛、无汗而喘、舌苔薄白、脉紧。

[病机] 为风寒之邪侵袭肌表。因寒邪发引凝滞，伤于卫，则致卫阳被遏，使其"温分肉之功失调，肌表不能得到正常温煦，故畏寒；卫气向外抗邪，正邪相争，则发热；正邪交争于头部，经气不利，则头疼；寒邪束表，腠理闭塞，使卫气'司开合'功效失调，汗液不能外泄则无汗。"伤于营，则致营阴郁滞不畅，经脉不通，不通则痛，故身痛。肺主气属卫，外合皮毛，亦主表。寒邪外来于表，影响肺气的宣肃下行，则上逆而为喘。舌苔薄白、脉浮紧，均为风寒袭表的反映。

其证属邪实而正不虚的风寒表实证。

[组方意义] 方中麻黄味苦、辛，性温，入肺、膀胱经，"乃肺经专药"，善行肌表卫分，为发汗之主药，用之，以开腠发汗，驱在表之风寒，除致病之因；宣肺平喘，泄闭郁之肺气，复肺气之宣发，为君药。用透达营卫之桂枝，解肌发表，引营分之邪达肌表，助麻黄解表逐邪，发汗之功更著，且温通血脉，畅行营阴，使疼痛得解，用为臣药。杏仁苦而微温，主咳逆上气，功专降气，气降则痰消嗽止，与麻黄相伍，一宣一降，以恢复肺气之宣降，加强宣肺平喘之功，用之为佐。炙甘草既能助麻、杏以止咳平喘，又能益气和中，调和药性，用以兼使药和佐药双重作用。

2. 华盖散：原载《博济方》卷二，作者王衮，《圣济总录》卷四十八以华盖汤为名载入。

[原方组成和剂量配比] 紫苏子（炒）、麻黄（去根节）、杏仁（去皮尖）、陈皮（去白）、桑白皮、赤茯苓（去皮）各一两，甘草半两。

本方由《伤寒论》中的麻黄汤去桂枝，加紫苏子、桑白皮、陈皮、茯苓衍化而成。原治"肺感寒气，有痰咳嗽，久疗不瘥"。《太平惠民和剂局方》则将本方用于"肺感寒邪，咳嗽上气，胸膈烦满，项背拘急，声重鼻塞，头昏目眩，痰气不利，呀呷有声"。可见本方对新咳、久咳皆可应用。后世运用，或宗《博济方》治久咳，加益气收敛之品，防止肺气耗散，如《普济方》卷三六八之华盖散，即本方去陈皮，加知母、人参、乌梅、五味子、葱白、葶苈子组成。说明各种版本的华盖散，其组成各有所变异。经考证，宋代王衮《博济方》成书于1047年，较《太平惠民和剂局方》（1078年）早31年，故将方源改为《博济方》。

[功效主治] 宣肺解表，祛痰止咳。用于素体痰多，肺感风寒证，见咳嗽上气、呀呷有声、吐痰声白、胸膈痞满、鼻塞声重、恶寒发热、苔白润、脉浮紧者。

[病机] 素有痰湿，又遇风寒袭肺、痰壅气逆，以致肺失宣降、气机不畅、痰阻气道，与气相搏所致。

[组方意义] 法以宣肺降逆、解表祛痰。方中麻黄为肺经专药，用为解表散寒、宣肺平喘的君药。苏子辛香，降而且散，专利郁痰，下气定喘；杏仁入肺而疏肺降气，解邪化痰，为咳逆胸满之专药，与紫苏子共为臣辅。陈皮燥湿化痰、理气行滞，既可疗气滞之胸膈痞满，又有助于消除痰湿之患，取气顺则痰消之义；桑白皮有泻肺利水平喘之功，可加强君臣药宣降肺气、止咳平喘之力，且为痰湿寻求出路；茯苓健脾渗湿、杜绝生痰之源。三药不专治痰，却有使湿去痰消之能，故共为佐药。炙甘草调和于宣降痰湿之间，用为使药，以共奏解表宣肺、祛痰止咳之用。

3. 羌活胜湿汤：系煮散。方载金元时期李东垣所著《内外伤辨惑论》卷中。李东垣曰："肩背痛不可回顾者，此手太阳气郁而不行，以风药散之。脊痛项强，腰似折，项似拔，此足太阳经不通行，以羌活胜湿汤主之。"

[原方组成和剂量配比] 羌活、独活各一钱，藁本、防风、甘草（炙）、川芎各五分，蔓荆子三分。

[功效主治] 祛风胜湿。用于外伤于湿、郁于太阳、肩背痛、脊痛项强，或一身尽痛，或身重不能转侧，脉浮；邪在少阳，厥阴，卧而多惊。

[病机] 风湿袭表、阻滞经络。

[组方意义] 方中羌活善祛上部风湿，独活善除下部风湿，二者相合，长于发散周身之风寒湿邪，舒利关节而止痹痛，共为君药。防风、藁本祛风

散寒、胜湿止痛，助君药祛风湿止痛之功，同为臣药。川芎活血通络、祛风止痛；蔓荆子祛头面风湿而止痛，用为佐药。甘草调和诸药，为使药。

4. 五味消毒饮：首见于《医宗金鉴·外科心法要诀》卷七十二："又有红丝疔，发于手掌及骨节间，初起形似小疮，上攻手膊，令人寒热往来，甚则恶心呕吐，治迟者，红丝攻心，常能坏人。又有内疔先发寒热腹痛，数日间，忽然肿起一块如积者是也。又有羊毛疔，身发寒热，状类伤寒，但前胸、后胸有红点，又如疹形，视其斑点，色紫黑者为老；色淡红者为嫩。以上诸证，初起俱宜服蟾酥丸汗之；毒势不尽，憎寒壮热仍作者，宜服五味消毒饮汗之。为治疗火毒炽盛的多种疔疮之要方。"

[原方组成和剂量配比] 金银花三钱，野菊花、蒲公英、紫花地丁、紫背天葵子各一钱二分。

[功效主治] 清热解毒，消散疔疮。用于疔疮初起，见发热恶寒、疮形如粟、坚硬根深、状如铁丁，以及痈疮疖肿、红肿热痛、舌红苔黄、脉数者。

[病机] 由人体感受温热火毒，或恣嗜辛辣炙煿，脏腑内生积热，热毒蕴蒸肌肤，气血凝滞经络而生之疔疮。

[组方意义] 方中重用"疮痈圣药"金银花清热解毒，消散痈肿疔疮，外清气分之毒，内清血分之毒，为君药；并用治痈要药紫花地丁、紫背天葵、蒲公英、野菊花清热解毒、凉血消肿散结，同为臣药；并加入少量无灰酒为佐药，以通血脉，行药热，有利疔毒痈肿的消散。五药同煎热服，药借酒势，通行全身。服后盖被，取其微汗，开泄皮孔，逐邪外出，故有上述之功。

5. 济川煎：系明代张景岳所创的温肾益精、润肠通便的著名方剂，载《景岳全书》卷五十一。"凡病涉虚损，而大便闭结不通，则硝、黄攻击等剂必不可用，若势有不得不通者，宜此主之。"

[原方组成和剂量配比] 当归三至五钱，牛膝二钱，肉苁蓉（酒洗去咸）二至三钱，泽泻一钱半，升麻五分至七分或一钱，枳壳一钱。

[功效主治] 温肾益精，润肠通便。用于肾阳虚衰、精津不足，见大便秘结、小便清长、腰膝酸软、舌淡苔白、脉沉迟者。

[病机] 在于肾阳虚衰、精津不足、开合失司。

[组方意义] 方用肉苁蓉温肾益精、暖腰润肠为君药。当归养血润肠；

牛膝引诸药下行而益肝肾，共为臣药。枳壳宽肠下气以助通便；升麻轻宣升阳，使浊阴自降；泽泻泻肾浊而通腑使便秘得解，三药共为佐药。其寓意最深的是，以肉苁蓉、当归、牛膝温肾益精、养血润肠，以泽泻入肾泻浊、枳壳降气宽肠，使浊降腑通而大便得下，同时虑及浊阴下降、清阳不升，又少佐升麻升清以降浊，实为寓通为补的良方。

方名"济川"者，乃资助河川以行舟车之义，使肠得濡润而大便自调。

6. 四妙勇安汤：首见于清代鲍相璈的《验方新编》卷二，本无方名，四妙勇安汤之名出自《中医杂志》（1956，8：409），为治疗脱疽（血栓闭塞性脉管炎）的有效名方。《验方新编》："此症生手、足各指，或生指头，或生指、指缝。初生或白色痛极，或如粟米起一黄泡。其皮或如煮熟红枣，黑色不退，久则溃烂，节节脱落，延至手足背糜烂黑陷，痛不可忍……宜用顶大甘草，研极细末，用香麻油调敷……再用金银花、元参各三两、当归二两、甘草一两，水煎服。

［原方组成和剂量配比］金银花、玄参各三两，当归二两，甘草一两。

［功效主治］清热解毒，活血止痛。用于脱疽，见患肢皮色黯红、灼热微肿、疼痛剧烈、久则溃烂、脓水淋漓、烦热口渴、舌红脉数等症者。

［病机］其病机多端，或肝肾阴亏，热毒蕴结；或肾阳虚衰，阴寒凝滞；或气血虚弱，肢末失于濡养。好发于四肢末端，初起邪气内蕴、气血失畅、筋肉失于温润，故见肢端怕冷、麻木、行动不便，继之疼痛剧烈，日久紫黑，腐烂不愈，甚至指趾脱落。

［组方意义］证因热毒内蕴、气血瘀滞、阴血亏损所致，且以热毒炽盛为主，故方中重用金银花、玄参清热解毒为君，既清气分邪热，又解血分热毒，且借玄参养阴散结之效。当归温润、活血祛瘀、流通血脉、补养阴血而濡四末为臣。用甘草为佐使，一为助金银花泻火解毒，二为合当归、玄参养阴生津，三为调和诸药。药虽四味，但量大力专，用之巧妙，病除人安，故为四妙勇安。

7. 吴茱萸汤：又称茱萸汤、茱萸人参汤、参萸汤、四神煎。方出张仲景所著《伤寒论》。"食谷欲呕，属阳明也，吴茱萸汤主之。""干呕吐涎沫，头痛者，吴茱萸汤主之。"

［原方组成和剂量配比］吴茱萸（汤洗）一升，人参三两，大枣（擘）十二枚，生姜（切）六两。

［功效主治］温中补虚，降逆止呕。用于虚寒呕吐证，见食谷欲呕、畏寒喜热，或胃脘痛、吞酸嘈杂，或厥阴头痛、干呕吐涎沫，或少阴吐利、手足逆冷、烦躁欲死者。

［病机］本方所治虽有胃中虚寒、厥阴头痛和少阴吐利之别，但胃中虚寒、浊阴上逆是其共同的病机。

［组方意义］方中以味辛性热且入肝、胃、脾、肾四经的吴茱萸暖肝温肾、下气降逆、和中止呕为君药。重用生姜六两为臣，以其温中止呕、和胃降逆之功，开脾胃凝滞之寒邪，助吴茱萸散寒降逆止呕。用人参补气健脾，以复中虚为佐药，且生津、安神，兼顾过吐伤津、烦躁不安。并以大枣为使，甘缓和中，既助人参补虚，又助生姜调脾胃，且可制约吴茱萸、生姜之辛燥。

8. 黄芪桂枝五物汤：又称黄芪汤、黄芪五物汤、桂枝五物汤。方出张仲景《金匮要略》。"血痹，阴阳俱微，寸口关上微，尺中小紧，外证身体不仁，如风痹状，黄芪桂枝五物汤主之。"

［原方组成和剂量配比］黄芪三两，芍药三两，桂枝三两，生姜六两，大枣十二枚。一方有人参。

［功效主治］益气温经，和血通痹。用于血痹，见肌肤麻木不仁、脉微紧者。

［病机］人体正气不足，营卫不和，感受风邪，邪遂客于血脉，使气血闭阻，不能濡养肌肤，故见肌肤麻木不仁；邪滞血脉，凝滞不通，气血运行受阻，故脉微涩而紧。

［组方意义］方中黄芪大补元气、扶助正气、祛邪外出、固护肌表，为君药。桂枝温经通阳并可祛散外邪，既与黄芪协同益气温阳、和血通经，又能振奋卫阳、固表而不留邪；芍药养血和营通痹，与桂枝共为臣药。生姜既可发散肌表风邪，又可温行血脉，以助桂枝之力，被用为佐药。大枣调和诸药，与生姜相配，助桂、芍调和营卫，被用之为使药。诸药合用，则风邪可除，气血可行，血痹可愈。

9. 一贯煎：为清代名医魏玉璜创制，首载于《续名医类案》卷十八，一说载清代钱繁捷所著《医方挈度》。"一贯"，语出《论语·里仁》，"吾道一以贯之"，即指用一个道理把一切事物之理贯穿起来。本方名为一贯有两种解说：一指用一味理气疏肝的川楝子配入大队滋补柔润药中，使补中有疏，补而不滞，并引导几种滋阴之药直达肝脉，使养肝体补阴血之功因此而益彰，即以疏肝之理贯穿于滋阴补肝之中；二指本方所用滋阴之品，虽并非皆入肝经，但其用意或滋水涵木，或清金制木，或培土抑木等，均不离滋补肝阴之大法，着眼于肝虚之本，以治肝之理贯穿全方组成药物。

［原方组成和剂量配比］北沙参、麦冬、当归各三钱，生地黄六钱至一两五钱，枸杞子三钱至六钱，川楝子一钱半。

［功效主治］滋阴疏肝。用于阴虚肝郁证，见胸脘胁痛、吞酸吐苦、咽干口燥、舌红少津、脉细弱或虚弦。亦治疝气瘕聚。

［病机］情志不遂、气火内郁、肝病久延不愈、肝阴亏虚、肝络失养、气郁而滞。即肝阳不足、气机郁滞。

［组方意义］方中枸杞子长于滋阴补肝，用为君药。生地黄滋肾养阴，清虚热，生津液；当归养血补肝，二者共为臣药。北沙参、麦冬养胃生津、润燥止渴，同用为佐药。川楝子疏肝泻热、行气止痛，引诸药达于肝经，既用为佐，又用为使，共使肝体得养而阴血渐复，肝气得疏，则诸痛可除，成为阴虚血燥、肝郁气滞证候的有效方剂。

10. 半夏厚朴汤：为医圣张仲景所创名方，载《金匮要略》。"妇人咽中如有炙脔，半夏厚朴汤主之。"

［原方组成和剂量配比］半夏一升，厚朴三两，茯苓四两，生姜五两，紫苏叶二两。

［功效主治］行气散结，降逆化痰。用于梅核气，症见咽中如有物阻、咯吐不吐、吞咽不下、胸膈满闷、或咳或呕、舌苔白润或白滑、脉弦缓或弦滑者。

［病机］情志不遂、肝气郁结、肺胃宣降失司、津液不得正常输布，聚而成痰、痰气相搏，阻于咽喉，则咽中如有物阻，吐之不出，吞之不下。

［组方意义］方中半夏、厚朴均为苦辛温燥之品，半夏为祛痰药，功擅化痰散结、降逆和胃；厚朴为理气药，长于行气开郁、下气除满。半夏散结降逆，有助于厚朴理气；厚朴理气燥湿，有助于半夏化痰，二者相配，痰气并治，共为君药。茯苓为臣，能渗湿健脾、使脾运湿去痰无由生，从而增强半夏化痰之力。用紫苏叶既尽臣药之职又兼使药之用，既宣肺又引药上行而达病所。佐以生姜之辛温，散郁结、降逆气、消痰涎，助半夏化痰散结、和胃止呕，并解半夏之毒。方中苦辛药较多，辛可行气散结，苦能燥湿降逆。

诸药合用，成为治疗痰气互结之梅核气的良方。

11. 温经汤：其方名最早见于张仲景《金匮要略》妇人杂病篇。其组方为吴茱萸三两，当归、川芎、芍药、人参、桂枝、阿胶、生姜、牡丹皮（去皮心）、甘草各二两，半夏半升，麦冬（去心）一升。后世所见温经汤多有变通，药味多有增减。本次遴选所定之方，选宋代陈自明《妇人大全良方》所载之温经汤。"若经道不通、绕脐寒疝痛彻，其脉沉紧。此由寒气客于血室，血凝不行，结积血为气所冲，新血与故血相搏，所以发痛。譬如天寒地冻，水凝成冰，宜温经汤及桂枝桃仁汤、万病丸。"

[原方组成和剂量配比] 当归、川芎、芍药、桂心、牡丹皮、莪术各半两，人参、甘草、牛膝各一两。

[功效主治]《金匮要略》方能温经散寒、养血祛瘀，用于冲任虚寒、瘀血阻滞证。《妇人大全良方》方可温经补虚、化瘀止痛，用于血海虚寒、气血凝滞之月经不调、脐腹作痛、其脉沉紧。

[病机] 冲任虚寒、胞宫失养、瘀血阻滞、胞脉不畅。

[组方意义] 方中当归补血调经、活血止痛，用为君药。川芎活血行气、止痛；白芍养血敛阴、柔肝止痛，二者共为臣药。莪术行气破血、止痛；牛膝逐瘀通经，引血下行；牡丹皮凉血、活血而散瘀；用人参增益元气而助阳；少用桂心温暖脾肾而解胞宫寒凝，此五种用为佐药。用甘草调和药性，又作使药。

12. 清燥救肺汤：为清代喻嘉言所著《医门法律》中所载之方。"治诸气膹郁，诸痿喘呕。"系治疗温燥伤肺重症之代表方。

[原方组成和剂量配比] 桑叶经霜者（去枝梗，净叶）三钱，石膏（煅）二钱五分，甘草一钱，人参七分，胡麻仁（炒、研）一钱，真阿胶八分，麦冬（去心）一钱二分，杏仁（炮、去皮尖）七分，枇杷叶（刷去毛、蜜涂炙黄）一片。

[功效主治] 清燥润肺。用于温燥伤肺重症，见身热头痛、干咳无痰、气逆而喘、咽喉干燥、鼻燥、胸满胁痛、心烦口渴、舌干无苔、脉虚大而数。现代临床用治蘑菇肺、依那普利所致咳嗽、放射性肺损伤、慢性支气管炎急性发作、特发性肺纤维化、咯血、单纯性老年皮肤瘙痒症、斑秃、失声等症。

[病机] 肺为燥热所袭，肺气失其清肃，加之燥热伤肺，以致气阴两伤，

干咳无痰、气逆而喘。喘甚，则胸部气机窒滞，致胸满胁痛。阴伤则咽喉干燥、心烦口渴。

［组方意义］桑叶经霜而柔润不凋者，得秋之全气，秉清肃之性，质轻辛凉，可除燥热，故重用为君。石膏善清气分热邪又不伤津，与甘寒养阴生津之麦冬配伍，以助桑叶清除温燥，兼顾损伤之津液，共为臣药。原方中石膏用煅，且用量较桑叶为轻，究其方义，乃从肺为娇脏，清肺不可过于寒凉着眼。煅石膏清热敛肺，既能清泄肺之燥热，又可敛降肺气，具有清中寓敛之妙。方中杏仁、枇杷叶、阿胶、胡麻、人参与甘草诸药，均为佐药。因杏仁、枇杷叶善肃降肺气、止咳平喘；阿胶、胡麻皆能益阴润燥，可加强麦冬的作用；人参和甘草皆为补中益气之品，不仅可补既亏之气，更能培补中土以生肺金，加之甘草甘平，善和诸药，故又具使药之意。诸药合用，使燥热各清，气阴得复，益气得降，使肺复行其治节，则诸症自愈。

13. 半夏白术天麻汤：载清代程国彭所著《医学心悟》卷四。"眩，谓眼黑；晕，头旋也……有湿痰壅遏者，书云，头旋眼花，非天麻、半夏不除是也，半夏白术天麻汤主之。"

［原方组成和剂量配比］半夏一钱五分，天麻、茯苓、橘红各一钱，白术三钱，甘草五分。

［功效主治］燥湿化痰、平肝息风。用于风痰上扰证，见眩晕头痛、胸闷呕恶、舌苔白腻、脉弦滑者。

［病机］多因脾气虚弱、运化失司、水湿内停、聚而成痰、痰阻清阳所致。

［组方意义］方中半夏性温味辛，燥湿化痰、降逆止呕之力较强；重在治痰；天麻味甘性平，入厥阴肝经，善平肝息风而止眩，重在治风，二者为治风痰眩晕头痛之要药；共用为君药。白术苦甘性温，可健脾燥湿，治生痰之本，与半夏、天麻相伍，标本同治，使祛湿化痰、止眩之力更佳，故用之为臣。茯苓健脾渗湿，橘红理气化痰、使气顺痰消，二者共用为佐。使以甘草和中健脾，煎煮姜、枣调和脾胃。诸药合用，共奏化痰息风之效。

14. 玉女煎：载明代张景岳所著《景岳全书》卷五十一。"治水亏火盛，六脉浮洪滑大，少阴不足，阳明有余，烦热干渴，头痛牙痛，失血等症。若大便溏泄者，乃非所宜。"

［原方组成和剂量配比］石膏二至五钱，熟地黄三至五钱或一两，麦冬

二钱，知母、牛膝各一钱半。

[功效主治] 清胃热，滋肾阴。用于胃热阴虚证，见头痛、牙痛、齿松牙衄、烦热干渴、舌红苔黄而干、消谷善饥者。

[病机] 少阴不足，阳明有余，胃热循经上攻头面，且热伤血络，热伤阴津、肾阴不足。

[组方意义] 方中石膏清胃火之有余，用为君药。熟地黄滋肾水之不足，为臣药，共同清火而壮水。知母既助石膏清胃泻火，又助熟地黄滋补肾阴；麦冬清热养阴；牛膝导热而引血下行，三者共用为佐药。其特点是清补并投、标本兼顾、引热下行，使热彻阴存。

15. 地黄饮子：又称地黄饮，一说载金代刘完素《黄帝素问宣明论方》。"喑痱证，主肾虚。内夺而厥，舌喑不能言，二足废不为用。肾脉虚弱，其气厥不至，舌不仁。经云：喑痱，足不履用，音声不出者，地黄饮子主之，治喑痱，肾虚弱厥逆，语声不出，足废不用。"二说载《圣济总录》卷五十一。

[原方组成和剂量配比] 熟地黄（焙）、巴戟天（去心）、山茱萸（炒）、肉苁蓉（酒浸、切、焙）、附子（炮裂去皮、脐）、石斛（去根）、五味子（炒）、官桂（去粗皮）、白茯苓（去黑皮）各一两，麦冬（去心、焙），远志（去心）、菖蒲各半两。

[功效主治] 滋肾阴，补肾阳，开窍化痰。用于喑痱，见舌强不能言、足废不能用、口干不欲饮、足冷面赤、脉沉细弱者。现代临床常用于中风及中风后遗症、中风失语、血管性痴呆、脑萎缩、痿证、震颤麻痹、膝骨节病等。

[病机] 喑痱之疾，乃下元虚衰、虚阳上浮、痰浊随之上泛、堵塞窍道所致。

[组方意义] 方中熟地黄甘温，为滋肾填精益髓之要药；山茱萸酸温而涩，长于补肝肾、益精气，两药相辅相成，滋肾益精之力尤著。肉苁蓉甘温而润，补而不腻，温而不燥，擅补肾阳、益精血、起阳痿、暖腰膝；巴戟天温补肾阳，亦质润不燥，可壮阳益精、强壮筋骨，两者相须而用，温肾补精之功益彰。四药相伍，可治下元虚衰之本，共为君药。附子、肉桂大辛大热，擅长助阳益火，补后天以充养先天；五味子酸涩收敛，合山茱萸可固肾涩精，伍肉桂摄纳浮阳，纳气归肾，五药合用，助君药温阳治本之功，俱为

臣药。石菖蒲辛苦而温，芳香而散，开心孔，利九窍，明耳目，发声音，为化痰浊而开心窍之良药；远志专入心经，长于化痰安神；茯苓健脾渗湿，治疗生痰之本，并可使补而不腻。三药开窍化痰，与诸补肾药相伍，还可交通心肾，以治痰浊阻窍之标，用为佐药。煎药时少加姜、枣以和胃补中、调和药性；加薄荷数叶，以疏郁利咽，并增轻清上行宣散之力。诸药配伍，使下元得以补养，浮阳得以摄纳，水火相济，痰化窍开，则暗痱可愈。

综观以上 15 方，既有散寒解表、平喘止咳、祛风胜湿、清热解毒、活血止痛、温肾益精、润肠通便之方，也有温中补虚、益气温经，活络通痹、滋阴疏肝、行气散结、温经散寒之剂，更有清燥润肺、燥湿化痰、平肝息风、清胃热、滋肾阴和补肾阳的悠久名方。先生认为这 15 个名方，多为当代医家加减化裁使用，更具有开发研究前景，故特此先声述要。

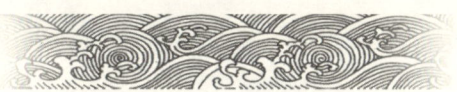

第三篇 执业领悟

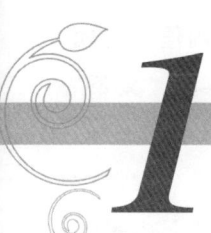

1 专业历练之路

先生在中药药学专业领域学习、历练、执业至今已 50 余年，由一名青年学子，成为主任中药师、硕士研究生和中医药师传承教育博士生导师、中医院药剂学科学术带头人、湖南省首批名中医。并先后兼任湖南省中医药学会学术委员、理事、常务理事和省中药专业委员会委员、常务副主任委员、主任委员、名誉主任委员；全国医院中药管理学会委员；中华中医药学会理事；全国老中医药专家学术经验继承人指导老师；国家级及省级多种专业期刊的编委、常务编委或副主编。2012 年 7 月获准成立全国名老中医药专家学术经验传承工作室。在长期从事中医药教育和医院药学工作的实践中，为人才培养和中医药学术及事业发展作过一些有益工作，在明志、守德、勤学、敬业的"历练之路"上取得了点滴体会。

树立理想，明确志向

理想是人生的动力，志向是人生的目标。由于先生在儿童和少年时期即接受了良好的家庭教育，受祖辈和父母高尚品德及爱国思想的熏陶，故从小即立志做个有益于社会的好人，16 岁加入共青团，18 岁即申请加入共产党，接受党团组织的教育，信仰社会主义和共产主义、马列主义和毛泽东思想，愿意为党和人民的事业奋斗终身，并按照党团组织的要求，塑造革命的世界观、人生观、价值观，一度使有些人认为先生"少年老成"。

先生的志向，中学阶段原本想从文学方面发展，成为一名语文教师。1960 年秋被湖南中医学院录取，并安排在中医专科二班学习，则打破了先生的文学梦，经过一段思虑后，决计通过学习成为一名好医生。但 1961 年春，学院为贯彻执行国家提出的调整、巩固、充实、提高的八字方针，将先生所在的医专班改为药专班，毕业后从事药学工作。当时先生思想波动很大，甚至想弃学，但经学校教育后，则又毅然学药，想成为一名高级药师。1964 年毕业分配至湖南中医学院第一附属医院药剂科工作，几个月后即被确定为加工炮制和制剂室负责人，同时兼任医院共青团支部和总支书记；

1966 年 4 月学院党委按照当时党中央提出的干部选拔条件，将其调任学院团委书记，主持青年和学生工作，变从药为从"政"。由于风云突变，"文革"运动兴起，无法正常开展工作，加之自感不适从"政"，故多次请求"归队"，想当一名专业教师。在"复课闹革命"和"工农兵学员入校""大搞中草药群众运动"中，先生积极跟班听课，参与开门办学，带领学员上山采认中草药，在激烈的政治运动中偷偷学习中医药专业知识。1974 年学院确定让先生筹建中草药学专业，先生则抓紧这一有利时机，深入课堂和实验室学习，进一步夯实专业理论和实践技能，为争当一名合格的专业教师打下更扎实的基础。1979 年经批准兼任"中药学""中药炮制学"等课程教学，1983 年获讲师职称，成为正式的"双肩挑"干部，但此时先生已确定完全摆脱尚压在肩上的繁重的事务性工作，再次恳请专职从事专业教学工作，至 1984 年春学院将先生调任附一院药械科主任，此举虽未成全先生的专职教师梦，但总算圆了"归队"梦，尽管有些想法，也只好"落地生根"，很快进入了角色。1987 年晋升为副主任中药师，1993 年晋升为主任中药师，在中药药学领域终于小有"名气"。现在回想起来，如果不是对专业的执着追求，矢志为中药药学事业做点有益工作，将不可能有任何作为。所以，先生总认为：人总要讲点精神，有所追求，对国家、社会和人民有所贡献，决不能单纯成为社会财富的消费者和享乐者。既要志存高远，又要立足平凡，脚踏实地，才能稳健地走完人生之旅，进入一个可及的顶点。

守德为本，修德做人

有人说"德者业之基，德者才之主"，守德、修德可以铸就高尚人格，更可激励成才。做人有做人的基本道德，如正直、善良、诚实、守信、仁义、友爱等。从业有从业道德，医师有医德，药师有药德。中华民族有着优良传统，历代贤达为我们塑造和提供了大量的道德格言和道德范本，不断涌现了许多高尚道德的典范。社会主义时期，国家在文明建设中，不断提出了许多公民道德和职业道德的规范要求，无论是习业的学子或执业的人们，均应遵守，并自觉进行道德修炼，务必不可突破道德底线，否则将滑向犯罪。

先生在习业和执业过程中，无不时时以历代著名医药家的道德风范为榜样，如张仲景的"忘欲探艺"，勤求古训，博采众方，一心赴救；孙思邈的安神志，无欲求，一视同仁，普救众生的恻隐之心；宋清市药，不取钱财；

以及众多医家"仁爱济人，赤诚济世，不为名利，清廉正直，谨慎认真，一丝不苟，尊师重道，虚心好学，不畏艰辛，献身医药学的德操，无不时刻激励自己。在拜金主义盛行，社会不正之风蔓延，医药商业领域贿赂风行的景况下，先生一再警诫自己，必须牢记为人民服务的宗旨，救死扶伤，坚守职业道德，甘于奉献，对技术精益求精，用对患者的无限爱心和精诚服务，塑造自己的完美形象，自觉抵制各种诱惑。一不接受吃请；二不应邀游玩，有几次商家把已购好的飞机票或火车票都送来了，有的邀请娱乐、休闲，均被先生婉言谢绝；三不收受贿赂，更不索要好处。起初有些人不相信，认为是没有找到先生的"套路"。有的说先生"架子大，傲气足，不好打交道"。先生对这些习惯做点"手脚"的人，总是好言相劝，或不与其发生购销往来；或严词拒绝、闭门不见，使其无可乘之机。在主持医院药剂科工作的 15 年中，真正做到了洁身自保，受到了业内人士的好评。先生信守两袖清风，一身正气，秉公办事，与人为善，诚实厚道，平和心态，不奢求名利和享受，且从不吹牛拍马、阿谀奉承、拉拉扯扯。先生的做派在现实生活中尽管吃不开，但也属本性难移，不想再作改变。

学而不已，不断"充电"

先生坚信：要通古今事，须读一世书；读不尽世间书，走不完天下路；"书山有路勤为径，学海无涯苦作舟"；"人学始知道，不学亦徒然"；"才学勤中得，本领苦练来"。才学和专业知识是求生、立世和为人民服务的本领。先生自认是资质平庸之辈，如不勤学苦练，终身学习，则不能成才。并逐渐体会到：儿童和青少年时期读书是为了奠基，学会做人和谋生的本领；中年时期读书是为了"充电"，适应工作需要，拓展视野，开阔眼界，进一步夯实基础；老年时期读书是为了活跃思维，升华、总结，净化境界，寻求乐趣。

学生时期是最佳的学习时机，也是艰苦难熬时期。先生进入湖南中医学院之时，正值天灾人祸造成的 3 年困难时期，男生每天仅 8 两多米，基本没有油水，蔬菜亦很少，经常食不果腹，饥肠辘辘，但当明确专业培养目标后，先生即如饥似渴地投入了学习，正确处理了学生干部的工作与学习的矛盾。因为从先生入校起即担任班长、团支书及学生会组织委员，当时共青团组织和学生会的活动均很多，学院安排的劳动也多，而且经常是利用晚上进行，生活苦、工作累、学习负担重。为了保证消化好每堂课，学好所有科目，在 4 年的学习时间里，每天均坚持早晨 5 点左右起床，晚上 11 点或 12 点休息。先生的基本做法是在听懂、读懂的基础上，死记硬背，力求记牢。如为了掌握药物性能和方药组成及功用，像现在的学员背诵外语单词一样，规定自己每天早晨必须背熟 4～5 个单味药的药性或方剂歌诀，或背诵《药性赋》《成方便读》《频湖脉学》《伤寒论》《医学心悟》中 300～500 字的章节或条文。以致在青年和中年时期，先生一直能背诵 500 多个药物和 500 多个方剂歌诀，以及《药性赋》《伤寒论》《医学心悟》中的部分条文，直到年近古稀时尚能熟练记取 600 余种药物的性能，背诵 200 余个方剂。对中药鉴定、中药炮制和中药制剂等专业课程，则利用在药店、药厂实习时，跟定名师，虚心求教，反复操作练习，与老药师、老药工一起"三班倒"连续作业，在实践中掌握技能，加深体会。如在当时的中药饮片厂学习手工切药，由于先生从小习惯左手拿刀使用，从未用右手拿刀切过物品，但手工切药非用右手不可，为了磨炼"刀功"，不惜放弃休息，利用废弃材料，反复切磋，终于获得带教老师赞扬；在膏滋剂和胶剂熬炼中，火力火候的掌握十分重要，而火力的适中与否，与操作人员能否生好一炉火密切相关。先生出生湖区农村，取火多用柴草，从未烧过煤或木炭，但如何把煤火生好，并保持火力大小均衡，对先生来说却非一件易事。这里面虽无高深学问，可无实际操作经验是无论如何也不成的，为此先生只好冒着烟熏火燎之苦，在老师傅的示范下，反复观察、练习，终于掌握要领。在黑膏药熬炼中，前人有"滴水成珠"的经验，今人常测定为 320 ℃，但有时炼油温度已达 320 ℃，取油滴入水中虽可成珠，可马上下丹，则可能"显嫩"，需要一个稍加保持的过程。炼丹的关键技术在"坐胎"和初始阶段火力大小的掌握，以及密封状态下正确判断火候标准。膏滋剂与胶剂熬炼要"挂旗"，是挂"大旗"还是挂"小旗"，这些均须多次跟班作业，在实践中反复揣摩。学习中药鉴定，辨识药物品质，先生更是坚定心志，坚持早、中、晚整天在药房、店铺，在完成装斗、配方等任务后，再逐屉逐药反复辨认，细心总结形状、颜色、质地、手感、口感和气味特征，发现疑问则请教师傅。在 8 个月的药房实习期间，熟练掌握了几家大药房的近 600 种中药的品质特征，并熟悉了每味药的用法用量、处方应付、临方炮制，以及感冒、咳嗽等常见病的问病给药。功夫不负有心人，在课堂学习阶段，每门功课，无论考试、考核的成绩均在 90 分以上，全部优秀。先生所做的中药学、方剂学、化学等学科的作业，常被老师作为优秀范本在全班传看，受到所有授课老师和同学的欣赏，几次被评为优秀学生。在 14 个月的专业实习阶段，全面掌握了中药加工炮制中从拣选、洗润、切制、干燥、炮制的各种方法和操作技术、火候标准；熟练掌握了膏、丹、丸、散、酒、露、茶、曲及胶剂、黑膏药等各种传统剂型制剂的制备工艺和操作技术，掌握了中药调剂、贮藏养护和上述鉴定方面的知识，受到了实习单位领导和职工的交口称赞，被当时的长沙市药材公司授予"五好青年"和优秀共青团员称号。

其实，在 4 年学生期，先生在按照教学计划，达到培养目标外，还自学了许多医药名著，如《黄帝内经》《神农本草经》《神农本草经集注》《频湖脉学》《本草成方便读》《金匮要略》《伤寒论》《医学心悟》等多种版本的著作，以及《中医内科学》《中医妇科学》《中医儿科学》《中医外科学》《中医针灸学》等科目。实习期间，也利用休息时间，跟随几位名医学习临诊。因先生那时就感到学药不能完全脱离学医，使自己既能辨识药物的真伪优劣，精于炮制、制剂，识药性，知药用，也通晓中医理论，熟悉常见病证用药原则，具有较多人文科学方面的知识。先生始终记着父亲的教诲："勤有功，戏无益。"学生的任务就是学习、掌握本领。

在参加工作后的 10 多年中，虽强调"突出政治"，政治运动不断，但先生始终记住"又红又专"四个字，暗中坚持专业学习，广泛阅读文、史、哲、医方面的著作，查看有限的专业期刊，20 世纪 70 年代后期开始举办业余学习班后，先生逢班即参加，有机会即去课堂听课。进入 80 年代，随着科学春天的出现，先生更争着讲课，在备课的过程中，查阅学习更多书刊，并购买了所有新教材及《中药大辞典》《本草纲目》《证类本草》《食疗本草》等许多著作，自费订阅了 5 种专业期刊。1984 年调入医院药剂科后，自费订阅的杂志达到 8 种，并相继购买了《中国商品药材学》《中国道地药材》《有毒中草药大辞典》《中国基本中成药》《医院药学》等数十部大型医药巨著。先生购书绝不是为了装时髦，空摆设，而是每本均看，并摘记自认特别重要或需要充实的内容。90 年代末，尽管年事已高，已不在一线工作，但为了总结、传承和指导学生，以及参加质量检验的需要，又购买了大量有关中药品质鉴定、中药临床应用、本草研究、药事管理、科普养生方面的著作，并着手著作编写，在写作中参阅学习。进入 70 岁后，更觉时间紧迫，还有很多问题未弄清、很多事情未做完，仍需要不断"充电"，获得新知和动力。

精益求精，敬业奉献

极端负责，精益求精，是历代医药前贤做人、成才的经验，也是党和国家对成就事业、人才、学问者的普遍要求，是每一位专业技术工作者应具备的一种精神和态度。先生认识到祖国医药学源远流长，涉及经、史、子、集、天文、地理，以阴阳、五行等哲学思想为纲纪，其学术内涵博大精深，临床应用经验浩如烟海，其用关乎人类生命，更须从业者具有高度的事业心和使命感、责任感、义务感，精勤不倦，探微索隐，一丝不苟，把学问越做越深，技术越练越精，工作越做越好。先生无论何时、何地、在何岗位，均能以大局和工作为重，以保质保量或超额完成本职工作和领导交办的任务为荣，只要是工作需要或一项任务未完成之前，脑子里总在琢磨思考，休息时间、节假日均可放弃。在医院制剂室工作不仅白天紧张有序工作，晚上还要经常起来查看烤柜中烘烤干燥的药物，防止烤过或受热不匀，并进行防火、防盗等安全检查；在担任文秘工作，经常撰写各类报告、经验总结、赶写快讯简报或担任杂志主编时，多在旁征博引、精心思虑、理顺思路、一气呵成的基础上，再反复斟酌修改，虽被许多人誉为"学院一枝笔"，先生也从不自鸣得意，并不惜学习秘书公文学和专业期刊编辑知识；在负责药学专业筹建的几年时间里，为建立教学、实习实验基地及药厂选址，不顾严寒、酷暑、风餐露宿，步行爬遍了十几座山头，走访了近30家医药卫生单位，保证了教学活动的有序开展；在医院药学服务领域的30余年中，始终坚持以患者为中心，急患者之所急，想患者之所想，把提高药品质量，保证人民用药安全、有效、经济、合理，提升服务水平，提高服务质量作为自己的天职和服务宗旨，根据大型综合性中医院的特点和医院药学发展方向，以及依法管药的要求，既注重实际、立足现实，又不断根据规范化、标准化、科学化、现代化的要求，强化和促进药学部门的科学管理，狠抓人才队伍、学术内涵和制度建设，不断给自己和科室发展设置新的目标。长计划，短安排，抓住重点、中心工作，逐月逐日落实任务和目标，无论是管理或纯粹业务工作，对每件事和每一活动，均做到事前有计划，事中有检查，事后有简要总结报告和分析，对工作从不懈怠和敷衍了事。对于文章和著作撰写更是字斟句酌，反复审校，当了主编主审，就一定做到名副其实，决不图取虚名。几十年如是，因而在先生的工作履历中杜绝了责任和技术事故。

至于敬业奉献，先生认为这是不可动摇的道德准则，也是药学工作的根本宗旨。做人应坚持做到先人后己，不计得失。个人的劳动或工作、学习，虽包含有谋生的需求，但立足点应是人民大众和事业的发展，如背离这个大的立足点，那就不叫敬业奉献，只能称作索取。先生从参加工作起，可以说一心扑在工作上，平实做人，踏实做事，兢兢业业，尽职尽责，做好每一件事。即使在市场经济条件下，不正之风盛行时，先生首先考虑的还是做事，而不是利益的盘算或讨价还价。始终坚持在敬业奉献中领会充实的人生和乐趣，获取新的知识和理念，故年岁虽入古稀，却仍能"老骥伏枥，志在千里"。一辈子在养性、净化和提高境界中立德，在处世为人和治事、执业中修身。

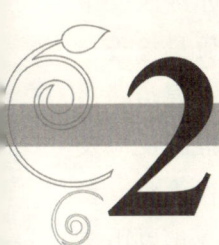

2 学术理念与主要业绩

学术理念

先生的学术理念较为丰满，在中药临床应用与中药临床药学、中药质量辨识与品质保证、中药炮制与特色制剂、中药调剂与中药在库养护、中医院药学发展方向与多元化药学服务，以及现代中医院药事管理等方面具有较为丰富的实践经验。他首先提出：中药人员，特别是在中医院工作的中高级中药人员，理应医药兼通，才能担当起传承和发展中药学术的重任。提出此论的理由有三：一是医药同源、同理，相互为用；二是在几千年中医药学的传承发展史上，尚未见只通药理而不通医理而取得重大成就者；三是其自身在几十年的执业生涯中的领悟，仅有中药专业基础理论和知识，而缺乏中医理论和临床方面的知识，很难成就一位药学名家，很难在探微索隐的学术求索中获得突破性成功。

20 世纪 80 年代初中期先生即提出：中医院应狠抓科学管理、临床药剂和中药临床学研究和应用，并率先派员参加南京军区总医院举办的临床药学学习班，主编《中药与临床》内刊，积极进行中药临床药学试点，收集临床药学情报资料，建立临床药学资料室，主编医院药讯和医院基本用药目录。组织处方调查，分析了解临床用药中的问题；严格质量把关，加强中药品种质量检查；开展科研试制，改进部分制剂产品剂型和工艺，试行药师下临床，确立药师接待日，开展用药咨询等初期临床药学工作。1985 年初，先生即就中药临床药学的一般概念、基本内容及一般方法和步骤等方面的问题，提出了较完整的构思和设想。指出：中药临床药学的核心问题，应是解决临床药效，确保药物的合理使用和安全有效，尽可能避免药物对机体产生的不良反应。认定中药临床药学的基本内容为：中药品种质量检测与监控；复合组方（包括中西药组方）与配伍禁忌研究；剂型改进与给药途径研究；用药剂量、时辰与方法的研究；新药引用与评价；中药毒副反应及安全稳定性试验；文献整理、情报资料；用药监督与咨询。1987 年，在进行医院中药临床药学工作的回顾与前瞻中，更加突出强调，要对中药品种质量检查与监控；多方促进用药规范化；配合临床开展部分品种剂型改进；开展给药途径、方法和时辰研究；开展中药和成药的新药引用与评价；中药毒副反应及安全稳定性试验；用药监督与咨询，列为当时中药临床药学的工作内容，积极引进和采用现代科学技术，设法开展深入研究。1989 年至 1990 年以中药学会和药剂科的名义连续举办两期全省性中药临床药学学习班，每期 3 个月。1990 年至 1991 年发表综合性中医院临床用药问题初探，明确临床用药的指导原则。1992 年发表《试论中药临床药学工作的某些误区》，认定临床药学是医院药学工作的四大基本内容之一，是医院药学最为活跃的核心工作，代表了医院药学工作的发展方向。中药临床药学理应以中医药理论为指导，按照中医药理论体系，坚持中医药特点特色，建立自己的研究框架。在研究工作中需要结合采用现代科学技术手段和方法，但决不能套用化学药物的研究方法来研究中药，不能把药代动力学、生物利用度、血药浓度监测等简单地套用到中药临床药学研究上来，否则就可能走入"死胡同"。1992 年写出了《中药临床药学研究思路、内容与方法的探讨》，先在《湖南中医学院学报》发表，后在《中国中药杂志》发表，明确指出：中药临床药学是介于中医各科治疗学和广义的药物学之间的一门新的边缘学科，其研究重点是中医临床合理用药问题。在研究和实际工作中应充分认识其学科特点和中医临床用药特点，坚持中医药理论指导。提出了中药临床药学研究应纳入的十个方面内容，即用药禁忌和复方配伍研究；用药剂量研究；中药品种质量（即真伪优劣）的研究；合理炮制研究；传统剂型的改进与新剂型的选用；新药评价与推介；汤剂煎煮方法和质量控制研究；择时服药与给药方法的研究；西药与中西药联合使用研究；处方规范化研究。1993 年发表《试论中医时辰药理学》，通过引经据典的论述，简介了早期理论依据、择时服药的一般要求和临床意义，提出了不同时间、不同个体、不同疾病、不同药物应该有其各自的合理用药时间。并在其后的 10 余年里，围绕中药饮片及中成药与西药的合理应用、安全监管陆续发表了 20 余篇文章，主编出版了多本药物手册或用药指南。2005 年在其主编的《现代中医院药事管理学》中设"临床药学与临床药师"专章，进一步注明了中药临床药学的定义、重点、意义、理论指导、发展状况、主要内容、主要工作，以及中医临床合理用药问题。2012 年发表《中药临床药学相关问题再析》，认为：中药临床药学起步于 20 世纪 90 年代的说法，与历史和事实不符，应为 1982 年；学科定位应是前面提出的新的边缘学科，而绝不是临床药学的一个所谓分支学科；中药临床药学与临床中药学是两个不同概念，各有不同学术内涵，绝不能把临床中药学混同或等同于中药临床药学；中药不能西化和西用，西药也无须中药化。同时概述了中药临床药学研究与临床药学工作、药剂科基本业务工作与中药临床药学工作的不同内涵与区别；详细叙述了影响中药疗效和应用的因素，即：药物品质、配伍、用量、剂型与给药途径、煎煮与服用方法、用药是否对证、患者个体差异与用药依从性；再次概括提出中药临床药学研究的十个方面内容：中药包括中成药的品质保证研究；用药禁忌包括中成药的用药禁忌研究；复方配伍及中西药联合用药与相互作用研究；中药剂量与量效关系研究；中药毒副作用与不良反应监测控制研究；饮片形态变异与汤剂煎煮和服用方法研究；剂型改进与给药途径研究；中药药代动力学与生物利用度研究；药物临床试验、作用评价与品种更替研究；药物经济学研究。

2014 年以来，针对在中药临床药师培训和特色技术人才培养中出现的某些不同认识，先生首先撰写了《中药临床药学的兴起与特色优势及实践体会》，再次肯定中药临床药学初起于 1982 年，并以湖南、北京、上海等地的实际工作为据加以了佐证；指出中药临床药学特色优势为：文化承载丰厚、源于本土、历史承袭久远、学科内涵丰富、研究内容广博、服务具有传统性和多元化。强调"中药临床药学应姓'中'"，应坚持中医药思维，主要研究中医医疗机构和中医临床安全、有效、经济、合理用药中的问题，特别是中药（包括成药）以及中药与西药合理联用等方面的问题。指出中药临床药学研究与发展应重人才修为，中药临床药学人员，一应具有较坚实的中医药理论基础、中药药学专业知识和技能；二应熟悉中医诊断、中医内、妇、儿、外及五官等临床学科辩证、治疗知识；三应熟悉西医解剖、生理、病理、临床药理、西医诊断、西医内科学，以及药物治疗学知识；四应具有药物分析、生物药剂学、药代动力学、中药药代动力学、医学统计学等方面的知识；五应具有一定人文和社会科学方面的知识。即应医药兼通、中西兼通。其基本要求为：能准确地辨识药物，保证用药品质；"知药善任"，熟悉常用药物的性能作用、主治证或适应症、配伍禁忌、毒副反应、相互作用、使用注意、中毒解救、用法用量，会用药；能分析临床用药中潜在的问题，并能提出干预、预防措施，能指导医生和医药消费者用药。同时，总结了自己的实践、体会。随后，又陆续写出了《中药药学服务解读》《中药药学服务的特色优势与传承发展》《中医临床用药与中药药学思维》《对中药临床药学与中药处方点评的肤浅认识》《中药临床应用现代研究述要》《学好方剂学更有效指导临床用药》《学好方剂促进和提升药学服务水平》《学习经典名方，为研制精品精制夯实基础》，并编著出版了《中药药学服务手册》，把"合理用药与监督管理"设为专章进行详细论述。

先生始终认为：质量是疗效和安全用药的保证。药品质量是中医药界的脊梁，是中医药界的主要声誉和特色体现。对中药质量优劣的评判，一是形质、品规等级，固有的形、色、气、味及修治合法合度；二是安全、有效，疗效好即质量好，配伍使用无明显毒副作用；三是用量少，特别是稀缺、昂贵品种，用少而贵显。在其主编的《常用中药鉴别手册》一书的序言中，更特别指出：中药鉴别是中药人员应该具备的基本技能和应做好的基础工作，可列为中药工作中各项工作之首。提出，中药材及饮片质量控制的主要方法是辨状论质。中药取其天然物质，不同于化学药物，且由于存在品种来源、种质、生态环境、栽培或养殖技术、采收时月、产地加工、炮制、贮运管理、品规等级的差异，致使任何一种单味药的内在质量均不是同一的，即质量不恒定，质量监控难度大，在一个较长时期内仍应坚持以经验鉴别，即形、色、气、味性状特征鉴别为主，以把握传统正品特征为主，不能"唯成分论"，把成分、含量等作为唯一指标。他在分析和研究质量问题的同时，提出了许多科学、适用的建议，写出了百余种中药的品质保证与性状辨识经验，发表了20余篇文章，以质量辨识和临床应用为核心内容，主编出版了二本专著，在识药求真，用药求质，提升用药品质的理念支持下，通过参加20余年质量验收的实践，总结提出了感官"十辨"经验，即一辨品种；二辨真伪，在牢牢把握法定正品、传统正品的基础上，准确辨识混伪品；三辨野生与家种家养；四辨清水与非清水；五辨新陈；六辨老嫩；七辨含水量；八辨品规等级；九辨生熟与加工炮制的合理性；十辨有无虫蛀、霉变等质量变异。

先生在学生时期即奠定了中药炮制功底，认真从事过4个月的加工炮制、接受市内几位炮制名师的训练。在参加工作之初的一年时间里主要从事炮制和制剂，后又担任"中药炮制学"教学10余年，在30多个不同班级连续讲过课。围绕炮制对药物理化性质的影响，炮制与饮片质量、炮制理论与技艺的传承研究及创新发展等写出了10多篇文章，参加过省炮制规范1983年版、2010年版、2021年版的修订。认定依法炮制是中医临床用药的重要特色；传统炮制方法与技艺是前人几千年来的积淀，随着时代的发展，虽应有所创新、发展，但应立足科学合理地传承。无论哪一种炮制品，必须具有形、色、气、味特征及内在质量特征，即其成品性状应符合规定片型或粉碎度，显示其固有色泽，具有原有的气和味，且不能散失变淡，不带异味。认定：各种炒法的关键是操作熟练、灵活、快速、火候标准掌握适当。特别是在油砂烫炒鸡内金、蛤粉炒阿胶珠、酒酥蛤蚧、麸炒白芍与枳壳、土炒白术等许多药物的炒制中均有自己的独到经验。

先生对中药制剂特别是汤剂等进行过较深入研究，写了近10篇文章。在外用膏药、升丹、降丹、水丸、蜜丸、糊丸、蜡丸、蜡壳丸、外用与内服散剂、药酒、茶剂、曲剂、膏滋剂、胶剂等中药传统制剂制备中积淀了较多经验。如认为黑膏药制备的关键是要掌握好炼油和下丹收膏两个步骤；炼丹的关键是"坐胎"和初始阶段火力的掌握，以及在密闭状态下准确观察火候标准；膏滋剂收膏时，夏季应"挂旗"，冬季应"挂丝"，或取膏液置拇指与食指间共捻，以其拉出2 cm左右白丝为度；胶剂在浓缩收胶时应"挂旗"，至胶液无水蒸气逸出时才出锅等。

先生始终认为：中药的在库养护是一门值得十分重视和深入研究的学

问。他在参加工作之初即帮助一位老药师进行中药养护经验总结，并写入《中药基本问题》一书。他能根据各类药物的质地、性能特点，掌握贮存、养护要点，分别运用传统养护方法进行贮存养护。归纳提出蕲蛇、乌梢蛇、莲子、红枣、刺猬皮、莱菔子、柏子仁、芡实、黄芪、白芷、大黄、藕节、胖大海、北沙参等40余种常用中药最易被虫蛀；天冬、玉竹、瓜蒌、苍术等最易变色；苦杏仁、桃仁、柏子仁、天冬、枸杞子、独活、当归、牛膝等最易走油；玫瑰花、月季花、菊花、款冬花、莲须、槐花、扁豆花等花类药最易变色；荆芥、薄荷、藿香、佩兰、紫苏、香薷、细辛最易气味散失；芒硝、硼砂及青盐、咸秋石、硇砂最易分化、潮解等。

关于中药的科学应用，先生认为：第一，是常用中药品种范围的选定，在一个历史时期内临床常用品种不是越多越好。品种多虽可给临床用药带来很大灵活性和方便，但也可给临床选药造成一定困难，或给用药带来随意性。且药物有地域性，在一定时间、一定区域内，任何药店和医院药房均无法备齐历代本草著作中记载的近万种中草药和几千种中成药，就全国而言进入市场营销的也仅达千种左右，时下国家有关部门设定的也仅500～600种。第二，辨证施治、对证选药，是中医中药科学合理用药最为核心和最为关键的问题，也是内涵极为丰富的课题，要求医家辨别疾病的不同属性、不同证型、病变部位、发展趋势、变化规律，然后确定治疗法则、处方、用药。第三，中药配伍虽不是绝对的配伍禁忌，更不是绝对的安全配伍，尽管有争议，但在未经系统、周密研究得出取消定论之前，仍应遵行和慎重处之，包括除"十八反""十九畏"以外，凡在古代文献或近代书刊中，已有记载的药物禁忌亦应尽量避免同用。第四，中药与西药的联用，许多联用可能是有益的，但也不可否认许多联用是有害的，用药的安全是受到质疑的。第五，有毒中草药与中成药的安全应用应引起重视，在运用中草药时必须强调依法炮制；合理组方配伍、尽量避免单用；严格控制和掌握好用量；必须掌握其正确的用法；遵循其用药禁忌，不宜轻易逾越前人的经验教训。在运用含有毒中成药时，应熟练掌握药物的性能及组成、功能主治、剂型规格、用法用量、配伍禁忌、使用注意、相互作用。第六，应讲究中药的煎煮和服用方法，并对中药煎煮原理、煎煮方法、汤剂质量控制，以及新型汤剂的构想与发展进行深入研究，建立入汤剂饮片的厚度或粒度、煎液得量、主成分检测或微量元素检测标准。先生为此还进行了直火煎煮、电热煎煮、远红外煎煮、蒸汽夹层锅煎煮、流通蒸汽煎煮或蒸汽加压煎煮、煎药机煎药及智能化煎药等长期试验考察，不断提升了汤药煎煮质量，写出了许多文章，科学设定了煎煮前的浸泡时间、煎煮时用水量及先煎、后下等特殊处理方法、火候与时间掌握、煎煮液的得量与浓度等指标。服药法则应根据四季节律、月节律、昼夜节律。按照疾病性质、病变部位，以及药物性能特点和作用类别择时服用，明确一些较特殊药物的服用法，掌握好服药时间、药液温度和服药技巧。

先生认为：无论中西医院的药学部门及其药事管理机构均为医、药、护、技四大业务技术运行系统之一，在医院业务发展建设、功能健全、医疗水平和质量不断提升中具有举足轻重的地位，其管理水平的高低对医院药学学科学术层面、技术层面、业务内涵建设和药学队伍整体水平、素质的提升具有更为直接的影响。认为现代中医院就应有现代中医院的管理，既要符合中医药学和中医药事业的发展方向，也要符合大健康和整个医药卫生事业的发展方向。既要具有传统文化氛围和浓郁的中医药特色，也要变经验管理为现代科学管理。有一支高水平的中西药学队伍和学术团队，在保证用药质量和药品供应的同时，提供多元化、高水平、高质量的药学服务，承担教学、科研任务，达到全省、全国先进水平和领先水平。他在担任药剂科主任期间，始终坚持变经验管理为科学管理，变粗放管理为制度化、程序化、标准化管理，坚持以患者为中心，把质量管理和社会效益放在首位，狠抓业务内涵建设，尊重人，关心人，激励人，团结人，用人所长，助人学习进取，构建和谐的政治、学习、人际、工作和生活环境，使科室一度得到了较为快速而稳定的发展。先后撰写发表了30多篇药事管理方面的文章，如《医院药剂管理述要》《试论中医院药剂工作》《医院药学的发展与中药药剂工作》《中药药剂工作特点与现代管理》《论中医院药剂工作的转轨与分级建设》《根据科室特点，加强药剂质量管理的点滴体会》《环节质量与制度管理》《论中医院药学工作的职能转换》《全面加强质量管理，确保人民用药安全有效》《强化素质培养，提升服务水平》《关于医疗机构药事管理中几个热点问题的研究》《医疗机构药事管理应有的变革与未来发展》等。同时申报"中医医疗机构药事管理现代化研究"课题开展研究，主编出版了《现代中医院药事管理学》专著，书中呈现了许多独到的学术理念。

先生近30年来，对中医药文化和中医药学术经验的学习、传承更给予了特别关注，不但自觉学习、记录了许多报刊文章和政要及学术权威的论述，也撰写发表了许多文章，担任过两届学术经验继承人指导老师和名医传承工作室专家。了解中医药文化的内涵、核心价值、传承发展等方面的内容，较早探索了本草、方药理论与应用中的文化渊源；药名文化与史话；中药诗词吟咏与对联、民歌、谜语及趣话；道地药材的文化承载与鉴别特征表述，《神农本草经》《本草纲目》等本草著作中中药文化承载与辉煌闪现。认为：中药文化、肇始炎黄，源远流长，医药典籍、子史经传、声韵农圃、医卜星相、乐府诸家均有所载；市、农、工、商、生产、经营、流通使用与新旧媒体均有创造发展与传播；历史上文人骚客多有吟咏并演绎出许多传奇故事与美妙的史话；管理学家、经济学家、药学家为规范中药文化和中药业的发展，从监管、协调、合理应用等方面还创造发展了大量安全有效用药的法制文化，其底蕴十分丰厚。既包含中医药学术理论渊源、学术流派、药性理论、功效表征、用药经验的总结、传承，又体现了时代变迁、社会发展、环境变化、用药需求、品种更替变化、科学技术进步，以及人文关怀。同时，还显现了药品作为特殊商品的商业文化。从某种层面上讲，中药文化的内涵比其他文化更为深厚和广博，更是中医药学中极为珍贵的瑰宝。近年来更加具体指出：中药文化，包括中药发展文化；药性理论文化；中药品种来源、生态种植与养殖、产地加工、中药炮制文化；道地药材形成、质量特征表述文化；中药市场流通与商业营销文化；中药配伍与临床应用文化；中药药事管理与法制文化等方面内容。同时，提出了社会药店和医院药房及医院中药药事文化命题，进行了新旧药店、药房文化显现对比。认为医院药学部门文化，具有导向、凝聚、约束、调节优化、应变等功能，以及对经营行为的道德规范、对药师的价值导向、品牌塑造等作用。是药学部门的价值观和经营管理的灵魂。医院药学文化的内容，包括哲学的价值、精神、民主、道德、形象、制度、环境、礼仪、风尚等。层次结构，包括物质层、制度层、精神层。我们一定要葆传统文化，纳现代文明。既要大力营造中医院药学良好的服务环境，按照仁、和、精、诚的要求健全服务和管理制度，更要从精神层面确立正确的价值观，提升思想和德操境界，创造各自的"品牌"和独特优势。

在学术经验传承方面，先生一再强调中药学术经验传承的主体内容有四大方面：一是中医药文化特别是中药文化，要坚定中医药文化的历史自信、观念自信、理论自信、方法自信、疗效自信，以及中医院药学学科发展自信。二是历代和当代中医药名家的职业操守、大医大药风范，严谨治学态度，以及对人民大众的仁爱之心和极端负责精神。认为树德才能树人，人们所景仰、社会所需求的是医德药德高尚，才智出众的医药名家。三是独特的学术思想或学术见解，更多的是对某一领域、某一方面，或某些病症、某些方药、某些问题的见解。四是中药学术经验的传承，如识药辨药经验；传统加工炮制和制剂经验，特别是技术要领、火候标准等经验；中药临床应用经验，包括品种选用、品规等级、炮制要求、剂型选择、用法用量、煎煮服用方法、毒副作用、不良反应、引申应用、合理用药管理，以及中药处方调配和仓储养护经验等。在担任传承指导老师和传承室专家期间，均按照国家和省中医药管理局的要求，认真负责地进行了传承带教。特别是在全国第四批传承人的带教时，坚持"在做上教，在做上学，教、学、做三合一"的教育理念，采取灵活实用的带教方法，严格带教过程，坚持身体力行，力求带教效果，圆满完成了带教任务，被国家中医药管理局授予"优秀指导老师"，在大会上介绍了经验：①巧之为行，带教重灵活，按照分段实教，注意实践、案例示范，获得好的教学效果；②从严而行，带教重勤奋，即"博极医源、精诚不倦""寻思妙理、留意钻研"，以勤考促学、勤写促学、勤用促学，提供应用机会；③身体力行，带教重引导，即自己严于立身、勤于探讨、善于总结，"生而不有，为而不恃，功成而不居"。在传承工作室三年建设期间，亦取得了优异成绩，获得验收专家的高度赞许。

先生认为：传播中医药科普知识是中药人的职责和义务。加强中医药科普宣传，是促进健康中国建设的内容之一。科普是真实而绚丽的。科普要针对时弊，注意导向，贴近大众生活。写作者应博闻强识，有所积淀，用语出典有据，运用轻松、活泼、简洁的语言表达，文笔可以活泼浪漫，但不可忆说和戏说。要十分熟悉或精通你所要传的内容，还要考虑传出的影响和效果。

养生则首重调情志，坚持终身学习，不断陶冶情操，提升思想境界，理智地分析和看待一切人和事；二要顺其自然，即顺应天地自然和春夏秋冬四时的变化，顺应社会发展，顺应生长壮老已的生命规律，根据自身特点和客观实际选择一种良好的生活方式，注意生活细节；三要起居有常；四须饮食有节；五应坚持适度运动；六应节制房室生活。并反复告诫大家：要学习

《黄帝内经》，谨守养藏之道和养生要义，端正养生理念和生活态度，顺其自然与平衡，了解老人养生真经，因人而异。

在中药学术经验的传承模式与基本方法上，先生还提出：现代的中药学术经验传承，既无法采用历史上师带徒的模式，也不能采用现时中医带徒的形式，而应重在总结、整理、创新、发展，辅以带教指导、言传身教。传承者应立足于"自传"，将自己从业学习、实践的体会和成长经验、学术见解和理念，以及在中药鉴定、炮制、制剂、中药应用等方面的实践经验撰写成文，集中时间对继承人或传承人宣讲、交流；或将已经发表的文章及专题讲稿影印汇编成册，甚至发给每位继承人或传承人；也可介绍已出版著作的主要特点和内容；也可制定著作编写方案，提供样稿，并率先写出部分章节以供示范参考，并进行审校统稿。同时，以单位、学会或上级主管部门名义，举办传承学习班，搭建平台，助力传承，并争取分类实施、实践带教。

主要业绩

先生五十多年的从业生涯，其业绩亦较为丰满：①在业务和行政管理部门的事务性工作中，书写起草了近 4000 万字文稿、总结、报告。②担任中药学、中药炮制学、药事管理学、中药调剂学、制剂学、医院中西药学管理等 6 个学科的教学，在大学本科、大专、中专等 50 余个不同班级讲过课，并培养过 2 名硕士研究生。③主持创办了湖南中医学院新增中草药学专业，组织了学院中药专业 75 级、76 级教学活动及系部建设。④参加创办光明中药函授学院湖南分院、培养函授学员 1000 余名。⑤前后在医院药学领域工作 40 余年，为医院药学部门的组织建设、队伍建设、制度建设、业务内涵建设、药品供应、质量管理和合理用药管理等作了很多卓有成效和有益的工作。在全国率先开展了中药临床药学工作，负责《中药与临床》内刊编辑、出版和发行 12 年；率先实行医院药剂学科二级学科分化，组建了 4 个二级科室；取得了全国省级中医院对口检查评比"中药工作第一"；在医院分级建设药剂检查评审、放心药房建设中成绩优异；并在多次省市药品质量检查评比中获得第一名；同时，率先提出了实现中医院药学服务模式转变，开展多元化中药药学服务。担任药剂学科学术带头人，不仅率先垂范，坚持在一线从事业务技术工作，而且回答了大量识药辨药、用药，以及日常业务技术工作和教学、科研工作的疑难问题，保证了用药质量和用药安全。⑥在 30 多年的学会工作中，积极组织开展学术活动；组织举办各类培训班、提高班、业余学习班、研讨班 60 余个，并多次应邀去有关地市讲学；参加了多种评审、检查。⑦接受过电视、电台、报刊、视频等 10 多家新闻和宣传媒体采访 70 余次，在传播中医药文化、科普养生、疾病预防知识等方面做了大量工作，荣获"科普达人"之誉。⑧在担任多种期刊编委过程中，协助审阅过大量稿件。⑨先后撰写发表了 100 余篇学术文章和 400 余篇科普文章。⑩已主编出版著作 32 部，主审著作 12 部，参编著作 15 部。⑪参与了较多的公益活动，为行业主管或相关学术团体起草了部分文件、文稿、质量或技术标准、评审细则等。

先生在几十年从业生涯中，也获得了较多荣誉：从进入 20 世纪 80 年代以来，曾被湖南中医学院或大学、研究院党委评为优秀党员 15 次，党员示范岗 1 次；被学院或大学授予先进工作者 4 次；2020 年在大学校庆 60 周年时，被授予湖南中医药大学本科教育 60 周年春华秋实奖。被大学第一附属医院党委评为优秀共产党员 3 次；先进工作者 4 次；2019 年国庆 70 周年时，被附一院评为十大模范人物。2001 年被省劳动社会保障厅评为医保工作先进个人，同年 10 月被省卫生厅评为"九五"期间湖南省优秀中医工作者。2013 年被国家中医药管理局评为"优秀指导老师"。2014 年被中华中医药学会评为优秀学会工作者。在省中医药学会中药专业委员会任职期间亦多次获得省级学会优秀学会工作者称号。2018 年在《环球时报》和《生命时报》组织的 2018 荣耀医者公益活动中荣获"科普影响力奖"；同年在《健康报》社 2018 年度健康传播工作中，因表现突出被评为"2018 年度健康传播影响人物"。2019 年 9 月被《快乐老人报》授予"快乐老人报功勋作者"。1993 年 3 月被湖南省人事组织部、省卫生厅评为"湖南省首批名中医"。后被湖南中医药大学附一院评为"医院首届名医"。先后被《当代湖湘名医》《当代名老中医图录》《中国医院药学发展史》等多部典籍收录，被誉为德艺双馨的湖湘首席中药专家和后学者的楷模。

3 中药学术经验传承

2012 年 7 月获准成立"刘绍贵全国名老中医专家传承工作室",同年 11 月正式启动中药学术经验传承工作,至 2014 年 8 月为止已历时一年多,对中药学术内涵特征、传承内容与模式,取得了一些初步认识,为获得交流和各位志士仁人的赐教,不惜抛砖引玉。

中药学术具有某些独特的内涵特征

中药是中医赖以存在和发展的物质基础。其药性和应用理论,是我国历代医药学家在长期医疗实践中,以阴阳、脏腑、经络学说作为依据,根据药物的各种性质及所表现出的治疗作用总结出来的用药规律,故中医与中药无论在理论和临床应用中均有着相互依存、相互促进、不可分割的关系。按照《周易·系辞第十二》"形而上者谓之道,形而下者谓之器"的分类法,传统意义上的中药学与中医一样,同属于形上范畴,以哲学为基础,其科学理论体系,源出《黄帝内经》奠基之作。但考究其演变、发展,亦可发现中药学术有如下独特的内涵特征。

1. 最近有学者明确指出:"中药是形而下的学说","比西药更具备科学含义"。也有学者提出:中医理论奠基于《黄帝内经》,中药理论奠基于《神农本草经》,是神农尝百草,一日而遇七十毒,发现和引用了中药,书中托名神农阐述的中药基本理论、配伍法度、辨证用药原则,以应天地人的上中下三品分类方法,收药 365 种以应周天之数的寓意等,均与中医源于同一说理基础,而关于中药的产地、种植、采集、加工、贮存、真伪辨识,以及随后出现的多种炮制方法和操作技术、各种制剂剂型和品种的生产工艺与技术等,还有三国两晋南北朝时期出现的医药分业、药市的形成和中药商业的逐渐兴盛等,则只能归于"形而下者谓之器"的范畴,因为上述内容多可理解为由人加工而成的客观实在,或说人造之物,包括了许多物理学、化学,甚至解剖生理学等自然科学的内容。

2. 中药学术发展主要体现在本草传承,而未能形成流派。前面所述的

《神农本草经》是现存最早的中药学专著，它既开创了药物分类的先河，又记载了药物的疗效与产地、生态环境、采集时间、加工方法，规定了药物的剂型选择，强调了辨证施药及对药物治病取效的客观评价，说明了服药时间与药物疗效之间的关系，并对"药有阴阳"的理论价值、四气五味及七情和合理论进行了重要叙述；后世一脉相承的《神农本草经集注》，虽首创了自然属性分类法，但药物记述仅以365种而倍之，朱墨文字而分标；《新修本草》虽增药图，以官方名义组织编修和颁行，也仅在陶氏所著基础上增药百余种；宋代的开宝、嘉裕与证类等本草，虽在卷数、药物数量、注释及相关内容方面均有发展和增加，但总的体例、分类、编排方式等基本未变；明代的《本草纲目》虽为"性理之精微，格物之通典，帝王之秘录，臣民之重宝"，且分类科学，资料宏丰，采、种、制、辨、效、方阐发之详尽，均为前所未有，载药达到古代之最，卷帙浩繁，被誉为"百科全书"，但亦未离《神农本草经》之宏旨；赵学敏虽拾纲目之遗，著成《本草纲目拾遗》，也仅新增716种药物；近代特别是当代本草类著作可谓琳琅满目，传世的典籍巨著时有推出，收记具有药物价值的品种已达万余，但终未见有关流派的记述。而中医学则不然，它始源于原始社会；理论奠基于秦汉时期；在晋、隋、唐时期进一步系统化，临床医学日趋分化和成熟，但在宋、金、元时期随着医学普及、百家争鸣、流派兴起，诸如补土、攻下、滋阴、寒凉等派，并在明、清时期集成发展，近代、现代各有传人。据此而言，未成流派似属中药学术传承中的奇特之处。

有人说，中药发展史上虽未见"流派"却有"帮"。据考证：我国明代，在河南禹州、百泉及河北祁州与江西樟树先后形成四大药材市场，各地药材商人逐渐集中于药市，他们为了维护各自的利益，体现经营特色，逐渐依地区和行业特点组成"药帮"，至清代后期和民国时期，已出现13帮，后至17帮，如关东帮、古北口帮、西北口帮、京通卫帮、祁州帮、山西帮、陕西帮、山东帮、怀帮、彰武帮、禹州帮、宁波帮、亳州帮，以及江西帮、汉口帮、川帮、广帮，民国后期还出现了"同业公会"。这些组织在药品流通经营领域虽各显特色，商业气息浓郁，但不能将其视为学术流派。

3. 古代社会医药未分，业医者多兼营药，或营药者兼以行医。三国、两晋、南北朝时虽见分业，但并不彻底，直到清代后期才形成趋势。因此，古代历史上出现的200余部本草著作，大多系中医名家按照中医理论和当时的用药需求写成的，重点记述的是性能、功效或主治病证，即是《雷公炮炙论》《炮炙大法》《修事指南》等炮制专著，以及被视为中药鉴定专书的《本草原始》等书，亦系医家或道家、儒家所著。这些著作家有的并不熟识药物，对有些药物的记述，其内容是不全的，或有错漏的，在理论上也同中医一样没有重大突破，学术未能得到明确分化。

中药学术经验传承的主体内容

中药学术经验的传承内容十分宽广，但主体内容大致如下：

1. 中药文化。其肇始炎黄，源远流长，医药典籍、子史经传、声韵农圃、医卜星相、乐府诸家均有所载；市、农、工、商、生产、经营、流通使用与新旧媒体均有创造、发展与传播；历代文人骚客多有吟咏并演绎出许多传奇故事与美妙的史话；政治思想与管理学家、经济学家、药学家为规范中药文化的发展，从监管、协调、合理应用等方面，尚创造发展了大量安全有效用药的制度文化，其底蕴十分丰厚。既饱含中医药学术理论渊源、学术流派、药性理论、功效表征、用药经验的总结和传承，又体现了时代变迁、社会发展、环境变化、用药需求、品种更替变化、科学技术的进步、人文关怀。同时，还显现了药品作为特殊商品的商业文化。可以认为，从某种层面讲：中药文化的内涵比其他文化更为深厚和广博，更是祖国医药学中极为珍贵的瑰宝。值得从业者认真学习、研究和传播。

2. 历代和当代名家的职业操守、大医风范、严谨治学态度，以及对人民大众的仁爱之心和极端负责精神。"德者业之基，德者才之主"，树德才能树人。人们所景仰、社会所需求的是道德高尚，才智出众的医药名家。我们不应该去传承那些虽有一定技艺，但德操难以示人或不知廉耻之徒的说教。

3. 独特的学术思想或学术见解。当代不同于古代。古代师承教育较普遍，较易形成一家之言或流派，加之信息传播较慢，绝大多数医药家多固定在某一区域内行医或营药，视野相对较窄。可当代特别是 70 年代、80 年代以后的医药家，大多接受院校教育，教材、大纲统一，理论和临床实践讲授基本一致，模式统一，思维模式相对固化，加之中医药学术理论未有大的突破，受"先入为主"的影响，导致真正在学术上有很多创见，可以形成流派的人并不多见。故认为：可以要求进行学术思想的探索、传承，但更多的是对某一领域、某一方面，或某些病症、某些方药、某些问题的见解。就某些个体而言，在一定时限内尚难形成学术思想。

4. 中药学术经验的传承。一是中药经验鉴别，这是任何中药人员均应具备的基本功，简便、易行、能普遍使用，但由于中药使用历史悠久、品种繁多、形态各异，且物种尚可随着地域、生物进化、环境影响而多变，地区习用品、类似品、代用品、民间用药不断涌现，同名异物，异名同物现象普遍存在，加之商人的掺杂使假、鱼目混珠，使中药鉴定、品质辨识的难度亦相应增大，非细心观察、长期积淀、不断总结，尚难把握其重要特征，一看便准，故特别需要具有丰富实践经验者的"点化"。二是中药传统加工炮制和制剂的经验，特别是中药的拣选、洗润、切制、干燥与炒法、炙法、蒸煮燀法的操作工艺流程、技术要领、火候掌握和判断标准；以及中药传统剂型丸、散、膏、丹、酒、露、茶、曲等的制备方法、工艺、技术和独特的经验。但随着中药标准化、规模化、现代化生产的发展，传统的作坊式的生产已基本绝迹，不仅饮片形态有了较大变异，而且片剂、颗粒剂、胶囊、口服液等新剂型日益发展，有的传统方法、技艺和经验虽尚有传承、留存空间，传统的形、色、气、味尚需讲究。但传统方法、技艺和经验也应与时俱进，注意客观化、智能化、现代化，要求不仅要传承而且要创新、发展。三是中药临床应用经验。近代、现代以来，医药分业日趋精细，许多医家对药物的品种来源、入药部位、性状及质量特征、品规等级、炮制要求、剂型选择、用药的合理途径、用法用量、煎服方法、毒副作用、不良反应，以及当代引申应用等未能全面掌握，不合理用药时有发生，而随着医院药学发展方向和模式的转变，药师参与临床药物治疗，开展临床药学和药学服务，参与合理用药管理，已成为时代的要求，不进行临床用药经验的积淀、总结和传承，反而不合时宜。

传授者须明示自己的学术理念

为了搞好继承带教和传承发展，近十年来，先生常进行反思和总结，总想有点东西示人，故逐渐梳理出了以下认识和体会。

1. 中、高级中药人员，特别是医院中药人员，理应医药兼通，才能取得传承发展本草、方药学的能力，担当起传承发展中药学术的重任，也才能适应医院药学发展方向和模式的转变，提升药学服务水平。

2. 德艺双馨、廉洁、依法执业、精益求精、精诚服务、勇于责任担当，是科学昌明、时代进步的要求。保证药品质量，保证人民用药安全有效、经济、合理是药学人员的天职。

3. 中药的应用必须坚持中药药性理论指导，谨守理、法、方、药、辨证施治原则，不能只按适应症选药。中药不能西用，西药也不宜中药化。

4. 安全性是药物的第一要素，加大中药用量，提高临床疗效，决不能以增加安全性风险为代价。确定中药用量，应考虑种质、品规质量与性能差异、入药部位、配伍用药、剂型与给药途径选择、药物在汤方或制剂中的地位、煎煮液浓度与药液得量、服用方法、用药是否对证、患者个体差异与用药依从性等多种因素。

5. 中药鉴定，应把掌握正品特征、品规等级与质量优劣作为重点。验收中应一辨品种、二辨真伪、三辨野生与家种、四辨新陈、五辨老嫩、六辨有无掺杂、七辨含水量、八辨生熟、九辨等级、十辨清水货与非清水货。

6. 中药炮制是中医药特有的较完备的科技体系，炮制入药是中医临床用药的三大特色之一，是保证中药饮片质量和用药安全至关重要的环节，不可粗制滥造或过度创新，在现阶段仍应更多地讲究继承和传统的形、色、气、味等经验标准。

7. 中药临床药学应姓"中"，坚持中医药理论指导，建立自己的研究框架，具有自己的研究思路、内容和方法，不能套用西药临床药学的研究模式，不能违背辨证选药、复方配伍和中药治病的基本作用。

8. 中医院药事管理的核心内容应是药品质量管理、安全合理用药管理、人才队伍与学术内涵建设管理，营造以人为本，以患者为中心，以及高雅、幽静、特色鲜明的中医药文化氛围，不断提升药学服务质量和服务水平。

以上八个方面的内容，是先生从业五十余年的主要认识或说是体会，虽不高深但实用和符合现实，并指导先生的终身实践，集中反映在先生所发表的 100 余篇文章和相关著作中，也反映在药品质量辨识、中药炮制、传统制剂、中药临床应用、中药调剂、贮存及药事管理的经验中，应该不属空谈和邪说。

适宜的传承模式和基本方法

现代的中药学术经验传承，既无法采用历史上师带徒的模式，也不能采用目前中医带徒的形式，而应重在总结、整理、创新、发展，辅以带教指导、言传身教。但现实情况是：无论是传承专家，还是传承室成员，均各有岗位工作，有的还是重要骨干，难以挤出专门时间从事传承工作，有的尚缺乏总结整理能力，需要老师既传又带，同时辅以适当"点化"。

1. 立足于"自传"。一是将自己从业学习、实践的体会和成长经历、学术见解和理念，以及在中药鉴定、炮制等方面的实践经验撰写成文，集中时间在传承室工作人员会上宣讲、交流；二是将过去发表的文章或专题讲稿影印汇编成册，甚至发给传承室所有人员；三是介绍已出版著作的主要特点和内容，尚有存书的则赠予每人一本；四是制定著作编写方案，提供样稿，并率先写出部分章节以供示范参考，进行审校、统稿。

2. 举办传承学习班。由老师担任主讲，具有高级职称的传承人员分担必要的讲授任务。一年多内在省中药学会和药学部门的支持下，已经举办了三次全省性的学习班，第一次题为"中药鉴定与药品质量控制经验传承学习班"；第二次为"弘扬中药文化，传承本草方药"；第三次为刘绍贵全国名老中药专家学术经验传承学习班。与此同时，还在湖南省中药学术年会上，进行了"中药安全应用评价与监测相关问题""中药质效、量效与质量、安全用药监管""道地药材的变迁与现代研究""中药炮制理论与技术的传承发展"等专题学术报告，应湖南省图书馆、长沙市开福区等单位的邀请，进行了"科学养生与健康长寿""养生要义与时下的某些误区"的讲座。

3. 总结编写著作。即一方面梳理自己在中药鉴别、品质辨识和中药临床应用方面经验，另一方面也让传承室的几位具有正高职称的人员担负部分编写任务。目前《临床常用中药鉴别与应用》一书已脱稿送审，第二部著作的编写亦在筹划中，以便用真实的文字传承翔实合理的内容。

4. 筹建中药标本室。此项内容为传承室项目申报中的重要内容，目前已收集中药标本 600 余种，并进行了科学命名和分类，在药检室临时组建了一间标本室，为传承教学建立了初步平台，也为进一步启动视频和网上教学奠定了基础。

5. 分类实施，实践带教。本传承室的人员，有三位是药学部及下属组室的负责人，他们工作繁忙，只希望他们支持传承室的工作，或适当参加传承室的活动即可；有四位是具有正高职称或博士学位的人员，主要希望他们承担一部分总结、整理和创新、提高的任务，或在个别疑难问题上略加"点化"；其余几位具有副高、中级职称和硕士学位的人员，则希望他们与老师一起参加一些实践活动，与老师一同参加中药质量验收和药学部门的药品质量检查，组织他们去大学药植园、标本室，以及药材市场、药材种植基地进行参观考察，同时指导他们看书学习，撰写学习笔记、心得体会，或为论文撰写提出意见，重在带教。

可以认为：上述认识和做法，对推动传承室工作是有利的，所取得的效果也是较好的，但中药传承的任务是长远而繁重的，模式、方法也需要不断创新，先生年事虽高，但愿做促进学术和事业发展的有心人，在传承、发展路上继续向前！

《医疗机构药事管理规定》与等级医院复评药事管理评价指标和细则

原卫生部、国家中医药管理局、原总后勤部卫生部于 2011 年 1 月 30 日共同颁发的《医疗机构药事管理规定》，各地已执行一年多，2012 年以来，国家中医药管理局依据相关法规和上述规定，又制定了等级医院复评验收评价指标、评价方法、评分细则，以及多项核心指标，其中药事管理部分则分为药事管理（30 分）、中药药事管理（80 分）两章，总分由原创建标准的 100 分提升到 110 分，并于 5 月上、中旬在湖南、上海等地进行了复评验收，先生有幸见识和学习了药事管理复评验收试行标准，并对照学习了《医疗机构药事管理规定》，参加了科室复评验收的部分准备工作。在确定举办本次学习班的时候，由于没有见到复评标准，故在通知中未列入该项内容，但在部分省级医院复评检查后，考虑到许多地方和医院也将要进行复评验收准备，有几位专家提议，让先生将自己的学习体会向大家作一个汇报，所以临时加入这个内容，有错漏的地方，希望大家批评指正。

《医疗机构药事管理暂行规定》与《医疗机构药事管理规定》

暂行规定于 2002 年 1 月 20 日由国家原卫生部、中医药管理局颁行，全文分为总则、药事管理组织、药学部门、临床药学管理、药物临床应用管理、药品供应与管理、调剂管理、临床制剂管理、药学研究管理、药学专业技术人员的培养与管理、附则共 11 章 45 条。

2011 年颁发的正式规定，全文分总则、组织机构、药物临床应用管理、药剂管理、药学专业技术人员配置与管理、监督管理、附则共 7 章 46 条。其重大修订内容如下：

1. 在总则第 1 条中明确药事管理的目标为促进合理用药，保障公众身体健康。

2. 总则第 2 条对医疗机构药事管理的定义为：以患者为中心，以临床药学为基础，对临床用药全过程进行有效的组织实施与管理，促进临床科学、合理用药的药学技术服务和相关的药品管理工作。

3. 总则由 5 条增至 6 条，规定：医疗机构不得将药品购销、使用情况作为医务人员或者部门、科室经济分配的依据。医疗机构及医务人员不得在药品购销、使用中牟取不正当经济利益。

4. 在第 7 条中将药事管理委员会改为药事管理和药物治疗学委员会，并对 7 条职责作了较大变革，规定要"推动药物治疗相关临床诊疗指南和药物临床应用指导原则的制定与实施、监测、评估本机构药物使用情况，提出干扰和改进措施，指导临床合理用药"，"分析、评价用药风险和药品不良反应、药品损害事件，并提供咨询与指导"；"建立药品遴选制度，审核本机构临床科室申请的新购入药品、调整药品品种或者供应企业和申报医院制剂等事宜，更加突出了合理用药监管职责。

5. 在第 11 条中规定三级医院设置药学部，并可根据实际情况设置二级科室。第 12 条规定："药学部门具体负责药品管理、药学专业技术服务和药事管理工作，开展以患者为中心，以合理用药为核心的临床药学工作，组织药师参与临床药物治疗，提供药学专业技术服务，把参与临床药物治疗的任务赋予了全体药师。

6. 强调"应依据国家基本药物制度、抗菌药物临床应用指导原则和中成药临床应用指导原则，制定本机构基本药物临床应用管理办法，建立并落实抗菌药物临床应用分级管理制度"；"对医师处方、用药医嘱的适宜性进行审核"；"临床药师应当全职参与临床药物治疗工作，对患者进行用药教育，指导患者安全用药"；强调要"建立药品不良反应、用药错误和药品损害事件监察报告制度"，强化了合理用药管理办法与临床药师职责。

7. 暂行规定第 17 条中明确临床药师职责 7 条，而正式规定第 36 条中明确医疗机构药师工作职责 8 条，把参与合理用药监管和临床药学工作纳入了全体药师职责。

除此之外，还有许多新的提法和规定，因时间关系不可能一一对照说明。应该看到现行规定反映了时代的进步和中西药学界几代人的心声和愿望，体现了医院中西药学发展的正确方向，也是时代赋予医院药师的光荣使命，理应认真学习，深入贯彻实施"规定"的目标任务和要求，强化科学、规范管理。

复评验收药事管理和相关评价指标

先生认为：复评验收药事管理和相关评价指标试行方案，有许多条款，均出自《医疗机构药事管理规定》的原则精神，认真学习"规定"，则不难理解复评指标的要求。那么，药事管理复评指标与原来的等级医院创建指标有什么不同？有哪些特点？

1. 所占分数比例加重：20 世纪 90 年代初提出的创建标准总分 100 分，复评标准总分 110 分，提高了 10 分。并分列药事管理（30 分）、中药药事管理（80 分）两章。

2. 创建标准按三大块划分：①综合管理 170 分；②专业科室具体要求 780 分（即门诊药房 230 分、住院药房 200 分、制剂室 160 分、药库 100 分、药检 40 分、临床药学 50 分）；③科学研究与人才培养 50 分，总计 123 个得分点，对面积、布局、基础设施、药品质量、工作质量等方面稍有偏重。强调药品质量和药剂总分不达标一票否决。

复评指标总共 12 个方面 45 项、90 个得分点，与创建标准和医院管理年检查标准对照，发现新提法、新要求与新增项目较多，对调剂、煎药、采购供应和药品库存管理强调较多，对合理用药和临床药学特别加重了分值，占总分的 30 多分。

3. 突出强调了学术内涵建设和药学部门的科学化、规范化管理，明确规定要制定中药调剂操作规范、中药煎药室管理与操作规范、中药饮片贮存管理规范、制剂配伍管理规范，规定了各个环节、各个岗位与保证安全、合理用药必须制定的制度。规定需要查验的相关资料和证明共 31 项，需要进行实地考察的共 15 项。

4. 重视人才队伍建设，强化了多项相关指标，以及中长期培训教育和"三基"训练。

5. 制剂、检验所占指标虽较少，分值也不多，但规定院内报批制剂不少于30种；膏方强调一人一方，不允许千人一方。

（一）第一部分　药事管理

药事管理（30分）4个方面16项32个得分点，12项查资料，5项实地考察。

1. 加强药剂管理，有效控制药品质量，保证用药安全（9分）（6项19个得分点）。

（1）采购供应制度与流程，固定供应渠道，由药学部门统一采购供应，列入处方集和基本用药目录的药品有适宜储备，每年增减调整≤5%。①有药品采购供应管理制度与流程，固定供货渠道（供应商资质），无，不得分。②无固定供药渠道，未由药学部门统一采购，扣0.5分。③依处方集和基本用药目录采购，有适宜储备，每年增减调整率≤5%，储备要求不符，扣0.5分。（查资料，含供应商的资质档案、药品入库清单）

（2）效期管理制度与处理流程，高危药品名录、标志。①药品效期管理制度与处理流程，无，扣1分。②高危药品目录及每个环节贮藏点的设置均有统一警示标志。无目录扣1分，无警示标志扣0.5分。③药品名称、外观或包装相似药品分开放置，并明显标示。未分开放置或未明确标示，扣0.5分。（查资料，并实地考察）

（3）特殊管理药品制度，安全设施。特殊管理药品管理，有麻醉药品、精神药品、放射性药品、医疗用毒性药品等管理制度，安全设施到位。①无制度不得分；②制度不完善，每项扣2分；③安全设施不到位，每处扣0.2分。④"麻""精"药品未实行三级管理和"五专"管理，扣1分。（查资料，并实地考察。）

（4）急救备用药：急诊科、病房急诊室（车）、手术室、各诊疗室的急救药品管理和使用制度及领用、补充流程、落实情况。①无制度和流程，不得分；②未落实到位，每科扣1分。（查资料，并抽查3个科室，含急诊科、手术室）

（5）病房药品定期退药规定或管理制度。①无退药规定不得分；②无退药记录，扣0.5%。（查上年度相关资料）

（6）药品管理系统完善，有适宜的合理用药监控系统，与医院信息系统联网，能为处方审核提供技术支持。①无监控系统不得分。②未联网运行，扣0.5分。③不提供合理用药监控信息服务，扣0.5分。（实地考察）

2. 执行《处方管理办法》，开展处方点评，促进合理用药（7分）（3项9个得分点）。

（1）处方医师签名或签章式样留样备案，并与处方一致。①签字未备案，不得分。②签字与备查不一样，每张处方扣0.2分。（查资料，并抽查上年度处方10张）

（2）按基本用药目录开方，且品种一致。处方书写规范，使用通用名称、专利名、复议制剂药名、处方用量和麻醉、精神等药品的开具符合规定。①不符合要求，每张处方扣0.2分；②每份病历扣0.2分。（抽近1年内50张西药处方，含"麻""精"处方20张，并抽3份使用麻醉药品的门诊病历）

（3）按处方点评管理规范，制定处方点评制度，组织健全、责任明确，有处方点评实施细则和执行记录。定期对西药处方和病历进行点评，发布结果，对不合理处方进行干预（2分）。①无制度，不得分。②组织不健全，责任不明确，扣0.5分。③无处方点评实施细则和执行记录，扣0.5分。④未定期点评或未发表结果，扣0.5分。⑤未对不合理处方进行干预，扣0.5分。（查上年度相关资料）

3. 按抗菌药物应用指导原则等要求，合理使用药品，并有监督机制（9分）（5项9个得分点）

（1）设抗菌药物管理小组、人员构成合理、职责明确。对医务人员进行抗菌药物合理应用培训及考核（3分）。①组织不健全、人员构成不合理、职责不明，不得分。②未开展培训和考核，不得分。（查资料）

（2）将各科抗菌药物合理用药情况纳入质控、考核指标。未纳入考核者不得分。（查资料）

（3）制定抗菌药物应用和管理实施细则、抗菌药物分级管理制度，并检查落实情况。（1分）。①无制度，不得分。②制度不完善，扣0.5分。③处方不符合要求，每张扣0.2分。（查资料，并抽查20张抗菌药处方）

（4）门诊患者抗菌药使用率≤20%，住院患者抗菌药使用率≤60%，Ⅰ类切口（手术时间≤2小时）预防性使用抗菌药物使用率≤30%（2分）。每

超过 5 个百分点，每项指标扣 0.5 分。（查阅上年度相关资料）

（5）向上级卫生行政管理部门报备采购抗菌药物目录，药学部门按目录采购，特殊感染患者治疗需使用本院采购目录以外的抗菌药物，可启动临时采购程序（2 分）。①无采购目录或未备案，或在目录外采购，不得分。②未按目录采购，每种扣 0.5 分。

4. 药物安全性监测管理制度，按规定报告药物不良反应。（5 分）

（1）制定不良反应与药害事件监测报告管理制度与程序，按规定报告不良反应和药害事件。建立有效的药害事件调查、处理程序。（3 分）。①无不良反应与药害事件监测报告管理制度与程序，或无不良反应报告记录，不得分。②未按规定上报不良反应，每例扣 1 分。③无药害事件调查处理程序，扣 1 分。

（2）突发事件药事管理应急预案、本院突发事件医疗救治药品目录，有针对重大突发事件大规模调集应急药品的保障方案（2 分）。无应急预案或救治药品目录，或保障方案，不得分。（查资料）

（二）第二部分　中药药事管理

中药药事管理（80 分）（8 个方面，29 项 58 个得分点，10 项实地考察，19 项查资料）

1. 定期对临床使用中药进行监督、评价和指导，合理遴选院内使用的中药（2 分）。①未进行监督、评价和指导，不得分。②每年少于 2 次，扣 1 分。（查评审 3 年前资料）

2. 中药房设置达标（22 分）：

（1）设饮片库房、饮片调剂室、中成药库房、中成药调剂室、周转库、煎药室（3 分）。每少设置 1 个部门（组），扣 0.5 分。（实地查看）

（2）中药房远离污染源，饮片与成药调剂、煎药室配备通风、除尘、防积水及消防设施等（2 分）。①距污染源较近者，扣 0.5 分。②缺少有效的通风、除尘、防积水、消防设施，每少 1 种扣 0.5 分。（实地考察）

（3）饮片调剂面积≥100 m²；成药调剂面积≥60 m²。中成药与饮片调剂面积应与规模和业务需要相适应（5 分）。①饮片调剂面积低于 100 m²，扣 2 分。②成药调剂面积低于 60 m²，扣 2 分。③成药与饮片调剂与规模、业务需要不适应，每项扣 1 分。（实地查看）

（4）中药房设备（器具）应与医院规模与业务需求相适应（2 分）。不相

适应，酌情扣分（2分）。（实地查看）

（5）药房人员配备与规模、业务相适应（1分）。不相适应，酌情扣分。

（6）中药房主任或副主任中，由副主任中药师以上职务者担任（2分）。（查本年度人事档案及相关证明）

（7）质量验收负责人应有中级以上职称、鉴别经验丰富。调剂复核人员应有中药主管药师职称（小包装饮片复核应有中药师职称），煎药室负责人应有中药师以上职称，煎药人员应为中药专业人员或经培训取得相应资格者（5分）。不符合要求，每人扣1分。（查本年度人事档案及相关证明）

（8）有以中药为主内容的在职教育和培训制度、计划，并组织实施（2分）。①无培训制度和计划，不得分。②有计划，未实施，扣1分。

3. 严格执行《中药饮片管理规范》（18分）：

（1）有饮片采购制度，进货渠道符合规定，供应商资质齐全并对其定期评估（3分）。①无采购制度或进货渠道不符合要求，或有伪、劣药品及明令禁止购销的产品，不得分。②采购制度不完善，扣1分。③评估记录不完善，扣1分。（查供应商资质、入库清单、评估记录等资料）

（2）饮片验收制度健全，并落实到位，记录完整（3分）。①无制度或无记录，不得分。②制度不完善，扣1分。③记录不完整，扣1分。（查上年度中药饮片采购质量管理制度及质量验收记录）

（3）中药饮片储存管理规范，有保证质量的管理制度和设施条件，做到定期养护。（3分）。①饮片有变质、霉变、生虫、串药等现象，或无管理规范、制度，不得分。②设施条件不完善，扣1分。③养护记录不完整，扣1分。（查资料，并实地考察）

（4）毒性中药饮片、按麻醉药品管理的中药饮片管理符合国家的相关法规（2分）。①未实行双人双锁管理，扣1分。②账物不符，扣1分。③含毒性中药饮片、按麻醉药品管理的饮片处方调剂不符合规定，每张扣0.2分。（查资料，实地考察，并抽10张含毒性中药、麻醉药品的饮片处方）

（5）有中药饮片处方调剂制度和操作规范，严格处方审核和调剂复核，复核率100%，每剂重量误差在±5%以内（5分）。①无调剂制度和操作规范，不得分。②未按规定审核或无复核签字，每张处方扣0.5分（最多扣2分）。③重量误差不符合要求，每剂扣0.5分（最多扣2分）。（查资料，实地考察，并抽1日饮片处方和20剂调配后的中药饮片处方）

（6）有按一人一方膏方、散剂加工等服务功能（2分）。设备不齐全、能力不具备，不得分。（查资料，并实地考察）

4. 按要求使用中药小包装饮片（7分）：①小包装饮片少于300种，不得分。②有小包装饮片，但小包装处方数占门诊中药处方总数（不含代煎处方数）的比例＜30％，每降低5个百分点，扣1.5分。（查资料，实地考察，并抽检查前1个月的处方）

5. 严格执行《医疗机构中药煎药室管理规范》（15分）：

（1）有相适应的工作制度和相关设备的标准化操作程序、严格质量控制、监测工作（4分）。①无制度和设备标准化操作程序，或未开展质量控制、监测工作，不得分。②质控、监测工作不到位，酌情扣分（最少扣1分，最多扣3分）。（查资料，实地考察）

（2）煎药室布局合理，设备设施及辅助用具配备完善，流程合理（2分）。①布局不合理，扣0.5分。②流程不合理，扣0.5分。③设备、设施和辅助用具配备不完善，扣0.5分。（查资料，实地考察）

（3）定期消毒，确保设备设施、容器清洁，有清洁规程和每日清洁记录（3分）。①未消毒，无清洁规程或无每日清洁记录，不得分。②消毒记录和每日清洁记录不完整，每项扣1分。（查资料，实地考察）

（4）煎药室面积与业务规模相适应（工作量）（1分）。面积与工作量不适应，酌情扣分。（查资料，实地考察）

（5）煎药操作记录完整，操作方法符合要求，煎前浸泡不少于30分钟，每剂药煎2次，煎煮时间依方剂功能应用及饮片性能确定，先煎、后下等特殊煎服法，按要求或医嘱进行（3分）。①无操作记录，不得分。②记录不完整，扣1分。③煎药操作方法不符合要求，每处扣0.5分。（查资料，实地考察）

（6）提供中药急煎服务（2分）。不能提供急煎服务，或急煎不能在2小时完成，不得分。（查资料）

6. 严格执行中药饮片处方用名和调剂给付有关规定（3分）。饮片调剂给付不符合规定，每种扣0.5分。（现场抽查10种中药饮片的调剂给付，并查阅资料，现场访谈医师和药房人员）

7. 医疗机构中药制剂管理（3分）：

（1）中药制剂的配制管理规范，委托加工的制剂须经相关部门批准，按相关规定执行。（2分）。①无配制记录，或有委托加工但委托加工批件不符合规定，不得分。②配制记录不完善，扣1分。（查资料，并实地考察）

（2）中药制剂在医疗机构之间的调剂使用符合相关规定（1分）。调剂使用不符合规定，不得分。（查资料）

8. 临床药师参与中药药物治疗，促进安全与合理用药（10分）：

（1）配备5名以上临床药师，或每100张床与临床药师配比≥0.6，提供中药咨询服务，促进中药合理使用（2分）。①临床药师数量配备不足，每少1人，扣1分。②无中药咨询窗口或工作台，扣1分。③无咨询记录，扣1分。

（2）有中药安全监测管理和中药不良反应事件报告制度，按规定报告中药不良反应（3分）。①无制度或无中药不良反应报告记录，不得分。②未按规定上报不良反应，每例扣1分。（查资料，查3份病历）

（3）定期开展中药处方评价，规范处方（用药医嘱）开具、审核、调配、核发、用药指导等行为（3分）。①未开展评价工作，不得分。②评价内容不完善，扣2分。③评价结果未公布，扣1分。（查看评审前3年的相关资料）

（4）对患者开展中药及中药合理用药知识宣传与教育（2分）。未开展宣传与教育，不得分。（查资料）

（三）第三部分　除第四章、第五章专项指标外的相关标准

核心指标六：中药处方（饮片、中成药、院内制剂），处方数占门诊总处方数的平均比例应超过60%。中药饮片处方数占门诊总处方数的比例超过30%；或比例在10%以下，但较上年度增长超过了7个百分点；或比例在10%～20%，但较上年度增长超过了5个百分点；或比例在20%～30%，但较上年度增长了3个百分点。

第二章第一项第3条：中药专业技术人员占药学专业技术人员的比例≥60%（5分）。每低于标准1个百分点，扣1分。（查年度人事档案及相关证明材料）

第二章第一项第7条：医院领导和医务、护理、药剂、教学、科研部门的主要负责人经过省级以上中医药政策、中医药知识和管理知识的系统培训。科主任经过中医药政策和管理知识的系统培训（6分）。每1人不符合要求，扣1分；部分符合，酌情扣分（每人最少扣0.5分）。（查年度人事档案

及相关证明材料。现场访谈相关人员对中医药政策、规章制度等的了解程度）

第二章第二项：制定中医药人员队伍建设规划和计划，第1条队伍建设规划或在中长期规划中有相关内容。如无人员队伍建设规划或中长期规划中无相关内容，不得分；措施未落实，扣2分；部分落实，酌情扣分（最少每项扣1分）。（查相关资料，并抽查1项措施的落实情况）

第二章第二项第4条：开展师承教育，制定师承教育计划（4分）。无教育计划和具体措施，不得分；措施未落实，扣3分；部分落实，酌情扣分（最少每项扣1分）。（查阅3年前的相关资料，并抽两项具体措施落实情况）

第二章第三项第3条：开展中医药专业技术人员"三基"培训（5分）。未开展培训，不得分；未按计划和要求培训，每人扣2分。（查前3年相关资料，并抽查3名人员的档案）

第二章第三项第4条：中医药专业技术人员参加中医药继续教育并获得规定学分的比例达到100%（4分）。每低于标准5个百分点，扣1分。（查上年度相关资料）

第三章第十项第1条：常年应用的医疗机构中药制剂≥30种（5分）。无中药制剂，不得分；制剂每少1种，扣1分；有制剂室和制剂名录但未生产，每种扣0.5分（最多扣3分）。（查中药制剂入、出库单和制剂许可证）

（四）附注1 关于库房和调剂室面积、设备、煎药人员要求的检查

1. 医院未设中药饮片库房的，应有具备资质的供应商提供饮片储存服务，并签订质量保证协议。

2. 中成药房和西药房可以设在一起，但应分区域，面积符合规定，并满足医院临床需要。

3. 考察中成药调剂室、中药饮片调剂室面积是否与医院的规模和业务需求相适应，可参考患者取药等候时间是否过长，调配是否及时，每日调配工作量是否过大等来进行判定。

4. 中药房的设备（器具）包括中药储存设备（器具）、中药饮片调剂设备（器具）、中成药调剂设备（器具）、中药煎煮设备（器具）、临方炮制设备（器具）。

5. 煎药人员经培训取得相应资格是指经过中医药管理部门、学术团体或医院等部门培训后取得相应资格。

（五）附注2 关于煎药质控、监测、煎药室面积、布局、煎服法的检查

1. 质量控制、监测工作是指药剂科负责人应当定期（每季度至少一次）对煎药工作质量进行评估、检查，征求医护人员和住院患者意见，并建立质量控制、监测档案。

2. 布局合理是指煎药室的房屋和面积应当根据本医疗机构的规模和煎药量合理配置。工作区和生活区应当分开，工作区内应当设有储藏（药）、前处理、煎煮、清洗等功能区域。

3. 2009年4月之后购买的煎药机必须达到二煎、先煎后下等要求。

4. 如医院无医疗机构之间的中药制剂调剂使用，5.7.2的分数调至5.7.1，5.7.1评分细则中"配制记录不完善，扣1分"改为"扣2分"。

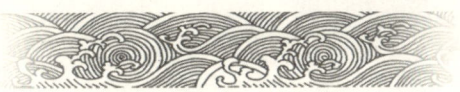

第四篇　科普养生

1 传播中医药科普知识是中药人的职责和义务

所谓科普即科学技术普及。科普是科技工作的重要组成部分。科普就是把人类研究开发的科学知识、科学方法，以及融化于其中的科学思想和科学精神，通过多种方法、多种途径传播到社会的各个方面，使之为公众所理解，用以开发智力，提高素质，培养人才，发展生产力，并使公众有能力参与科技的决策活动，促进社会的物质和精神文明。

科普和教育一样，是培养人的一种社会活动。科普工作是国家基础建设和基础教育的重要组成部分，是一项意义深远的宏大社会工程，是一种社会教育。科学普及，是科学技术通向人类社会的桥梁，是人类历史永恒的主题，是一种广泛的社会现象。

中医药科普就是中医药科学技术的普及。而中医药科普，是中医药文库的重要构成部分，在中医药学的传承进步过程中发挥了无可替代的作用。历史上曾经出现的大量的中医药科普读物，如《医学三字经》《本草成方便读》《汤头歌诀》等。特别是在中华人民共和国成立以后，随着科学技术的不断发展进步，人民生活水平的日益改善提高，中医药科普事业的发展更出现了从未有过的辉煌，有力地促进了精神文明和物质文明建设，受到了广大群众越来越高的评价。

科普的对象是人，是人民大众。科普工作的目标是提高人的科学素质。因为科普过程是用科学技术、知识和技能武装人，用科学思想、科学精神、科学方法培养人的过程。无论是文字纸质、书刊传播、声音音响传播、视频和微视频传播、网络微信传播、广告图示传播、专家巡讲，任何一种形式，均是以人为对象或通过人来传递、传承、不断创新发展。

关于中医药科普的文化定位，因为中医药学"凝聚着深邃的哲学智慧"，承载着中华文化的基因，流淌着中华文化的血液，体现着中华文化本质特征，在哲学和理论层面与中华文化具有同构性，是我国独特而优秀的文化资源，是"打开中华文明宝库的钥匙"。中医药学与中国传统文化中儒、释、道的思想，一以贯之。

中医药文化，是中国人的生存技术，是中国人几千年以来与疾病作斗争的生存技术。阴阳五行、道法自然、天人合一，是中医药学理论的支柱思想。所以中医药科普的文化定位，应是中华民族优秀传统文化和中医药文化，即应以中国哲学、文学、史学为基础，以中医药典籍、中医药名家、中医药文物、中医药史迹为对象，研究中医药理论、临证诊疗、用药发展规律、中医药名家学术思想、中医药人的道德理念、价值取向、行业规范，以及名家风范，为中华民族的文化复兴，为中医药文化的国际交流和传播服务，从而推动中医药事业的发展。

中医药科普作品，属于文化范畴，来源于生活和民众，又服务于生活和民众，是自然科学知识与社会文化知识相结合的产物，是俗文化与雅文化结合和升华的产物。没有灿烂的中国文化，没有浩瀚的中医药文化，就没有中医科普的昨天、今天和未来。

先生的科普写作源于 20 世纪 70 年代末，即 1978 年应邀参加《中药基本问题》一书编写并兼文字、内容审校，此书分七部分，以问答形式展开，1979 年出版，应了"文革"后行业人员的急需。后成为《湖南中药通讯》《临床药学中药情报资料选编》《中药与临床》《湖南中医药导报》等内刊的编委、副主编，以及十二家国内正规期刊的编委、常务编委或副主编。1987年成为湖南科普作协医卫组成员，撰写发表了较多的科普或议论性学术文章，1997 年为适应医疗机构医药人员需求，主编出版了《简明中西药物手册》《常用中药鉴别手册》等几部实用手册之类的读物。1999 年初卸任药剂科主任后，在连续主编出版多部专业性较强的著作的同时，主编出版了《风湿痛证的保健药膳》《中成药购药选药指南》《山珍海味的鉴别与服食宜忌》等科普性著作，并应约为《中老年自我保健》《老年人杂志》《用药与健康》《大众健康》《中医养生与保健》等杂志以及《长沙晚报》《三湘都市报》《潇湘晨报》《中国中医药报》《健康报》《生命时报》《环球时报》等报纸撰写稿件。据统计，从 1999 年至现在的 20 年间，共 400 余篇，特别是近三四年内，每年均在 40 篇左右。先后被省老科协聘为巡讲团专家、省中医药管理局聘为省中医药文化和科普养生巡讲专家，省科普养生专业委员会常务委员。2018 年在《环球时报》和《生命时报》组织的 2018 荣耀医者公益活动中荣获"科普影响力奖"，同时在《健康报》社 2018 年度健康传播工作中，因表现突出被评为"2018 年度健康传播影响人物"。2019 年被《快乐老人报》授予"功勋作者"。

先生所写的科普文章，大致可分为十二类：①中药辨识与应用，包括几十种贵稀药物、几十种药食两用之品、几十种常用中药；②中药与成药的合理使用；③厨房里的中药；④中药煎煮与服用法；⑤药酒与药茶；⑥慢性病调养；⑦家有秘方点评；⑧教您购买中成药；⑨养生要义；⑩时节养生；⑪解说与商榷；⑫杂谈杂议。

对如何写好科普文章，先生先后接受过《健康报》《中国中医药报》记者的采访和《生命时报》的约稿，而且都写成了文章，在报上登载过。

对如何做好科普工作，写好科普文章先生有七点体会：

（1）应提高对科普和科普宣传的认识。前面已讲过：科学知识的普及，是科学技术发展中的基础性工作，加强医药科普特别是中医药科普宣传，是促进健康中国建设的内容之一，科技部、中央宣传部、中国科协、国家卫健委、国家中医药管理局，从十八大以来，在创新发展战略中，均提出了要在全社会大力普及科学知识，弘扬科学精神，提高全民科学素养的要求。自进入21世纪以来，历届中医药学会，即把科普宣传列为学会的任务之一，并一直坚持举办了很多科普宣传活动。所以先生认为"传播中医药科普知识是中药人的职责和义务"。

（2）中药人应重点传播中医药科普知识，包括中医药预防养生知识。叫作"学有专攻，术有专长"。要写自己熟悉和精通的科学内容，不要勉为其难，不要去写工科、光学、电学、建筑、制造或农、林、水利方面的文章。专家不是万能的，中医中药专家就是中医中药专家。先生多次向约稿的媒体讲过，有关中药和成药方面的采访或写稿只要有空就可接受，其他的或要违心表述的他均不承担。

（3）科普是真实而绚丽的。科普是科学技术的通俗传播。而科学技术是众多有识之士和广大人民群众共同创造的真实有用的成果，或成功经验，每个知识点均具有闪光点和绚丽的色彩。我们写作时，用语虽可适当幽默华美或雅美，但不可华而不实，空话连篇，或"牛皮文章"，信口雌黄，或以广告语言、网络信息为据，不加分析，人云亦云，以讹传讹。当今时代，百花齐放、百家争鸣，随着互联网、信息网络、电子视频、多种媒体的发展，许多人竞相发声或著文，各家学说，各有所见，但也呈现了许多负面的东西，许多不实在，更经不起考证的东西。如21世纪初，即2004年前后，张功耀攻击、诋毁中医药，否定李时珍的《本草纲目》的科学价值，随后又出了个张悟本，称吃生茄子可以治癌症，一时间报刊、媒体热闹异常，但不久即露出了真实面目，为人所不齿。

如张悟本所说的茄子，是从西汉时期传入我国的，是夏季餐桌上的常食蔬菜之一，唐代的《食疗本草》等有收载，虽有某些辅助治疗作用，但古今药用并不多见。癌症是一种较难治的病症，当前很多确有治癌作用的中药、西药用后都没有明显效果，生吃茄子就能治愈癌症当然难以令人相信。

（4）针对时弊，注意导向。特别是在科普养生宣传中，经常有人把个别经验说成普遍规律，甚至误导为一种时尚，如有人把"安宫牛黄丸""三七""西红花""速效救心丸"等当作养生保健药用；胡诌"吃阿胶不如吃鸡蛋""鸡蛋生吃可壮阳"等，先生则写出了"不应把安宫牛黄丸当作养生保健药用""三七毕竟是化瘀止血药""不要盲目使用西红花""速效救心丸功在缓解气滞血瘀型胸痹痛""常用名贵中药阿胶的效用决不容否定""新鲜鸡蛋虽无毒，但不宜生吃也不壮阳"。在有人过度放大"牛黄解毒丸"的毒副作用，提出要封杀牛黄解毒丸时，则写了"牛黄解毒丸是治疗药，绝不可滥用"。针对马兜铃酸毒性的不实报道，写出了"马兜铃酸的毒性与《药典》所载三种马兜铃科药物的述说"。看到《延禧攻略》中对四种中药性能作用的随意评说，则写出了值得商榷一文，为枇杷叶、珍珠、贝壳、曼陀罗的性能应用正了名。对网上传出的"云南白药的多种配方"，将草乌头冠名为"断肠草"，把单味生草乌毒性成分及其含量等同于"云南白药"复方中草乌的含量等问题，写出了"关于云南白药的解说"，从 1902 年云南地方名医曲焕章创制"云南白药"以来，到《药典》规定的处方组成、各种剂型制剂的功能主治和应用，均依文献进行了详细分析，并从五个方面进行了有力驳斥。

（5）中医药科普应更贴近大众生活，为大众提示或晓谕一些常识性的知识，以及生活中需要注意的问题。如黄芪、党参、灵芝、天麻等常用中药和山药、玉竹、百合等药食两用中药的辨识与应用；六味地黄丸、十全大补汤、藿香正气水、银翘解毒丸等常用中成药的合理使用；生姜、大蒜、大葱、小葱、大茴、小茴、辣椒、莲藕、冬瓜、南瓜、苦瓜、黄瓜，以及酱油、醋等厨房里的中药；中药煎煮与服用方法；养生药酒的配制；各类茶饮的品尝；用药咨询中的问题解答；以及健康养生中的许多问题。先生的几百篇文章大多是围绕上述诸多方面进行表述的。

在合理用药讨论中，先生恳切提出："安全、有效、经济地使用药物是合理用药的基本要求。"

在养生要义表述中，先生强调指出：应顺应自然，调节平衡、因人而异，谨守《黄帝内经》养藏之道，先后发表了"养生贵在顺其自然与平衡""养生一定要谨守养生要义""老人养生真经""关于医务人员的养生问题"等文章，文中强调"养生首重调情志，养心、养性、养德、养仁、养护精气神，确定正确的生活态度，保持良好的生活状态，选择培养一种良好的生活习惯和生活方式，注意生活细节，活出健康态，争取健康长寿。同时，先生还引述了中医药养生文化的主要内涵，传承了古今一些圣人、至人、贤人和伟人、名人、专家、学者的至理名言和大家风范。

（6）应运用轻松、活泼、简洁的语言表述，适当注意趣味性。科学的问题是严肃的，表述多应从正门单刀直入。但用语则应尽量活泼、简洁，或适当点缀一点趣味之笔。特别是在标题使用上更应注意。如写牛黄的辨识应用，即以"牛黄治病真牛"为题，说明发现牛黄、用牛黄治病始于扁鹊。讲牛黄贵重，则以英国女王的项链中镶有牛黄，国际市场牛黄价高于黄金四倍以上，然后再细述其治病作用之"牛"。写当归，则以"妇科王药话当归"为题，因当归有"药中之王"的美誉，并被称作妇科圣药和良药，当归的命名即带有"思夫"之意，应是归时又不归。写"党参秉'中和之正'补气常用"。还有"四大山珍'蛤士蟆'""怀中抱月'松贝母'""铜皮铁骨唯'三七'""菌中之冠有'银耳'""核桃是受大众青睐的'长寿果'""又到三月三，不忘地菜子煮鸡蛋"等题目，先生自认为这些题目，既较轻松随意，又能寓含意境，且便于随笔舒展、流畅自如。

（7）应博闻强识，有所积淀，用语出典有据，文笔可以活泼浪漫，但不可忆说和戏说。时下确有很多人，想通过各种形式、各种媒体展露和凸现自己，呈现了很多正能量的警句、妙语。但也确有一些颓废坠落、腐朽、荒谬的言论，或者类似"牛皮广告"之类的文章。有许多东西纯属忆说、戏说，无从查考，以假乱真，良莠不齐，使人难以信服，或莫衷一是。有的"心无点墨"，脑子里没有存两句话，动笔后难以成文，或写了上句无下句，有的选题、主题、方向角度把握不稳，导致难以动笔或动笔即有错。这就需要历练，需要多看多写，博闻强识，注意不断积淀。写科普虽主要是传承、传递和传播，但要传就要十分熟悉或精通所要传的内容，还要考虑传出的影响和效果，所以一定要学习了解古人、今人的认识，找到典故的原始出处，说明所表述的内容主要来自哪里，能找到古今名人的最好予以标明，以增加文章的诚信度。因为当一个人未出名，未成为一个方面的大家的时候，没有惊人之句或惊人之举的时候，许多人对你的东西是不屑一顾的。时下确有一些人喜欢出彩。如把虫草花写成金虫草，甚至说有类似冬虫夏草的作用；把蝉花说成金蝉花，亦说可代替冬虫夏草使用；把母鸡受到某种刺激后在腹壁上形成的增生物说成是"鸡宝"；把猪胃中的碎砂石与猪毛等沉积形成的团块，说成是"猪宝"；把阿魏说成是居墓穴棺材内生成的；还有人称把牛粪晒干后泡水喝，治癌症有神效，等等。这些随意、暇想、胡乱编造出的东西确实害人不浅。如果有心去正视听，就需要去认真查考，深入学习，辨正是非，警醒喻众，决不可以讹传讹。

总的说来，中医药科普和中医药养生文化，源远流长，内容广博，底蕴深厚，在科普宣传中占有极大比重，且比任何一类科普更贴近生活，关乎人的健康。中药科普宣传和要写的内容十分广泛。我们都应认真学习经典理论和传统经验，历练自己的生活经验和人生积淀，并与时俱进，不断吸纳新知和正能量，铸造和运用自己的"神来之笔"，在写好高深的学术研究论文的同时，写出更多的为老百姓喜闻乐见的有点真实内容的科普文章，为民造福。

2　肾虚的常见病证和药物选用

"肾"是心、肝、脾、肺、肾五脏中一个极为重要的脏器，人体分布部位在腰，且左右各一，中医学中为其界定的生理功能较多，一为藏精，所谓精即构成人体的基本物质，是人体各种功能活动的物质基础，且精有"先天"和"后天"之分。先天之精禀受于父母，后天之精来源于饮食，由脾胃运化吸收而生。先天与后天之精相互依存、相互促进。出生之前，先天之精为后天之精准备了物质基础；出生之后，后天之精不断供养先天之精，使之得到不断补充，受五脏六腑之精而藏之。二是肾的精气盛衰，关系到人的生殖和生长发育能力。肾藏精的功能失常，则生长发育和生殖能力必然受到影响，如某些男子的不育和女子不孕症，以及小儿发育迟缓、筋骨痿软无力等，均是肾精不足的表现。三是肾在人体水液代谢和输布调节中具有重要作用。中医学认为：水液由胃受纳，经脾的运化转输，肺的通调而下归于肾。通过肾阳的气化而分清别浊，清者上升复归于肺而为津，浊者下出膀胱而为尿。四是肾主纳气，所谓纳气，即指肾有助肺的吸气，下归于肾的作用。因为人的呼吸虽然主要是肺的功能，为肺所主，但有赖于肾气的摄纳。肾气充沛，纳气正常，呼吸才能均匀。若肾气虚弱，无力摄纳，就会出现呼多吸少，动则气喘等症。五是肾主骨、生髓、通脑，"其华在发"。因为肾精充足，则骨髓的生化有源，骨骼得到髓的充分滋养而坚固有力，如果肾精虚少，骨髓化源不足，不能营养骨骼，便会出现腰膝酸软，甚至脚痿不能行动，小儿发育不良，囟门迟闭等病症。髓有脊髓和骨髓之分，脊髓上通于脑，脑为髓聚而成，故有"通脑"之说。人之头发的生长与脱落、润泽与枯槁，均与肾的精气盛衰有关，故又有"其华在发"之云。六是肾的精气充足，耳得其养则听觉灵敏。如肾精亏虚，不能上注于耳，则见耳鸣、耳聋，故有"肾开窍于耳"之论。同时，前后二阴包括尿道、生殖道、肛门，亦有赖于肾的气化之功。

肾虚的常见病证，多分为5类：

1. 肾阳虚：多见面色淡白、畏寒怕冷、手足不温、易出虚汗、阳痿遗精或早泄、不孕、白带清稀、腰膝酸软、小便清长或遗尿、头昏耳鸣、舌苔白而淡、脉搏沉缓而弱。此类病证和症状的出现，多因禀赋体质虚弱，或年老久病，或性生活过度，导致肾阳虚衰，气血运化无力所致。可选用温补肾阳、填精止遗之类的中成药或经医师诊断处方开出的中药汤剂，如右归丸（方药组成为：熟地黄、山药、山茱萸、枸杞子、鹿角胶、菟丝子、杜仲、当归、肉桂、制附子）、肾气丸（方药组成为：生地黄、山药、山茱萸、泽泻、茯苓、牡丹皮、桂枝、制附子）、益肾灵颗粒或胶囊（方药组成为：沙苑子、补骨脂、淫羊藿、韭菜子、制附子、覆盆子、金樱子、芡实、五味子、枸杞子、桑椹子、女贞子、车前子）。上述三种成药虽均有温补肾阳的功效，但肾精不足、腰膝酸痛、畏寒怕冷较重者可选右归丸；肾阳不足、腰膝酸软、肢体浮肿、小便不利或反多，则选肾气丸；肾气亏虚、阳痿、遗精、早泄多见者则选益肾灵颗粒。温补肾阳的中成药还有很多，但均应针对不同个体，准确选用。

2. 肾阴虚：主要证候表现为头晕、健忘、腰膝酸软、耳鸣耳聋、两颧红赤、手足心发热或心胸烦热、盗汗、口干咽燥、失眠多梦、头发易于脱落、牙齿松动、足跟痛，男子遗精或不育，女子崩漏或经闭、不孕、舌红、脉细数。此证多因久病耗伤肾阴，或性生活不节制耗伤肾精，或其他脏腑的虚损波及所致，治宜滋补肾阴，可选六味地黄丸（方药组成为：熟地黄、山茱萸、山药、泽泻、茯苓、牡丹皮）；左归丸（方药组成为：熟地黄、龟甲胶、鹿角胶、枸杞子、菟丝子、山茱萸、山药、牛膝）；退龄颗粒（方药组成为：制何首乌、枸杞子、黑芝麻、桑椹子膏、菟丝子、楮实子、黄精、山楂、三七、菊花）。六味地黄丸，是滋阴补肾的常用药，主要用于肾阴虚的腰膝酸软、眩晕、耳鸣、潮热、盗汗、遗精、消渴等病症；左归丸补益阴精之力较强，对肝肾不足所致的腰膝酸软及遗精、滑泄者用之较多；退龄颗粒兼有生精益血之功，对肝肾亏损、精血不足所致的神疲倦怠、失眠健忘者用之较多。

3. 肾不纳气：多见呼多吸少、短气喘促、动则喘甚、腰膝酸痛、声音低微、气力不足、咳逆汗出、四肢不温、面部虚肿、舌淡、脉虚。其因多为久病或性生活过度损伤肾气，气不归元，肾的摄纳功能失调所致。治宜温肾纳气，可选固肾定喘丸（方药组成为：补骨脂、制附子、肉桂、益智仁、金樱子、熟地黄、山药、茯苓、牡丹皮、泽泻、车前子、牛膝、砂仁）；补肾防喘片（方药组成为：制附片、补骨脂、淫羊藿、菟丝子、生地黄、熟地黄、山药、陈皮）；蛤蚧定喘胶囊或丸（方药组成为：蛤蚧、百合、紫苏子、苦杏仁、紫菀、瓜蒌子、麻黄、黄芩、黄连、石膏、鳖甲、麦冬、甘草）。此三药均能纳气定喘，治疗肾不纳气的咳喘之证，但固肾定喘丸兼有健脾化痰之功，善治肺脾气虚、肾不纳气的咳嗽、气喘；补肾防喘片，对肺肾两虚所致的久病体弱之喘嗽症用之较宜；蛤蚧定喘胶囊兼有滋阴清肺之功，对阴虚且肺部有痰热之咳喘证更宜。

4. 肾精不足：多见头晕、耳鸣、腰膝酸软、咳嗽、潮热、生长发育迟缓、身材矮小、智力和动作迟钝、骨骼羸弱、囟门迟闭，或见早衰、两足软弱、步履艰难、精气呆钝、动作迟缓、舌质红、脉细而数。此类病证多因发育不良，或性生活过度及久病伤肾逐渐发展而成，治宜补益肾精，可选河车大造丸（方药组成为：紫河车、熟地黄、天冬、麦冬、杜仲、牛膝、黄柏、制龟甲）；麒麟丸（方药组成为：制何首乌、墨旱莲、菟丝子、枸杞子、桑椹子、白芍、淫羊藿、锁阳、覆盆子、党参、黄芪、山药、牡丹皮、郁金、青皮）；三宝胶囊（方药组成为：鹿茸、肉苁蓉、菟丝子、杜仲、山茱萸、制何首乌、龟甲、麦冬、玄参、熟地黄、当归、人参、灵芝、山药、五味子、牡丹皮、赤芍、丹参、泽泻、菊花、砂仁）。此三药，河车大造丸重在养阴清热、补肺益肾；麒麟丸重在补肾益精、益气养血；三宝丸重在益肾填精、养心安神，略有差异。

5. 肾气不固：多见腰膝酸软、小便频数清长，或遗尿、小便失禁、夜尿多、滑精、早泄、白带清稀、舌淡苔白、脉沉弱。此类病证多因肾阳亏虚、劳损过度、久病失养、肾气虚弱、无力封藏固摄所致。治宜固摄肾气，可选金锁固精丸（方药组成为：沙苑子、芡实、莲须、莲子、龙骨、牡蛎）；锁阳固精丸（方药组成为：锁阳、肉苁蓉、巴戟天、补骨脂、菟丝子、杜仲、鹿角霜、韭菜子、熟地黄、山茱萸、牡丹皮、山药、茯苓、泽泻、知母、黄柏、芡实、莲子、莲须、牡蛎、龙骨、八角茴香、牛膝、大青盐）；缩泉丸（方药组成为：益智仁、乌药、山药）。此三药，金锁固精丸重在收敛精气、涩精而补肾；锁阳固精丸重在温补肾阳而固精；缩泉丸重在补肾缩尿，用于肾虚所致的小便频数、夜间遗尿。

总之，上述五种证型，其症状表现有同有异，有的尚有兼夹，各类证型可选方药亦较多，要做到精准用药，尚须在医师精心诊断、明确辨证，或在执业药师指导下购药用药，才能获得良好效果，切忌道听途说，盲目乱用，以生他变。

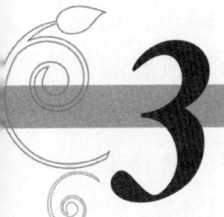

3 中药"刘寄奴"乃南北朝宋高祖刘裕的小名

中药"刘寄奴"，近代和现代均将其归入活血化瘀药，但有的列入活血疗伤，有的列为活血通经。《药典·临床用药须知》中药饮片卷2015年版为其界定的功效为：活血通经、散瘀止痛、止血消肿、消食化积，主要用治瘀滞经闭、产后腹痛、癥瘕、跌打损伤，外伤出血、疮痈肿痛、食积腹痛。并载明：具有抗血栓形成、抗凝血、抗缺氧、抗病原微生物、抗氧化及抗炎镇痛等作用。但历代临床医家多用其活血散瘀、止血止痛、疗伤之功，而引为"金疮要药"，治疗跌打损伤、瘀滞肿痛和外伤出血。瘀滞经闭等用之相对较少。《中药大辞典》2006年版称首见《雷公炮炙论》，但多数专著称其首见《新修本草》）。

刘寄奴的得名，虽有戏说成分，但有史书记载：唐代初年的史学家李延寿所著《南史》称：南北朝时期，宋武帝刘裕，字德舆，小名寄奴，原为东晋大将军，公元420年废东晋皇帝而称帝，国号为宋。相传他在称帝之前，一次率兵出征新州，敌军主力被消灭后，其余残部逃奔山林，刘裕带领部下追赶，被一条巨蟒挡住去路，刘裕即张弓引箭，射中蛇身，蟒蛇中箭逃跑。次日，刘裕带兵到林中继续搜查敌军残余，忽然听到有悄悄的说话声和杵臼之声，士兵循声寻去，只见数名青衣童子正在捣药。士兵问其原因，有童子答道："我大王昨日被刘裕利箭所伤，我等捣药为他敷伤。"兵士将此情回禀刘裕，刘裕觉得此事定有原因，便亲自前去询问。他问小童子："你们何不杀刘裕？"童子回答说："刘寄奴是未来的皇帝，不能杀他。"刘裕怒斥青衣童子，童子丢下药逃走。刘裕命士兵将药带回。后来，刘裕用此药治好了许多在战斗中受伤的士兵。那时，人们都不知道这种草药叫什么名字，只知道是刘裕射蛇所得到的药，故以刘裕年少时的小名"寄奴"名之，因而成就了"刘寄奴"之药名。至于刘裕射伤的为什么是蟒而不是人，为什么说"刘寄奴是未来皇帝，不能杀"，应该属于神化、寓言、戏说之笔。

中药品种理论的权威专家谢宗万老先生认为：刘寄奴药用的主流品种为菊科植物奇蒿。药用部位为全草，多于8—9月开花时割取地上部分。以叶绿，花穗黄而多，无霉斑及杂质者质量为优。入药须去净杂质，晒干、切成短段，成为饮片后配方使用，干品常用量6～10 g。外用多研粉掺或鲜品捣敷。因本品性善通行走散，过量服用可致腹泻，故脾气虚弱、便溏泄泻者忌用，同时，因有破血通经之功，故孕妇须忌用。目前，市面有售的筋骨宁搽剂、跌打丸（片）、筋痛消酊等骨伤科的中药成方制剂中用到了刘寄奴。

另外，现代临床，有用刘寄奴配伍用治中暑、细菌性痢疾、溃疡性结肠炎、急性传染性肝炎、前列腺肥大、冠心病心绞痛、血丝虫病等的文献报道。

党参秉性"中和"，为参类中用之最普遍者

党参味微甜、气微香，性微温而不燥，皮松肉紧，质地柔润，秉性中和，善补中气、益肺气、健脾运，且能生津养血、扶正祛邪。中药著作《本草正义》中曾赞誉称："力能补脾养胃、润肺生津、健运中气，本与人参不甚相远。其尤可贵者，则健脾运而不燥，滋胃阴而不滞，润肺而不犯寒凉，养血而不偏滋腻，鼓舞清阳，振动中气，而无刚燥之弊。"中医临床多用于肺气亏虚、中气不足或中气下陷所致的内脏下垂、子宫脱出、久泻脱肛；以及气血两虚、气津两伤、脾胃运化功能失常、气不能统摄血液所致的多种病证，如倦怠乏力、面色萎黄、少气懒言、食少腹胀或便溏泄泻、咯血、便血、崩漏等症。以及西医学所称的神经衰弱、贫血、白血病、血小板减少症、胃溃疡、妊娠呕吐、肾炎、高脂血症、慢性支气管炎、前列腺肥大、功能性子宫出血、肿瘤患者手术或放化疗后等均常用之；并常与解表药、攻里泻下药同用，以达扶正祛邪之功。因其功近似人参、性较平和、价廉物美，在很多方药中常代人参使用，故比人参用之更为普遍，医家用之更为得手，医药消费者更为熟悉。

党参的得名，是因原出山西上党，而根的形态如人参。其品种来源《药典》载有三种，即桔梗科植物党参、素花党参、川党参。药用其根。商品按产地不同及根条大小分等。传统经验认为：以根条粗壮、质柔润、皮紧、表面横纹多、断面黄白色有菊花心、味甜、气清香、嚼之无渣者为佳。处方用名，常见西党或西党参，潞党或潞党参，条党或条党参，以及东党、白党。西党、条党、潞党名下均按品质分为一等、二等、三等三个等级，以一等为优；东党、白党名下各分一等、二等两个等级，以一等为优。

党参所含化学成分及营养成分较丰富，主要有皂苷、微量生物碱、蔗糖、葡萄糖、菊糖、淀粉、黏液质及树脂，并含挥发油、内脂、氨基酸、无机元素和微量元素。具有增强免疫、改善肺及胃肠功能、提高学习记忆、抗缺氧、抗疲劳、延缓衰老、降血糖、调节血脂等药理作用。不仅在中医临床各科广泛使用，而且在许多成方制剂中均配用了党参。同时，在药膳食疗中也多有应用。如用党参洗净、蒸透至甜软，早晚空腹时嚼食 5～7 g，对老年人病后体虚或气血亏虚者有较好补益作用；或用党参 25～30 g、大枣 10～15 g，一同煎汤代茶饮，并食党参和大枣，连用 7～10 天，早晚各 1 次，对神经衰弱、气血两虚有一定补益之功；亦可用母鸡一只，宰杀、洗净，除去内脏后，用党参 50～60 g、黄芪 50 g、大枣 5 枚、生姜 15 g，与鸡肉一同炖煮，至熟烂后，加入适量食盐和味精，吃肉和党参、大枣，同时喝汤，对年老体弱、贫血者有益；也可用瘦猪肉 100～150 g、党参 30～40 g、大枣 5～7 枚，加适量调料后同炖至猪肉熟烂，吃肉和党参、大枣，并喝汤，对气血亏虚亦较为有益。除上述几种外，还可与粳米、茯苓、山药、莲子等，制成补脾健胃的糕点食用。与鸭肉、鹌鹑肉、猪蹄等肉食一同炖服，其味其效定然也很美。

值得注意的是：病证属实者、发热病患者应忌用。正气虚弱邪气较盛时，不宜单独应用党参，应配伍其他祛邪治疗的药物一起联用。

5　西洋参为药食两用的佳品

西洋参，与人参同为五加科植物，18 世纪初在加拿大南部被发现，被称为美洲人参，主产于加拿大、美国，尤以美国威斯康星州所产最为著名。因从西方国家漂洋过海来到中国，故被冠以西洋人参、西洋参、洋参等名，以及美洲人参、花旗参等名称，过去多从广东进口，故又名广东人参。20 世纪 70 年代，我国北京、东北、华北、山东、西安等地，亦逐渐有大量栽培，特别是北京怀柔等地栽培出产的品质较佳，与进口洋参质量相近无差。目前，市面上虽有进口和国产之分，但国产份额已逐年增大。商品有长枝、短枝之分，亦有野生和种参两类，只是野生亦极稀少，其品规等级十分复杂，有人称有 4000 多个品规，价格差异悬殊，高者可达四五千元，低者二三百元即有兜售。

原皮西洋参野生者，形粗如大拇指，或较小。外表土黄色，横纹色黑而细密。内部黄白色。体质轻松。气香味浓，品质优良。栽培者，形与野生者相似，但外皮淡黄，皮细，横纹不黑且较稀疏。体质结实而沉重。味较淡。商品有整枝、整粒出售者，亦有切成类圆形或厚片出售者。切片外表皮浅黄褐色，皮部有黄棕色点状树脂道，近形成层环处较多而明显，木部略呈放射状纹理。味微甜、微带苦味，气清香而凉。市场上，有用其个小及外形与洋参相似的人参掺伪，或在洋参片中掺入人参片销售者，应予警惕。

西洋参与人参同被列入中药的补气药，其味甘、微苦，性微寒或称性凉。《药典·临床用药须知》界定：入心、肺、肾经。功能：补气养阴、清热生津。主要用于气虚阴亏、虚热烦倦、咳嗽痰血、内热消渴、口燥咽干者。临床上多用于肺阴虚证、气阴两虚证、津液亏虚证、肠热便血证，被大多数医药家视为气阴两伤而有热者的常用佳品。对外感热病热伤气阴、肺胃津枯之烦渴少气、体倦多汗，肺虚久咳、阴虚火旺之干咳少痰或痰中带血，燥热伤肺之咽干咯血等有较好作用。

西洋参含 17 种人参皂苷及人体必需的 16 种微量元素、17 种氨基酸和多糖、多肽、多种维生素。具有增强免疫、增强机体非特异性抵抗力、降血糖、降血脂，以及改善心功能、促进唾液分泌等药理作用。现代常被用于低压性休克、流行性出血热休克、恶性肿瘤放化疗反应、冠心病、心肌梗死、心力衰竭、糖尿病、高脂血症等病症的防治。已被大众视为药食两用的佳品，既被列入名贵上品中药，又被认定为高级滋补品或养生保健品。不仅有西洋参胶囊、洋参保肺丸、清暑益气合剂、健延龄胶囊、复方皂矾丸、肾炎康复片等许多中成药中用到了西洋参，而且有些气阴两虚型的 2 型糖尿病患者、冠心病患者、鼻咽癌患者，以及其他癌症在放化疗治疗后引为辅助治疗药，或围绝经期综合征和部分老年人引为养生保健品服用。大多每日取 3～5 g 洋参片，放入茶杯中，用开水冲泡后代茶饮，亦或用 3 g 左右洁净的洋参片直接放入口中嚼服或含服。亦可用西洋参厚片 30 g、米酒 500 g，将西洋参片置于干净玻璃或瓷瓶中，用米酒浸泡，密封 7 日后取用。每日空腹时饮服 2 次，每次 30～50 mL，酒尽再添，待参味不浓时取参食之，名之为西洋参酒，阴虚火旺、喘咳痰血、热性病后气阴两伤、烦倦口渴、津液不足、口干舌燥者可用之；还可用西洋参片 3 g、红枣 20～30 g、冰糖 10～15 g，三者同置加热容器内，用小火煎煮至参、枣烂熟为止，可作点心，每日早晚空腹时喝汤吃枣，连用 5～7 日。此名为洋参红枣汤，适于身体虚弱、食少便溏、神疲乏力者。但因加有冰糖，糖尿病患者不宜用；另外，可以西洋参

3 g、粳米50 g，制成洋参粳米粥，任意食用。可用于高热病后气阴不足所致的口干、烦渴、气短、乏力。

但因其性寒凉，故阳气不足、胃有寒湿者忌用。面色苍白、面浮肢肿、畏寒怕冷、心跳缓慢、食欲不振、恶心呕吐、腹胀、舌苔白腻者不宜用。男子阳痿、早泄、遗精，女子性欲冷淡、痛经、闭经、白带清稀者亦忌用。小儿发育迟缓、消化不良者，感冒咳嗽或急性感染有湿热者也不宜用。即中医学上所讲的中阳虚衰、寒湿中阻、湿热郁火、气郁化火者均应慎用。同时应注意，不要与茶同饮。入药入茶均应用生品。入复方汤剂，应另煎兑服。规定用量3～6 g。

天麻气性和缓，为息风定惊的最常用药

天麻，为士庶人等均很熟悉的名贵中药，但在两晋南北朝以前并无"天麻"之名，而多以赤箭、神草、独摇芝等名进入文献记载，如东汉时刊行的药物学专著《神农本草经》中即以"赤箭"名之，并按作用列为上品药，因其出苗时，一茎直立，似箭杆，圆柱形，环节不明显，呈黄赤色，故以赤箭定名。天麻之名，一说见于宋时的《开宝本草》，一说出自《雷公炮炙论》。其后各个时代的医药家尚为其赐了许多名称，如"定风草""自动草""赤箭芝""鬼督邮""水洋芋"等均有所见。为兰科多年寄生草本植物天麻的块茎。吉林、辽宁、河北、河南、安徽、湖北、湖南、云南、贵州、陕西、甘肃、西藏等大部分省区有产，但主产区为陕西、云南、贵州、四川、湖北等省区。据有关考证的文献记载，四川应为较早的道地产区，近代天麻的道地产区逐渐向西南地区迁移，故也有学者认为贵州为天麻最主要的道地产区，陕西汉中、四川宜宾、湖北恩施、云南昭通以及东北等地所产天麻亦久负盛名。

天麻，在药材市场上虽尚有野生和家种之分，但真正的野生资源已很少，主要靠人工培植生产，故目前市场上所见的天麻商品药材绝大部分应为人工培植品。冬栽天麻多于第二年或第三年采挖；春栽天麻多为当年冬季或第二年春季采挖。冬季于其茎枯萎时采挖所出者名"冬麻"，其质量较优；春季发芽时采挖者为"春麻"，质量较差。一般每个天麻重量在90 g以上者为一等，重45～85 g者为二等，45 g以下和碰伤挖断者为三等。总的质量要求是：质地坚实、沉重、断面明亮、黄白色、角质样、无空心、气特异有鸡屎臭、微具甜味。

天麻的主要功效为：息风止痉、平抑肝阳、祛风通络。主要用于惊痫抽搐，包括热盛动风、小儿慢惊风、中风、破伤风、癫痫等；以及眩晕头痛、肢麻瘫痪、风湿痹痛等症。具有抗惊厥、抗癫痫、抗抑郁、镇静、降血压、延缓衰老、健脑益智、抗血管性痴呆等药理作用。现代多用治神经衰弱、血管神经性头痛、神经痛、梅尼埃综合征、动脉硬化等病症。被中医临床医家视为治疗肝风内动所致眩晕、头痛的要药。入汤剂多用3～10 g；研粉冲服，1次1～1.5 g。或入丸、散用。

因天麻有一定降压作用，故气血亏虚较甚者、血压过低者不宜用。孕妇、儿童慎用。另外，不宜与青霉素、头孢菌素等多种抗生素同用，也不宜与磺胺类药、抗结核药、阿司匹林、镇静安眠药等西药同用。

天麻是治疗药物，历来文献并未将其列入食材，但用于药膳则有多处可见，至当代仍见较多的有如下数种：

1. 天麻鱼头：即取天麻25 g，川芎、茯苓各10 g，鲜鲤鱼1250 g（每条重500 g以上），生姜15 g、油、盐、酱、醋等调料适量。先将鲤鱼处理干净，再将川芎片、茯苓片、天麻片依次放入米泔水（或清水中）浸泡3～4小时，捞出蒸透，并填入鱼头和鱼腹内，上笼蒸约30分钟，另用水豆粉及调料配匀勾芡，浇在蒸过的鱼上，食鱼及汁液。对虚火头痛、眼前发黑、肢体麻木、神经衰弱、高血压头昏有一定好处。

2. 天麻焖鸡头：母鸡1只（约1500 g），天麻15 g，水发冬菇50 g，鸡汤500 g，姜、葱、油、盐、料酒等调料适量。先将母鸡宰杀处置干净，切成3 cm见方的鸡块，再用油汆一下；另将天麻片蒸10分钟左右；然后依次加入姜、葱、鸡汤和调料，用小火焖30分钟左右，再加入蒸过的天麻片，用淀粉勾芡而成。此膳对高血压引起的眩晕头痛、神经性头痛、肢体麻木等有一定滋补食疗作用。

3. 天麻什锦饭：天麻、青豌豆、鸡肉（或猪肉）各30 g，香菇2个，小芋头1个，胡萝卜、竹笋、酒、酱油等调料适量，加水适量煮食，早晚分食。对神经衰弱、眩晕、头痛、四肢筋骨与肌肉疼痛，亦有一定效用。

另外，还有天麻炖猪脑、天麻煮豆腐、天麻沙锅鱼头、天麻钩藤白蜜饮等，有条件者，亦可尝试用之。

7 安神补虚话灵芝

灵芝，为大众所熟悉的"仙草""神药"，几千年以来，关于灵芝的神奇故事很多。在《山海经》里被说成是炎帝小女"瑶姬"的化身。秦始皇为追求长生不老，派一个叫徐福的人率三千童男童女到东海瀛洲，寻觅长生不老药，据说主要是寻取灵芝。汉武帝时，在甘泉宫腐朽的栋梁上长了一株灵芝，被大臣们借机说成是祥瑞之兆，汉武帝大喜，并大赦天下。

灵芝作为药用已有 2000 多年历史，在东汉时期成书的《神农本草经》中被列为上品药，载其具有益心气、增智慧、益精气、坚筋骨、好颜色等作用。《白蛇传》里所说的白娘子为了救许仙，偷偷跑到峨嵋山盗取"灵芝草"，成就千古传奇的爱情故事。曹雪芹在《红楼梦》中将灵芝写为"绛珠仙草"下世。劳澄后人，受其遗画《天香书屋》中两棵桂花树上长九株灵芝的启发，将药店定名为"劳久芝堂"，从清代至现在饮誉药业名店几百年。

进入近代和现代，众多医药学家揭开了灵芝的神秘面纱，证明灵芝不是草而是一种多孔菌科真菌，其种类很多，《神农本草经》中，即收载有丹芝、金芝、白芝、黑芝、紫芝、青芝 6 种，当代文献报道称有几百种，但《药典》规定引入药用的仅有赤芝、紫芝两种。原多取自野生，现多为人工培植。其功效界定为：养心安神、止咳平喘、补气养心。可用于心神不安、失眠健忘、虚劳咳喘，以及气血不足、脾胃虚弱、食少便溏、神疲乏力等症。现行高等中医药院校《中药学》教材中将其归入安神药。化学成分主含氨基酸、多肽、真菌溶菌酶，以及糖类、麦角甾醇、三萜类、香豆精苷、挥发油、生物碱、维生素等。《药典》规定含灵芝多糖，以无水葡萄糖计不得少于0.90％，含三萜及甾醇以齐墩果酸计不得少于0.50％。具有镇静、强心、护肝、降糖、抗肿瘤、增强免疫力、抗衰老等药理作用。对西医学所称的神经衰弱综合征、慢性肝炎、慢性气管炎、白细胞减少症、营养不良等病症有治疗作用。因含灵芝多糖，能增强免疫力，故常用于肿瘤患者的辅助治疗。灵芝抗衰老的作用，可能是因其能镇静安神、改善睡眠质量、增强心肌收缩力、减慢心率；降低血压、血脂、血糖，减少心脑血管疾病风险；镇咳平喘、改善气道通畅；提高机体免疫力，抗肿瘤发生发展等多方面的作用所致。服用方法，一可入中药汤剂，每剂 5～10 g；二可研粉内服，1 次 1.5～3 g；三可加入粳米中煮粥食；四可制成药膳佐餐食；五可泡水代茶饮；六可浸酒酌量饮服。如治疗神经衰弱，可用灵芝 10 g、粳米 100 g 或麦片 50 g，一同煮粥，加适量的糖或冰糖食用；用治白细胞减少症，可以灵芝 50 g、酿白酒 1000 g、蜂蜜 20 g，密封，冷浸 1 个月后饮用；用治慢性支气管炎，可以灵芝 10 g、银耳 8 g、冰糖适量，用小火炖约 2 小时后，取出灵芝块后食用。

灵芝虽然自古以来即是人们心目中的仙草，或是吉祥的象征，但灵芝并不能医治百病，不应过于迷信。同时，体质壮实者，病症属于实证、热证者应慎用。孕妇、儿童忌用。另外，因有灵芝之名的品种很多，请务必选用《药典》限定的赤芝或紫芝入药入膳。近 20 年来，临床上引入使用较多的"云芝"，虽与灵芝同属多孔菌科真菌，性味基本相似，但其功用各有差异，灵芝主入肺经，可补气安神、止咳平喘，多用于心神不宁、心悸失眠、肺虚喘咳、虚劳短气、不思饮食；云芝主入脾经，功在健脾利湿、清热解毒，多用于湿热黄疸、胁痛、纳差、倦怠乏力。说明二者各有所别，不可盲目代用。

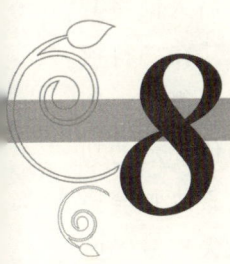

8

当归既是养血补虚的良药，亦是药膳佐料佳品

当归，来源于伞形科草本植物当归的根，道地产区为甘肃省东南部的岷县（古秦州属地）。四川、云南、陕西、贵州、湖北等地均有栽培，一般需培育 3 年才可采挖。其品质以主根大、身长、支根少、断面黄白色、气味清

香浓郁为佳。入药可切片生用，或经酒拌、酒炒后用。

当归的使用，其历史悠久，文字记载始见于《尔雅》，名为"薜、山蕲"，《广雅》中谓："山蕲一名当归也"。《山海经》亦称当归为"靡芜"。其异名有"乾归""干白"。《古今注》一书中称为"文无"。入药的主要功效记载，可见于最早的中药专著《神农本草经》。因其产地不同，有西当归、秦当归、岷当归、汶当归、马尾归、滁当归、川当归、云当归等名称，产于甘肃者常称为西当归、西归、秦当归、秦归，产于甘肃岷县者称为"岷当归"，产于甘肃文县（旧时汶州）者称为"汶当归"，产于甘肃宕昌一带者称为"马尾归"，产于四川者称为"川当归"，产于云南者称为"云当归"；因其入药的部位不同，又有全当归、当归头、当归身、当归尾之称。传统用药经验认为：当归头能补血止血，药性上行，凡治便血、尿血、崩漏淋滞等症多用归头；当归身补血养血，多用于补益方中；归尾活血行血，药性下行，常用于通闭、逐瘀的方药中。

"当归"的得名，含有"应当归来"之意。相传三国时蜀国大将姜维的母亲思念儿子，便给姜维寄去了当归，表达了盼子速归的急切心情。晚唐时期的《怀良人》中有"胡麻好种无人种，正是归时不见归"的诗句，为其取名当归。明代李时珍在其所著《本草纲目》一书中则说："古人娶妻为嗣续也，当归调血，为女人要药，有思夫之意，故有当归之名，并举出了一位李姓男子与其妻子的约定。关于当归的古代传说，虽难以考证其确，但几千年以来，用为中医临床常用的传统名药的验案验例，其史料却极为浩瀚，引作药膳配料中的佳品亦屡见不鲜。

当归，在东汉时期成书的《神农本草经》中即被列为上品，后人尚将其称为"药中之王"，在各类成方制剂和临床处方中多有配用，尤其在妇科疾病中使用更广，并被称作是妇科的"圣药"和良药。其味甘、辛、微苦，即以甜、辣味为主，略带苦味，具有浓郁的清香气。其性属温。当代界定的功效为补血活血、调经止痛、润肠通便。近现代以来已广泛用于多种血虚病证，包括心血和肝血亏虚、心脾两虚、血虚发热、血虚血滞经脉失养、气血两虚、精血亏虚等，以及心胸疼痛、胃脘痛、腹痛、头痛、风湿痹痛等多种痛症；吐血、便血、尿血、衄血等多种瘀阻性出血证；津亏、血虚肠燥便秘和疮疡、皮肤病变。且仍然更多用于妇科的经、带、胎、产等方面的病证。即是说，在妇科、内科、骨伤、外科、皮肤、眼科等临床各科中的多种血虚证，以及因血虚血瘀所致的许多病证，均可辨证、配伍使用。

现代药理研究证实：本品主含挥发油、有机酸、琥珀酸、多糖、水溶性生物碱，以及多种氨基酸、维生素和矿物质。具有促进造血、调节血压、抑制子宫平滑肌收缩、抗肝损伤、抗炎镇痛、降血脂等作用。

配入汤剂处方多用6～12 g或15 g。一般生用，有的为加强活血作用亦常以酒炒（酒炙）入药。但因药性温润，富含油质，具有润肠通便作用，故湿热病证或湿阻脾胃的病证，大便稀溏的患者应慎用。阴虚肺热、胃阴不足、肾虚湿热，以及肝阳上亢和肝经实热痰火者亦应慎用。

许多中药成方制剂，如天王补心丸、柏子养心丸、四物合剂、八珍丸、归脾丸、当归补血丸、当归流浸膏等配方中均用到了当归。

本品进入药膳，并取得盛名，应首推"当归生姜羊肉汤"，其方和制作多为：取当归、生姜各75 g切片，装入调味袋，瘦羊肉500 g切块，放入砂锅中，加适量水、调味品及八角茴香、桂皮、食盐，煮沸后用小火炖羊肉至熟烂，再拣去调味品。本款膳食具有养血健脾和温肾之功，适用于妇女月经不调、经量少而色淡、痛经、经前头痛、习惯性流产、贫血，以及男子阳痿、腰膝冷痛等症。健康人常用之，则有调养气血、增强体质之效。此方已是一个传统的药膳名方，且多在冬季使用。但用当归炖羊肉、当归炖鸡、当归和黑豆煮鸡蛋，在市民日常膳食中则已较常见，故一并荐之，望能用之对证。

9 中药陈皮与青皮虽同源同类，但差异较大

中药中的陈皮与青皮，是中医临床很常用的两种药物，而且也是普通老百姓较为熟悉的药物，其用均较广泛，其源主为芸香科植物柑橘属橘及其栽培变种的果皮，其类均属于理气药，均能调理人体气分疾病、舒畅气机，具有消除气滞与气逆的作用。但二者差异较大，一般说来，至少有以下五点：

入药历史记载有先后

陈皮，本名橘皮，古代和当代的许多药物著作中多以"橘皮"载之。东汉时期成书的《神农本草经》中即将其列为"上品药"推介使用。后来，逐渐出现了贵老、黄橘皮、红皮等别名和俗名，并根据使用经验，认为入药以"陈久"者良，以广东新会、四会等地所产质量为佳，故处方上经常使用"新会皮""广陈皮"之名，商品规格等级划分中，亦形成陈皮、广陈皮两类，且各分一、二、三等。

青皮，亦名青橘皮、青柑皮，甚至有个青皮、青皮子和四花青皮之称。始载于唐代的药物学著作，随后的《本草图经》《珍珠囊》等许多本草著作中亦有载，说明其入药历史和成名使用稍后。

品种和采集时间有差异

前已述及陈皮、青皮主为同属同种橘及其栽培变种的不同生长期的果皮，但据文献资料所记略有差异。现时所用陈皮，为橘、福橘、朱橘、柑的成熟果皮，主产于四川、福建、江西、湖南等地；广陈皮实为茶子柑、四会柑的成熟果皮，主产于广东新会、四会等地，传统认为系品质最佳的道地药材。陈皮一等商品药材，呈不规则片状，片张大，表面橙红色或红黄色，气香，味辛苦；广陈皮一等，多剖成3～4瓣，裂瓣多向外反卷，表面橙红色或棕紫色，显皱缩，气清香浓烈，味微辛，不甚苦，多3瓣相连，形状整齐。

现时所用青皮，有"四花青皮""个青皮或个青"之分。个青皮多系收集的自落的幼果，将其切开、晒干，主产于福建、江西、四川、湖南、浙江、广东、广西；"四花青皮"，即将果皮纵剖成4瓣至果柄基部所取的青皮，主产于福建、四川、广西、贵州、广东、云南。《药典》在青皮的来源中增加了甜橙的幼果一款。说明青、陈二皮已不全是同属同种了。

"个青皮"，多为每年5—6月间收集的自树上落下的幼果，经切开晒干而成；"四花青皮"，多为7—8月间采收未成熟的果实，在果皮上纵剖成4瓣至果柄基部，除尽瓤瓣，晒干而成。

陈皮和广陈皮，多在10月以后采摘成熟果实，剥取果皮，阴干或晒干而成。

加工炮制方法有不同

中药引入临床配方使用，大多要经过一定的加工炮制方法处理，青皮、陈皮也不例外，陈皮多切丝片入药，也有用小火（即文火）加热，炒至颜色加深、有香气逸出时，取出摊凉备用者，亦有用麦麸炒法炒至内皮黄色有香气时，筛去麦麸入药者。青皮在产地加工成个青皮或四花青皮后一般不再另行切制，但入药多需醋炙，即取净个青皮或撕成片状的青皮，用一定量的醋拌匀，稍闷后，置炒制容器内，用小火加热，炒至微黄色，取出摊凉备用，取其引药入肝或止痛的效用，当然，也少有用麦麸炒制入药者。

性能功效表述不一致

陈皮在众多中医药著作中均界定为：味辛、苦，而性温，为脾、肺二经气分药，功能为理气健脾、燥湿化痰，并能宣肺止咳、通痹止痛。多用于脾胃气滞证、脾胃气虚及其运化不良证、湿浊中阻证和痰湿壅滞、肺失宣降及胸痹心痛的病证。青皮味苦、辛，性温，但苦味较重，主要入肝、胆、胃经，为肝胆二经气分药，功在疏肝破气、消积化滞，多用于肝郁气滞所致的胸胁胀痛、乳房肿痛、疝气疼痛，以及饮食积滞所致的食积气滞、脘腹胀痛和因气滞血瘀所致的癥瘕积聚或痞块、肿瘤之类的疾患。

陈皮辛、温而不峻，行气力和作用力较为和缓，偏入人体脾肺二经，具有一定健胃和促进脾胃运化之功，尚可纳入食疗之用，长于燥湿化痰，脾胃气滞较轻及湿痰不重者尤多用之，故常配入滋补剂中使用，使补而不滞。青皮性较峻烈，消坚破滞之力较强，偏入人体肝、胆二经，在肝胆疾患治疗中用之较多。

成分含量与药理作用有差异

现代研究证实：陈皮中含川陈皮素、橙皮苷、新橙皮苷、对羟福林、黄酮化合物等。陈皮挥发油含量为 1.5%～2.0%，广陈皮挥发油含量为 1.2%～3.2%。青皮所含主要成分虽与陈皮相似，但所含成分的量不同，如所含对羟福林即比陈皮为高；另外，尚含多种氨基酸。

1. 陈皮：①具有对胃肠平滑肌的作用，即对消化道缓和的刺激作用，有利于胃肠积气排出，促进胃液分泌，有助于消化；②具有刺激性祛痰和平喘作用，使分泌增多、痰液稀释，有利于排出；③抗炎、抗溃疡作用；④对心血管系统的作用，以及抗菌、抗过敏等作用。现代临床常用治各种胃炎、肠炎、支气管炎。

2. 青皮：除具有调整胃肠功能、对心脑血管的作用外，更具有明显的抑制肠管平滑肌和解痉、利胆作用，对胆囊平滑肌有舒张作用，其注射剂静注有显著升压作用。现代临床常用于治乳腺疾患、肝胆疾患、阵发性心动过速，以及低血压性休克。

二者的使用注意事项亦基本相似，因同为辛温性理气药，用之过量、过久，均可耗气伤阴，故气虚、阴虚之人当慎用，尤其是性烈、耗气的青皮在使用中更应注意，并尽量避免与西药磺胺药、氨基苷类抗生素、氢氧化铝及含氢氧化铝的复方制剂同用。

10 石斛和铁皮石斛为养胃益肾之良药

石斛，首见于春秋战国时期的著作《山海经》，现存最早的中药学专著《神农本草经》中有载，并被列为上品药，谓其"主伤中、除痹、下气、补五脏虚劳羸瘦、强阴、久服厚肠胃"。其后，许多医药著作中均有收载，明代医家概括其功为清养肺胃，清代医家推崇为"肾药、为肺药，为肠胃药"。近现代医药家多认定为养胃益肾的良药，或称"佳品"。性味甘淡、微寒，入肺、胃、肾经，《药典》界定的功效为"益胃生津、滋阴清热"。主要用于胃阴、肾阴、肺阴亏虚所致的三类证候：①胃阴虚证，包括胃阴不足所致的口燥咽干、口干渴、舌红少津；胃热阴伤所致的咽干舌燥、烦渴汗出；以及阴虚燥热所致的消渴或现代所称的 2 型糖尿病。②肾阴虚证，包括腰膝酸软无力、腰痛、目暗昏花及现代所称的青光眼、视网膜炎、脉络膜炎、视神经炎、白内障等阴虚目暗的眼科疾病。③虚热证，包括虚热上扰及阴虚生内热所见的面红目赤、牙龈肿痛出血、口舌生疮、咽喉肿痛，以及虚热不退等症。

石斛的品种来源较为复杂，据相关著作记载，作为商品石斛的原植物即有 20 余种。1977 年版《中药大辞典》石斛项下列有 11 种，2006 年版《中药大辞典》石斛项下列有 5 种；1990 年版《药典》载有环草石斛、马鞭石斛、黄草石斛、铁皮石斛、金钗石斛 5 种，但同属的多种植物亦有被引入药用的，如重唇石斛、迭鞘石斛、罗河石斛、细叶石斛、钩状石斛、细茎细斛等。2015 年版《药典》一部石斛项下，列金钗石斛、鼓槌石斛、流苏石斛的栽培品及其同属植物近似种的新鲜或干燥茎入药。

石斛主含生物碱类成分，包括石斛碱、石斛酮碱等。具有降血糖、抗白内障、调节胃肠功能等药理作用。常与生地黄、沙参、玉竹、天花粉、黄芪、沙参、枸杞子、西洋参等配伍应用。属临床上常用药物之一。

石斛的产地，主要有安徽、浙江、福建、江西、广西、贵州、四川、云南等省区，多于 11 月至翌年 3 月间采集，野生的多生长于山中潮湿的岩石上，或附生于树上或岩石上，但现多为人工培植。

铁皮石斛，2010 年前的文献资料中，大多列为石斛的品种来源之一，2010 年版《药典》一部，开始将其与石斛分列，但性味、归经、功效主治的文字表达完全一致。仅在所含成分中指出：铁皮石斛主含多糖，药理作用中增加了增强免疫、抗肝损伤、降血压三说。但民间传说则愈演愈神，广告媒体宣传逐渐升温，被誉为千金草、千古仙草、九大仙草，甚至被列为九大仙草之首，谓其"生长于山谷水傍石上，秉山之灵气，水之润泽，每年只长 5 cm，虽短只过寸许，却满藏精华"。上述赞语虽有过誉，但可肯定：铁皮石斛在众多石斛品种中确为质量要好的一种，其滋阴生津除热之力较佳。可煎汤或切碎冲泡代茶饮，可与麦冬、生地黄、玄参、甘草等煎汤，用于热病伤阴口渴；亦可与麦冬、天花粉、知母、北沙参、黄连等配伍，用于气阴两虚型 2 型糖尿病；尚可与百合、玉竹等煲汤食用。不过，也应注意，石斛与铁皮石斛同属补养人体阴液的药物，药性偏于寒凉，有一定助湿、敛邪的副作用，故热性病初期阶段、未化燥伤津者不宜用。脾胃虚寒、大便溏泻、舌苔厚腻者不宜用。

铁皮石斛，市售干品，多在产地采用边加热边扭成螺旋形或弹簧状，经烘干而成。习称"铁皮枫斗""西枫斗"，一般有 2～6 个旋纹，拉长后长 3.5～8 cm，直径 1.5～3 mm，节间长 1～3.5 cm。有的加工呈扭结状或扭卷成圆形，习称"结子斗"或"圆枫斗"，表面黄绿色，有细纵纹，有的一端可见茎基部留下的短须根。质坚实，易折断，断面平坦。嚼之有黏腻感，无渣或渣少，味甘或淡。市售干品有一部分已切条，有的尚标名为"寸金条"。市售鲜品，多呈圆柱形，外表铁青色，长可达 35 cm，基部稍细，绿色并带紫色，多节。嚼之有汁液，并有黏感，无渣，味淡略带点甜味，一般认为养阴生津作用鲜品较胜。

用量：干品用 10～12 g，鲜品用 15～30 g。

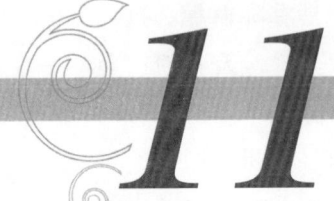

11 紫苏堪称药食两用的佳品

紫苏入药入膳历史十分悠久，至少可追溯到秦汉之际，两晋南北朝时成书的《名医别录》中已有较详细功效记载，唐代的《食疗本草》将其作为食疗药物收载，春秋战国在端午节时，即有人将其与菖蒲、艾叶或青蒿等一同挂于门庭，以作避邪之用，许多平民百姓均知道，紫苏既可用作发散风寒又可解鱼蟹之毒，或作调味品或腌渍后进入餐桌，或加入副食品中食用。

紫苏来源于唇形科植物，其叶片入药称紫苏叶或苏叶，功能解表散寒、行气和胃，主要用于风寒感冒轻症、咳嗽、呕吐、恶心及妊娠呕吐、鱼蟹中毒，入药入膳用之较多；其茎入药称紫苏梗或苏梗，功效偏重理气宽中、止痛、安胎，多用于气滞胸膈痞闷、呕吐、恶心、胎动不安；茎、叶合用，称全紫苏或紫苏，兼具紫苏叶和紫苏梗二者的功效；如以紫苏的根蔸入药，则称为紫苏蔸，主要用于安胎；如用紫苏的干燥成熟果实入药，则称为紫苏子或苏子，属较常用的止咳平喘药，功能降气化痰、止咳平喘、润肠通便，多用于痰涎壅盛、气逆喘咳、胸脘痞闷、咳嗽气喘、肠燥便秘等，西医学所称的支气管炎、支气管哮喘、肺气肿及蛔虫病等常辨证配伍用到苏子。

紫苏叶入中药汤剂，一般用 3～9 g，大剂量可用至 15 g，煎煮时应在他药煮沸 10 分钟后再放入紫苏煎 5 分钟即可，不宜久煎，避免香气挥散过多；鲜品可捣汁服。外用适量。解鱼蟹毒，可单用紫苏叶，或配伍生姜煎服。煎汤用治风寒感冒初起，可以紫苏叶，配伍生姜、红枣，或加入适量红糖服。

紫苏叶主含挥发油，油中含紫苏醛、紫苏酮、苏烯酮、薄荷酮、薄荷醇、丁香酚等。具有解热、抗炎、抑菌、降血脂、保肝及抗氧化等药理作用。

明代李时珍在其所著《本草纲目》中即指出："紫苏，近世要药也。其味辛，入气分；其色紫，入血分。故同橘皮、砂仁，则行气安胎；同藿香、乌药，则温中止痛；同香附、麻黄，则发汗解肌；同川芎、当归，则和血、散血；同木瓜、厚朴，则散湿解暑，治霍乱脚气；同桔梗、枳壳，则利膈宽肠；同杏仁、莱菔子，则消痰定喘。"宋代成名的"香苏散"，即以紫苏叶，配伍炒香附、蜜炙甘草和橘皮组成，以其疏散风寒、理气和中，用治外感风寒、气郁不舒证；还有许多人较熟悉的参苏丸，即以紫苏叶，与人参、葛根、姜半夏、前胡、茯苓、木香、枳壳、桔梗、炙甘草、橘皮、生姜、大枣等配伍制成，功能益气解表、理气化痰，治疗气虚外感、内有痰湿的病证。这两个方，均被收入当时的中药成药典籍《太平惠民和剂局方》。清代著名医家吴又可为防治当时的瘟病咳嗽，又创制了杏苏散，方用苏叶、杏仁、姜半夏、茯苓、橘皮、前胡、桔梗、枳壳、甘草、生姜、大枣，以其轻宣凉燥、理肺化痰，治疗外感凉燥证，见恶寒无汗、头微痛、咳嗽痰稀、鼻塞咽干、苔白等症者，并被收入所著《温病条辨》一书中，当代所生产、销售的杏苏止咳颗粒（糖浆）、风寒感冒颗粒、解肌宁嗽片、香苏正胃丸等许多治疗外感咳嗽或妊娠呕恶的成方制剂中均用到了紫苏叶或全紫苏。

　　但在使用中应注意以下几点：①不宜超量使用，因可致汗出过多，引起乏力；②风热感冒，或因温毒湿热所致的高热性疾病，或胃热火升所引起的呕吐、呃逆者不宜使用；③气弱表虚、时有自汗者不宜用；④有升高血糖的不良反应报道，故糖尿病患者应慎用；⑤除解鱼蟹中毒时可用至 30 g 外，其他病证一般均不宜超量。

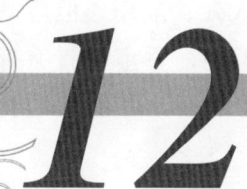

12　山柰既是著名中药，更是著名香料

　　山柰，又称沙姜、三柰子、三柰、三赖、山辣，为姜科植物山柰的根茎，系多年生宿根草本。原产热带地区，我国主产区为广西、广东，尤较集中在广西桂平、平南、横县等地，云南、台湾等地亦产。多在 12 月至次年 3 月间，地上茎枯萎时，挖取 2 年生的根茎，洗去泥土，横切成片，烟熏后铺在竹席上晒干，切忌火烘，否则变成黑色，缺乏香气。

　　干燥根茎为圆形或近圆形的厚片，直径 1.5～2 cm，厚 2～6 mm。外皮红棕色或黄褐色、浅褐色，皱缩，有的可见根痕、鳞叶残痕及环纹，断面类白色或灰白色，富于粉质，光滑而细腻，略凸起，而外皮皱缩，习称"缩皮凸肉"，质脆易折断，气芳香略同樟脑气味，味辛辣但又与姜味有别，以质脆、断面色白、粉性足、饱满、芳香气浓、辛辣味重者质量为佳。

　　入药记载见于明代李时珍的《本草纲目》等医药著作，近代中药著作中，有的将其归入理气药类，有的将其归入温里药内。味辛辣而性温，主入胃经。药用功效为：温中散寒、开胃消食、理气止痛，并有辟秽作用，多用于胸腹胀痛、脘腹冷痛、霍乱吐泻、饮食不消及跌打肿痛。现代用于治疗慢性胃炎、急性胃肠炎、消化不良、风湿性关节炎、急性湿疹、脂溢性皮炎。由于其有芳香辟秽作用，亦常用作瘴疠、恶气及疫病的预防，如现时的香囊和蚊香中常配有此料。同时，亦有将山柰与丁香、当归、甘草等研粉，醋糊为丸用治心腹冷痛的民间验方，以及用山柰与麝香等配伍研粉治疗牙痛的偏方。

　　山柰的入肴使用，一是作为"五香调料"的配料，二是作为卤水特别是四川卤水制备中的重要原料，被誉为十大调料之一。以山柰为主的入肴调料，可为膳食增香添辛、除腥解异、增进食欲，故甚为食客喜爱。无论鸡、鸭、牛、羊、猪肉等肉食菜肴中均常用到此料。

　　现代研究证实：山柰主含挥发油，油中含对甲氧基肉桂酸乙酯、桂皮酸乙酯、龙脑、樟烯等，尚含黄酮类成分及维生素 P 等。具有对单胺氧化酶的抑制作用、抗癌作用、对肠道平滑肌的作用，以及抑制真菌作用，故其用较广。

　　山柰作为药用，多入汤剂，用量多为 3～9 g；亦可入丸、散用，但应减量；外用适量，捣敷，或研粉调敷，或嗅鼻，或含漱。但阴血亏虚及胃有郁火、郁热者应忌用。孕妇应忌用。儿童慎用。即使入肴调膳，也不宜嗜食成癖。

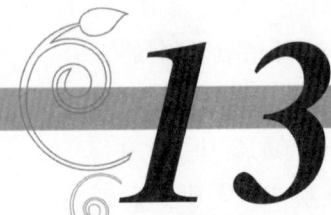

13 红花与西红花之别和用

　　红花与西红花，同为中医临床使用的活血调经药，均具有活血化瘀作用，较多用于妇科、内科和骨伤科等瘀阻性疾患的治疗，加之西红花在元代有引入食谱的记载，近现代尚有防治冠心病之说，相关部门拟将其纳入药食两用品种范围，故时下有些人对红花，特别是西红花趋之若鹜，盲目引作预防保健药服用。故将就二者的分别和应用，简述如下：

红花又称草红花、刺红花、杜红花、金红花、红蓝花，为菊科植物红花的花，商品按产地不同分为怀红花、杜红花、草红花、云红花、新疆红花，市场上以新疆红花较多。按优劣分为一等、二等，以花冠长、色红黄鲜艳、质柔润无枝叶、手握软如茸毛者为佳。其味辛，其性温，功能活血调经、散瘀止痛。多用于女人经闭、痛经、恶露不行、胎死腹中、胞衣不下、癥瘕积聚、经行吐衄，以及胸痹心痛、瘀滞腹痛、关节疼痛、跌仆损伤、斑疹、疮疡肿痛。本品活血、擅长通经，临床各科皆用。现代常用于治疗月经不调、产后胎盘残留子宫、急性和慢性肌肉劳损、急性关节扭伤、脑血栓、冠心病、血栓闭塞性脉管炎、血栓外痔、骨质增生综合征、胫骨软骨炎等病症。传统用药剂量多为 3～6 g，现代规定量为 3～9 g，多入汤剂使用。亦可外用，研粉撒或调敷，或制成酊剂、油剂外搽。大剂量内服用药可导致中毒，主要表现为腹部不适、腹痛、腹泻，甚至胃肠出血、腹部绞痛、月经过多；有的可出现神志不清、震颤，严重者可致惊厥、呼吸先兴奋后抑制，以致循环呼吸衰竭。故血虚及无瘀者忌用。月经过多、有出血倾向者不宜用。孕妇禁用。儿童不宜用。不宜超量、久服，更不可盲目引作养生保健药用。不宜与西药抗凝药同用。要用，应经过医师辨证处方、进入复方中用。

西红花又称番红花、藏红花、泊夫蓝、撒馥兰。为鸢尾科植物番红花的干燥柱头，系珍贵药材。原产西班牙、希腊、伊朗等国，以西班牙产量最大。我国自 20 世纪 60 年代开始引种，80 年代大面积栽培，但产量不大。商品有"干红花""湿红花"两种，商品品牌有"人头牌""象牌"（均为干红花），以及"美女牌"（为湿红花）。用药经验认为以"人头牌"（干红花）质量为优。干红花，呈线形、三分枝，长约 3 cm，暗红色，上部较宽而略扁平，顶端边缘显不整齐的齿状，内侧有一短裂隙，下端有时残留一小段黄色花柱。体轻、质松软，无油润光泽。干燥后质脆易断。气特异，微有刺激性，味微苦。

湿红花为众多扁平的柱头集压而成的松散块状。呈紫红色或暗红棕色，杂有红黄色，显湿润。单一柱头 1.5～3 cm，形状类似干红花。浸入水中柱头扩大膨胀、呈喇叭状，并溶出深黄色色素，无油状物漂浮，西红花浸入水后可见橙黄色，并且直线下沉，搅拌柱头不易破碎，味微苦而后甘凉。

西红花性偏寒凉，功能活血化瘀、凉血解毒、解郁安神，用于女子经闭、痛经、癥瘕、月经不调、崩漏不止、产后瘀阻、温毒发斑、胸膈痞闷、惊恐恍惚等症。现代常用于麻疹透发不畅、冠心病、囊虫病等。传统经验用量为 1.5～3 g，多用于配方入汤剂，很少单用。过量服用亦可引起呕吐、肠绞痛、胃肠出血、血尿，甚至神志不清、惊厥等不良反应。身无血瘀指征者及有出血倾向者应忌用。月经过多者忌用。孕妇禁用。儿童忌用。虽有入食谱文献记载，但未见过多食膳应用例证，故亦不宜盲目引入食用，或盲目引作预防保健品使用。加之价格昂贵、掺伪现象存在，真假难辨，更需警惕。要用，应在医药专家指导下，科学合理使用。

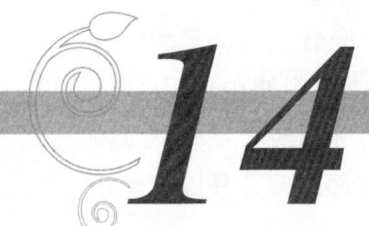

14 姜黄既是活血化瘀药，又是辛香调料和着色剂

姜黄在我国唐代颁行的药物学著作《新修本草》中即有记载，历代均被用作活血化瘀药，功能活血行气、通经止痛，被称为血中气药之一，多用于因气滞血瘀所致的胸胁刺痛、胸痹心痛或现代所称的冠心病心绞痛、痛经、经闭、癥瘕癌瘤、跌打肿痛；并能外散风寒湿邪、内通经脉气血。长于温通上肢肩臂气血而活血止痛，为风湿肩臂疼痛之要药。

中医内科临床主要用于心、胸、胁、腹部多种疼痛，如心胸痛、脘胁痛，以及腹部因寒凝或虫积所致的疼痛；妇科和产科，多用于一切瘀血所致的痛经、经闭、瘤块积聚，产后瘀滞腹痛；骨伤科的跌打损伤瘀肿疼痛，以及风寒痹痛，尤多用治上肢肩臂痛；外科及皮肤科还多用于疮疡痈肿和皮肤癣疮；而且还有用治牙痛和牙龈肿痛的文献记载，说明其用甚广。

现代研究确证主含挥发油及姜黄素等化学成分，具有抗心肌缺血、调脂和抑制动脉粥样硬化的形成、抗肿瘤、抗脑缺血、抗肺纤维化、抗组织损伤、调节免疫等药理作用。并有抗炎、抗菌、利胆等作用。现代常用于高脂血症、冠心病心绞痛、慢性胃炎、黄疸型肝炎、胆囊炎、风湿性关节炎等。

姜黄又称黄姜、毛姜黄，与生姜同为姜科植物，药用其根茎。其味辛苦、其性温，气较香。略带胡椒、麝香味及甜橙与姜之味。明代著名医药学家李时珍，对此药尤为推崇，并赐名为"宝鼎香"，认为此药气香特异、功效卓著、高贵典雅。故自明清以来，有些地方和餐饮、化工等行业，逐渐将其引为香辛调料和着色剂，视为天然香料和天然色素。近现代尚被引作咖喱粉的重要材料，制作咖喱汁、葡萄汁，并用于泡菜腌渍，在印度尼西亚还有用姜黄汁炒饭吃者。不过，没有发现把姜黄直接作为食材的记载和文献报道。因为，姜黄药效、药理作用显著，为中医药学家较为常用的活血化瘀药，虽有调味和增色作用，少量或短时间内进入菜肴或饮品中服用虽无大碍，但长期或大量食用可致子宫内膜萎缩解体，睾丸重量及睾酮可明显下降，个别人可出现血压升高。故《中药学》中明确记述：血虚及无气滞血瘀者慎用；孕妇及产妇忌用；儿童慎用。

亘个姜黄呈圆柱形，外皮有皱纹，断面橙黄色，质地较坚实。进入药用配方的姜黄多已切成饮片，大多已存放较长时间，颜色多有变化，色泽亦不艳丽，气味多有散失，即宝鼎香味并不明显，不宜随意引用。

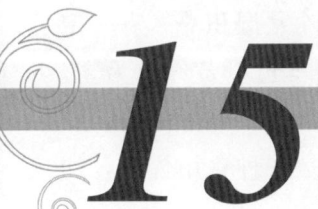

15

草果既是中药又是香料

草果，在宋、明、清等朝代和近现代的许多中医药著作中均有收载，在古代的《饮膳正要》和当代的《新饮食本草》等食疗本草中亦有记载。其来源于姜科植物草果的果实，我国云南、广西、贵州等省区为主产区。其味辛香，其性温热，功能燥湿除寒，为脾胃寒湿病证的较常用药，主要用于寒湿内阻之脘腹胀痛、痞满、呕吐、泄泻、疟疾、瘟疫、食积不化等症。西医学所称的慢性胃炎、消化不良、急性肠炎、细菌性痢疾、流行性感冒、斑秃等疾病的中药方药治疗中，亦常用到草果。在新型冠状病毒感染的肺炎防治方中，有关中医药专家亦将草果列在其中，可见其使用较广。

本品主含挥发油，油中含桉油精、香叶醇、柠檬醛等化学成分。具有抗胃溃疡、调节胃肠运动、镇痛、抗病原微生物等药理作用。入药多用果仁，且多入汤剂，用量为3～6 g，不宜超量使用，因此品温燥之性较显著，可引起胃肠不适。同时，阴血亏虚者应忌用。肠胃有湿热者亦忌用。孕妇、儿童不宜用。

本品虽被列入药食两用之物，但并非能直接作为食用，仅能作鱼、肉菜肴的佐料即香料之用，并有五香之一的说法，是烹制鱼肉、猪肉、牛肉、羊肉、鸭肉等菜肴较佳的香料，尤以鱼肉、羊肉、鸭肉烹调中用之更多。有段时期，江南某些地区的水煮活鱼中，即加有草果，一般在1～1.5 kg鱼肉中加入3个左右带壳的草果和生姜、紫苏等其他佐料；还有草果赤豆炖水鸭，即在1～1.5 kg鸭肉中，放入带壳草果2～3个，再加入油盐等其他佐料；炖煮羊肉时亦可适量用之。

一般来说，用于炖煮鱼或肉食菜肴，多用带壳的整个草果；用于卤制牛肉、烧制酱排骨、猪蹄、肘子，或烧制红烧肉、蒸制扣肉，则用草果仁单独研粉，或与小茴香、八角茴香、肉豆蔻、肉桂、胡椒、丁香等混合研粉，临时取少许用之。

人们青睐用草果烹调菜肴，一是可去腥除膻，增进菜肴味道，因草果具有较浓郁的辛辣香味，可使菜肴味道香醇可口；二是可增进食欲、促进消化，因草果本身即为芳香化湿药，可温散脾胃寒湿，消除寒湿积滞，有一定顺气、健胃和散邪作用；三是可以增色，因草果汁液的本色以黄红色为主，色较鲜艳。故有些食客常趋之若鹜。

但值得注意的是：草果终究不能成为常用食物，仅是一种食用佐料，加之其性味辛热、燥烈，不宜过多或长时间食用。

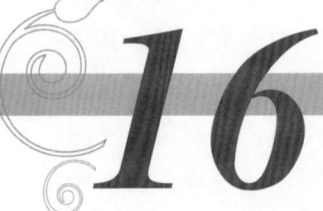

16 守宫活络散结、定惊

"守宫"一药，当代《中药学》将其归入"外用药及其他"类，其名始见于两晋南北朝时期成书的《神农本草经集注》，原名蝘蜓，也有壁宫、壁虎、蝎虎、爬壁虎、天龙等名。唐代的《新修本草》和明代李时珍的《本草纲目》中，对"守宫""壁虎"的释名为："以其常在屋壁，故名守宫，亦名壁宫"，《本草纲目·卷四十三·守宫》云：因"守宫善捕蝎、蝇"，故又以"壁虎"成名。现代中药著作中，"守宫"之名已少用，而多以"壁虎"称之。其来源为爬行纲有鳞目壁虎科动物多疣壁虎或无蹼壁虎的全体。同属动物蹼趾壁虎、铅山壁虎、壁虎亦同等入药。我国华北、西北、江苏、浙江、广西、云南、湖南等大部分地区有分布。多在夏、秋季捕捉，可于夜间用灯光诱捕，捕得后用竹片贯穿头腹，将尾用绳固定于竹片上，然后用微火烤干。采集加工时，应注意勿使尾部脱落。也可在捕捉后处死，用2％的白矾水略泡，随即捞起，晒干。入药时多需炒制。

多疣壁虎：呈扁平条状，长约10 cm，头大，略呈三角形而扁，披颗粒状细鳞；眼1对，呈空洞状，鼓膜明显。体背部黑灰色，有黑斑或5条隐约的条纹，披有细鳞，两侧和枕部杂有大的结节（疣鳞），腹部白色。胸、腹鳞较大，覆瓦状排列。四肢短，各具5指趾，末端膨大成瓣状，指趾间有微蹼。尾长，为体长的2/3，常残缺，尾鳞排成整齐的横环形，腹面中段有1条横列的长鳞，有黑色横纹9条。质脆，易折断。气微臭，味咸。

无蹼壁虎：体形稍大，长11～12 cm。鼓膜不显，背部灰棕色，有5～6条不明显的暗纹。指趾无蹼。尾长几与体长相等，具有深棕色的横纹15条。

商品以完整、带尾者为佳。

所谓"守宫砂"，在晋朝时成书的《博物志》中有载，称如用朱砂喂养壁虎，壁虎全身会变成赤色，在壁虎吃满七斤朱砂后，将壁虎捣烂并千锤百杵，然后用其点于女人的手臂上，其颜色不会自动褪去，只有在与男子发生性交后，其颜色才会变淡消退，故取名称"守宫砂"。因为有这样的特性，所以在古代被用来测试女子是否还是处女之身，有的朝代甚至把选进宫的女子点上"守宫砂"，作为其是否有犯淫、犯戒的标志，是否为守住了贞洁的处女。南北朝时的名医陶宏景的著作中，以及李时珍的《本草纲目·守宫》项下，亦有记载，称"蝘蜓（即守宫）喜缘篱壁间，以朱（即朱砂）饲之，满三斤杀，干末以涂女人身，有交接事便脱（即与男子交合就会褪去），不尔如赤志，故名守宫"。在某些传奇小说中亦曾提到有用此法者。现在应该肯定，用所谓的"守宫砂"来标示女子的贞操，毫无科学道理。朱砂有毒，试想一条很小的壁虎，连喂3斤或7斤朱砂进去还不死，而且还能变成"雌性变色龙"，有这种可能吗？故先生认为应该视为糟粕，纯系古代的术士和帝王家杜撰出来的一种害人之术和害人之药。

壁虎或称守宫，虽有其独有的功效，但直至现在仍未能成为很常用或普遍使用的药物。其性味咸、寒，有小毒。主要功效为散结解毒、止痛、祛风定惊，可用于瘰疬、疮疡、癌肿、风湿痹痛、破伤风、惊痫等症。有的书中归纳为祛风活络、散结止痛、镇静解痉；有的归纳为祛风定惊、散结解毒，可用治中风、瘫痪、历节风痛、风痰惊痫。

治瘰疬、恶疮，有文献记载：可以本品配蜈蚣、冰片、黄升丹研粉外用，对瘰疬溃破或其他结核性溃疡，有杀菌解毒、祛腐提脓、散结消肿之效；民间或部分地区，常将壁虎用作治疗癌症，特别是食管癌用之较多，据称每日用壁虎1条，加米适量炒至焦黄，研成细粉，分2～3次，用黄酒送服，有效；有的利用壁虎善走经络、祛风止痛之功，将其与麝香、乳香、地龙、草乌等研为细粉，用酒糊为丸内服，治疗历节风痛或风湿痹痛；还能研粉外用，治疗腹壁瘘、慢性炎性窦道；以及治疗结核病、中风、半身不遂、风湿性关节炎、风痰惊痫、小儿惊痫、破伤风、神经衰弱等较多病症。目前，临床上用治肿瘤、瘰疬等方药中常配伍用之。

用法：内服，入汤剂，用2～5 g，亦可研粉入丸散，每次1～2 g，亦可浸酒服；外用适量，研粉调敷，或根据瘘管或窦道大小深浅，剪尾或做成药捻插入底部。但应在医生或药师指导下使用，不要自行购买使用。

注意事项：①血虚气弱、非风痰风毒所感者，不应随意用之。②少数病例服药后，可出现咽干、便秘等不良反应。③壁虎虽为动物药，含有脂肪、粗蛋白等成分，但其有小毒，药性走窜，功以通络、破结为主，且药用量亦很轻，千万不要自行捕食，或随意用之。

17

荜茇既为温中散寒药，又为芳香类调味品

荜茇又称荜拨、毕勃，唐代所颁《新修本草》，以及两晋南北朝时的《雷公炮炙论》和宋代的《开宝本草》等医药名著中均有记载。国内主产于

云南、广东、广西、福建、海南等地；国外主产于印度尼西亚、菲律宾、越南、尼泊尔、斯里兰卡、马来西亚等地。为胡椒科植物荜茇的干燥近成熟或成熟果实，与大家熟悉的胡椒为同科植物，且同属温中散寒药和芳香类调味品。

商品有"进口荜茇"和"国产荜拔"之分。进口荜茇多呈圆柱形，有的稍弯曲，表面黑棕色或黄棕色；国产荜茇则呈细圆柱形，表面棕色或深棕色。即二者性状基本相类，只是粗细、颜色略有差异，但目前的市售品主要系国产品。

其味辛辣带麻，性温热，入脾、胃、大肠经。中医界定的功效为温中散寒、下气止痛，即能温化脾胃寒湿之气，驱除寒湿或脾胃虚寒所致的疼痛，用治胃寒呕吐呃逆、脘腹冷痛、寒疝腹痛、牙痛、偏头痛、冠心病胸痛，以及肠胃虚寒引起的泄泻，或寒湿积滞、不思饮食等症。主含胡椒碱、挥发油等成分。对白色及金黄色葡萄球菌、枯草杆菌、大肠埃希菌、志贺菌属等有抑制作用，具有调节胃肠运动、抗胃溃疡等作用。尚具有抗惊厥、引起皮肤血管扩张，有的用药后可出现全身温热感。但因辛燥之性较大，味略带麻，其用不如胡椒普遍，即不属很常用的中药。配入中药汤剂，仅用 1.5～3 g。治疗虫牙疼痛，可单用研粉擦牙，或与胡椒等分研粉，做成芝麻大小的丸粒，塞入龋齿孔中，有较好止痛效果。古代药物学著作中曾指出：内服不宜过量、不宜久服；"久服定泄真气，令人肠虚下垂"，"多用令人目昏"。当代中药学著作中称："阴虚火旺者忌用"，"孕妇、儿童慎用"。

荜茇引作调味品，主要取其矫味增香作用，与八角茴香、小茴香、肉桂、丁香、孜然、高良姜、咖喱、玫瑰花、桂花、芝麻等做成复合性调料，或用于较长时间的腌制，使其味渗透到原材料的内部后，再采用烧、烤、烩、卤、酱、炸、涮等法烹制，且常用于粤菜卤水和重庆火锅料的配方。作为烹饪调料，在福建、云南、广西、广东等地用之稍多。

荜茇与胡椒同用，可作牛肉、羊肉、鹿肉及海洋鱼肉的调料，如将荜茇、砂仁、陈皮共研碎，纳入大黄鱼鱼腹中，再加入胡椒粉及大葱、食盐、酱油等佐料，可腌制出味道鲜美的鱼肉。另外，荜茇粉还可添加在甜点中，配入水果汁液或部分蔬菜烹调中和乳制品中。但荜茇在普通百姓餐厨中尚不多见，亦不宜大量、长期使用。

18
艾叶为辟邪防疫和温经止血的要药

艾叶是我国劳动人民认识和应用较早的药物，有人称有 5000 年历史，古代较早用于巫术、祭祀、占卜、沐浴和防病，并被用作"香炉""香囊"的主要原料。在现存最古老的《山海经》中即有艾叶记载；在公元前 6 世纪成书的诗歌总集《诗经》中，即有"彼采艾兮，一日不见，如三岁兮"的浪漫文字；战国时期的著名诗人屈原所著《离骚》中，亦有"户服艾以盈要兮，谓幽兰其不可佩"；《孟子》书中称"犹七年之病，求三年之艾"；《庄子》有"越人熏之以艾"；《楚辞》有"萧艾于篋笥谓蕙茞而不香"；《春秋外传》有"国君好艾，大夫知艾"；《艾赋》有"奇艾急病，靡身挺烟"等记载；《五十二病方》中则记有两个用艾治病的处方。可见用艾预防和治疗疾病，在上古和周代及其后的春秋战国，直至西汉时期已很普遍，而且朝野皆知。在早期形成的全民卫生节，即端午节时就有用艾叶汤沐浴的习俗，并佩戴以艾叶等为原料制成的香囊，在门楣上挂艾蒿、菖蒲等，以及饮雄黄酒的民俗活动。伟大的爱国诗人屈原抱石投江，以身殉国后，人们为纪念屈原，才把端午节与纪念屈原联系起来，在五月初五前后，除举行龙舟竞渡，向江河抛撒粽子等食物和倒入雄黄酒以外，更较为普遍地在大门两侧悬挂艾叶、菖蒲或青蒿、紫苏等，同时在室内各阴暗墙角抛撒雄黄粉。随着时代的变迁、社会的进步发展、人民卫生保健意识的增强，其民俗和传统文化不断得到了传承和弘扬，形成了用艾辟邪防疫和医治多种疾病，甚至保健强身的"艾文化"，许多医药著作或食疗著作均有艾及艾叶的传奇记载，并出现了艾与艾叶的专著。时下，正值仲夏，湿热熏蒸，疫病流行，且一岁一度的端午节将近，近日又路见芳草萋萋、香艾茸茸淡着衣，生长繁茂，故为香艾的防疫、愈病再作简笔。

艾又称冰台、艾蒿、医草、灸草、艾蓬、香艾，为菊科植物，全国大部分地区均产，但主产于山东、安徽、湖北、河北等省区，尤以湖北蕲州所产著名，故有"蕲艾"之称。药用其叶。当代《中药学》等典籍归入"温经止血"药，谓其能温经止血、散寒止痛、除湿止痒。现代研究证实有多种药理作用：一可抗菌、抗病毒、抗支原体、抗真菌感染；二有较好的平喘止咳和祛痰作用；三有抗凝和止血作用；四有抗过敏、增强免疫、镇静，以及护肝利胆、对心血管系统的作用。其预防和治疗应用甚广，主要有以下几方面：

1. 用于辟邪防疫：前面已溯源至公元前许多年，且历代均在相沿使用，当今更在广泛使用。一是用作烟熏消毒，净化空气，即人们所称的空气消毒，常以艾叶、苍术、贯众等置于陶瓷钵内或大的瓦罐内，在室内厅堂，或医院内走廊、过道等处，进行熏烧、产生较浓的烟雾，抑杀病毒或细菌、驱杀蚊蝇等传播源。燃烧中所产生的烟雾虽有一定刺激性，但其气香而雅致，使人产生一种莫名的舒适感。二是作为熏香的主要原料，如春季和孟夏、仲夏所用熏香，即可以艾叶为主，配以苍术、白芷、山柰、樟脑等制作成香。冬季，则可以艾叶为主，配以苍术、樟树叶、白芷、檀香等制作成香。置于香炉或蚊香架上后点燃，亦可起到净化空气、消毒抑菌、御身防病的作用。三是煎汤沐浴，即以 50 g 左右艾叶水煮取液，加入适量温水洗澡，既借以驱散寒湿、温经舒络，又可洁身健体、抵御邪气。四可在每年 5 月间，即端午节前后悬挂于门庭，以其辛香纯正、清肃之气，驱散室内外湿热蕴蒸所产生的病毒恶气。五是用于制作香囊。以艾叶配以白芷、山柰、菖蒲、薄荷、檀香、冰片、零陵香、玫瑰花等经捣碾后，装入特制香囊袋中，佩戴于胸前或腰间以御邪。

2. 做成艾条和艾炷：用于艾灸。由于艾叶捣碾成绒后，易燃，不见火苗，温软如絮，可绵绵不绝地传递温热感，全面温通人体经络、温补元气、调和气血、润泽面色、焕发健康神采、"沦肌浃髓"、"温暖如阳，弥久不消"，故在纪元前即被用于灸法，近现代更多在针灸科使用，并确证其艾灸具有增强免疫、镇痛、解热、促进消化和抗肿瘤等方面的作用。

3. 用于防治妇科、内科、骨科及皮肤外科多种疾病：如虚寒性出血证，包括崩漏下血、吐血、衄血、便血、下痢脓血；寒性腹痛，包括胃脘冷痛、妇女少腹冷痛、宫寒腹痛、经行腹痛；女子月经不调、胎动不安；虚寒性或寒湿性带下证；虚寒及寒湿性感冒、咳嗽；风寒湿邪所致的肢体关节疼痛、酸楚、麻木、重着，以及皮肤瘙痒、皮炎、阴部湿痒、湿疹、湿癣、痔疮、肛裂等。现代临床尚用治慢性肝炎、慢性支气管炎、支气管哮喘、顽固性呃逆、阴缩证、手足癣、臁疮、小儿感冒鼻塞、新生儿硬肿症、鼻炎、寻常疣、间日疟、烧伤瘢痕增生等。内服入汤剂用量 3～10 g，亦可入丸散剂或鲜品捣汁服。治咳喘，宜生用后下；止血，可炒炭，以加强止血作用。外用适量，多煎水洗或坐浴，亦可鲜品捣敷或炒热温敷。针灸科使用，多捣绒作炷或艾条熏灸。因本品药性温热，含挥发油，外用可引起皮肤黏膜灼热潮红，内服对胃肠可产生刺激性，吸收后经过肝脏时可引起肝细胞代谢障碍，发生中毒性黄疸型肝炎，可使中枢神经过度兴奋，导致惊厥，故入汤剂使用量最大不宜超过 15 g，否则，可引起中毒。同时，发热性疾患，以及阴虚血热患者应慎用。

4. 在食疗中亦有引用：在唐代成书的《食疗本草》中最早介绍了艾叶的食疗方法及作用，如遇寒湿冷气，可以嫩艾叶捣烂，用面皮包裹做成馄饨食用，尚可采嫩艾作菜食。当今民间和食品店尚有用嫩艾叶捣绒揉入糯米粉中，加少量水揉捏成团后，做成饼，蒸熟后直接食用，或包装后出售者，称蒿子粑粑，其气清香，柔润可口，具有开胃作用。还有用大米 80～100 g、干艾叶 10 g、阿胶 15～20 g，红糖适量。将艾叶加水煎煮，去渣取汤，再将阿胶捣成碎块，大米淘洗后，一并放入艾叶汤煮粥食用者，其粥称艾叶阿胶粥，具有温经散瘀、健脾养胃、养血止血之功，虚寒性脘腹疼痛或崩漏下血、月经不调者可尝试之。

19 肉苁蓉为享有"沙漠人参"美誉的良药

肉苁蓉为传统的名贵药材，归入中药补益药中的补阳药类，功能补肾阳、益精血、润肠通便，主要用于肾阳不足所致的阳痿、遗精、早泄、男子不育、肾虚耳鸣、腰膝酸软、夜尿频多或遗尿、女子不孕；精血不足所致的早衰、眼睛昏花不明；肝肾阴虚所致的消渴、便秘、闭经；冲脉任脉不固所致的崩漏、带下。现代亦常用于老年多尿症和便秘症，以及氟骨症、骨质增生、骨纤维化、复发性口疮、子宫肌瘤等病症。是历代补肾壮阳方药中使用频率最高的药物。

肉苁蓉的得名，是因其质柔润显肉质，其性和缓，温而不热，补而不峻，暖而不燥，滑而不泻，为平补之药，有从容不迫之状。其别名有肉苁蓉、地精、金笋、列当、大芸、黑司令等。因采收时节和加工方法不同，又有甜大芸、盐大芸之分。如在春季苗未出土或刚出土时采挖，切段，半埋半露的晾晒于干净沙滩上，使由黄白色变成肉质棕褐色干块，即为甜大芸，亦称淡大芸。如在秋季采收，因其时气温较低，加之含水分量较多，不易干燥，故把挖出的较肥大的鲜品苁蓉直接投入盐水中，腌1～2年，取出时洗去盐分，名为盐大芸，亦称咸大芸。

肉苁蓉为列当科植物，品种较多，但《药典》收入的仅两种，一为肉苁蓉，二为管花肉苁蓉。20世纪80—90年代，由于对肉苁蓉不合理的极度采挖，以及对其寄主梭梭木的大量砍伐，不仅造成了荒漠区生态环境和植被的严重破坏，而且导致了肉苁蓉这一名贵中药资源的濒危枯竭，故肉苁蓉与其寄主梭梭木均被列入我国重点保护植物名录，并被列入"濒危野生动植物物种国际贸易公约"附录。进入21世纪以来，生态环境虽逐渐有所修复，但资源仍显紧张，掺杂使假情况亦时有发生。

肉苁蓉入药历史十分悠久，汉代及其历代的中医药著作中均有收载，并被列为"上品药"。主产于内蒙古、甘肃、新疆、青海及陕西、宁夏等省区，尤以戈壁滩上较多。甜大芸以个大、身肥、鳞细、颜色灰褐色至黑褐色、油性大、茎肉质而软者为佳。盐大芸以色黑、质糯、条粗鳞细、体扁圆形者为佳。

主含甜菜碱及多种化学成分，具有性激素样作用、调节胃肠功能、增强免疫作用、延缓衰老及抗老年痴呆作用、抗肝损伤和肺损伤作用，以及抗疲劳作用。

《药典》和教科书中界定的用量为6～10 g，但相关典籍中亦有载用10～15 g者，并称单用可至30 g。肉苁蓉性能虽较和缓，但毕竟为温性药，具有油润性，故阴虚火旺、腹泻便溏者忌用。胃肠湿热而致大便干结者不宜用。

入膳多于冬令进补：一如"苁蓉羊肉粥"，即用肉苁蓉10～15 g、精羊肉100 g、粳米100 g、盐少许、葱白2根、生姜3片。先将肉苁蓉、羊肉洗净、切细，再用砂锅煎肉苁蓉并取汁去渣，加入羊肉、粳米同煮，在将至熟烂时，加入食盐、姜、葱后，略煮即可。本款有补肾助阳、健脾益胃、润肠通便之功，对肾阳虚所致的阳痿、遗精、早泄、腰膝冷痛、小便频数、夜间多尿、遗尿及老年人阳虚便秘有一定补益之效。二如"白羊肾羹"，即用肉苁蓉 50 g、荜茇 10 g、草果 10 g、胡椒 10 g、陈皮 5 g、白羊肾 2 对、羊脂 200 g，食盐、葱、酱油、酵母面等佐料适量。先将羊肾、羊脂洗净，入锅内，再将肉苁蓉等 5 味中药装入纱布袋，亦置入锅内，加水适量，先用大火煮沸，后改用小火慢慢炖熟，放入佐料，如法和羹。吃羊肾、喝羹。有补肾益气之功。特予推荐。

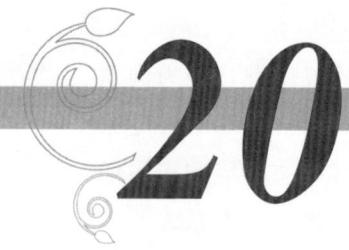

20 药酒泡制应用有讲究，诸多药物不相宜

"酒为百药之长"，用酒治病和用酒制药，其历史十分悠久，大约在周代即出现了"醪醴"，即药酒，后在成方制剂中称为酒剂，春秋战国或西汉初年成书的中医药学奠基之作《黄帝内经》中，即有汤液、醪醴的记载和论述。说明药酒是中医方药和中药制剂学中的重要内容，用药酒治病或保健养生早已成为我国传统医学中的一种独特方法。

所谓药酒，即将处理洁净的中药材、饮片，按一定比例浸入 50 度以上至 60 度左右的酿白酒中，所制得的澄明液体制剂。亦有将中药材、饮片浸入食用乙醇、黄酒、米酒或葡萄酒中，经过月余后，使有效成分溶解于酒中，除去药渣而得者。

目前，由正规生产厂家生产，并被批准上市销售，用于疾病防治或养生保健的药酒，约 160 种，其分类大致有三大类：一类是以祛风胜湿、通络止痛、强筋壮骨为主，用于风寒湿痹、筋骨疼痛及关节病变的药酒，如大众较熟悉的史国公药酒、冯了性药酒、五加皮酒、木瓜酒、龟蛇酒、三蛇酒、风湿酒、舒筋活络酒、风湿止痛药酒、杜仲酒等；二类是以壮腰暖肾或温肾壮阳为主的药酒，如参茸酒、参茸多鞭酒、宫廷补酒、鹿尾巴酒、鹿茸酒、蚕蛾公补酒、强身药酒、回春酒、长春药酒等；三类是用于补气、补血或气血双补的药酒，如人参酒、参芪酒、当归酒、熟地黄酒、龙眼酒、核桃酒、康尔寿酒、枸杞酒、八珍酒、十全大补酒、参桂养荣酒、绍兴大补酒、金芍玉液、十二红药酒。上述各种，其中有许多各大型药品超市多有销售，人们可根据自己的体质虚实、证候特点，在中医师或中药师的指导下合理选购，按规定的用法用量饮服。

由于酒和药酒药理作用明显，加之药酒的生产涉及处方组成的审定、酒的选用与比例、药料质量的控制，以及矫味剂、着色剂和制备工艺的科学采用，生产厂房和设备设施条件的审批。因此，国家相关管理部门，既未提倡也未允许千家万户和各类酒店、餐馆自行配制药酒。只是自行配制药酒古已有之，加上生活水平的提高、健康养生理念的增强，许多人出于获得简便快捷的药酒防治和自行保健意愿，许多商家为了制造新的商机、迎合顾客，故自行泡制药酒之风，似乎有越来越盛之势。为此，先生提出如下几点建议：

（1）尽可能不要随意为之：选方选药一定要针对自己的体质，应在咨询医师或药师意见的前提下对证选药、合理组方。在气血不虚、没有风湿痹痛和肾阳亏虚的情况下，没有必要自泡自饮药酒。前已述及"酒"本身就是药，其效特殊，有许多人并不胜酒力，感冒、发热、呕吐、腹泻、高血压、糖尿病、痛风、皮肤病、部分心脑血管疾病患者多不宜饮酒，还有孕妇、妇女哺乳期、儿童、肝肾功能不全者更不能饮酒。应该知道饮用酒和药酒，既有益也有害的辨证关系，讲究禁忌。

（2）要知道许多药物不适宜用于泡制药酒：一是大多数矿物类药，特别是一些有毒的矿物药，如砒石、砒霜、朱砂、银朱、雄黄等；二是许多毒性很强或作用峻猛、强烈的植物类和动物类中药，肝肾毒性很大的药物，如马钱子、生川乌、生草乌、雪上一枝蒿、生天雄、生附子、小白撑、生天南星、生白附子、生半夏、雷公藤、昆明山海棠、搜山虎、莨菪、吕宋果、狼毒、巴豆、闹羊花、甘遂、大戟、商陆、芫花、三分三、苍耳子、水蛭、斑蝥、红娘子、青娘子、蟾酥等，还有一些地区习用的有毒的草药，一些新近引入的、临床使用经验很少的新品种，均不应引入泡制药酒。大家知道，川乌、草乌是祛风除湿、散寒止痛，治疗风寒湿痹、关节疼痛的有效药，但本品毒性很强，《法典》控制用量很小，中毒后可致严重心脏损害、中枢麻痹、血压下降，甚至可致呼吸麻痹合并脑水肿死亡，先生所在省区近年内曾出现两起，因饮用含有此类药物的药酒而发生中毒者；水蛭，即蚂蟥之类，为破血逐瘀、通经药，现代临床应用较广泛，但中毒后可刺激胃肠道，引起内脏广泛出血、剧烈腹痛、呕吐；马钱子为极毒药，祛风胜湿、通络止痛效果较好，但中毒后可引起强直性痉挛惊厥、角弓反张，甚至死亡，曾因使用不当、几次造成悲惨事故。

（3）饮用药酒时尚须注意的事项：①）一般不宜早晨空腹和夜间饮用，多应在中餐或晚餐前 1 小时饮用。尚应掌握季节时令，温阳、补益性药酒多宜冬日使用，炎炎夏日应尽可能少饮或不饮；②应根据各人对酒的耐受力及药物的性能确定饮用量，一般每次可饮 10～30 mL，如药中含有毒药或峻猛药，应以 5～15 mL 为宜，决不可放量豪饮；③如在服用西药期间，绝不可随意饮用药酒，因为许多西药均不可与酒和药酒同用，否则会产生严重的不良反应；④饮服药酒应尽量选食高蛋白和含维生素多的食物，如新鲜蔬菜、鲜鱼、瘦肉、豆类、蛋类，不宜食咸鱼、香肠、腊肉，以免伤肝或诱发不良反应。

（4）制备药酒应选择质地优良，且经过炮制的、洁净的中药饮片；选择细口、长颈、大肚的玻璃瓶，或陶瓷瓦缸、不锈钢瓶，而且应清洗干净；药料量与白酒量的比例一般为 5～6 倍，某些贵细药或含有毒药的可为 8～10 倍，即 500 g 药料可用 2500～3000 mL 或 4000～5000 mL；浸泡时间，一般应在 30 天左右，才可考虑取用。泡制期间，多应置放在阴凉处，不能与汽油、煤油及有刺激性的物品混放；同时应贴置标签避免混乱。

附 录

附录 刘绍贵主要著作、文章简介

一、主编出版的著作

至 2021 年底止，共主编出版著作 30 余部，现简介部分如下：

1.《简明中西药物手册》，全书 76.7 万字，湖南科学技术出版社出版，1997 年第一版。该书首次将 3000 余种中草药单味药及中成药与西药合而成篇，重点介绍各药临床应诊所必需的基本知识、毒副作用、相互作用、使用注意，以及南北用药特点，并对中草药和中成药的功用既按中医病证名，又按西医病症名系统归纳；既适用于中医医院，也适合西医院和中西医结合医院的医药学工作者使用。被当时的出版部门认定为是"促进中西医药结合的创举"，是旨在为当代医学临床提供中西又简明实用的药物选用手册。

2.《中药处方手册》，湖南科学技术出版社出版，2003 年 12 月第一版，89 万字；2008 年再版，94.2 万字，分 48 章。书载中草药 860 余种，中成药 2490 余种，涵盖面广，适用性强，章目结构合理，内容简明扼要，既突出传统用药特点，又辅以现代临床的参照和引申应用，突出了合理用药理念和指导，是一本切合实用的小型工具书。

3.《现代中医院药事管理学》，是刘绍贵的科研课题研究成果著作。由中南大学出版社于 2005 年 8 月出版。书以中医药学理论为基础，以现代管理理论为指导，以药学伦理和药事法规为准绳，以确保人民用药安全、有效、经济、合理，维护人民健康为宗旨编著而成，既表征了中医院药事管理固有的学术内涵特征与深厚的文化底蕴，又展现了现代管理理论，反映了学科前沿研究进展，是中医院药事管理史上第一部药学管理方面的专著。全书103 万字。

4.《中医处方手册》由中南大学出版社 2008 年 3 月出版。全书 99.3 万字。按内、妇、儿、外分为 4 章，集内科病证 52 个，证型 330 多种，常用方剂 400 余个，供选中成药 2040 多种次；列妇科病证 61 个，证型 180 多种，常用方剂 260 多个，供选中成药 1311 种次；儿科病证 61 个，证型 180

多种，常用方剂 200 多个，供选中成药 1120 多种次；外科病证 86 个，证型 270 多种，常用方剂 400 多个，供选中成药 1290 多种次。每一证下均简述证型特点、治法、常用方剂、加减使用，同时列出可供选用的中成药，并介绍剂型规格、用法用量和使用注意。实用性强，是一本查找方便的中医全科医生处方手册。

5.《乡村医生药物手册》，由湖南科学技术出版社于 2010 年 6 月出版，全书 35.9 万字。书从保证广大乡村居民用药安全、有效、经济、合理的基本宗旨着眼，达到用药符合简、便、验、廉的要求，对当时颁行的适于基层医疗机构使用的 307 种国家基本药物全数载入手册，简列民间单方、验方。书写条分缕析，详略适当，文字简洁，用语通俗，可谓取其精要，用于广大。

6.《中草药中成药选用指南》，由中南大学出版社于 2011 年 10 月出版，全书 111.7 万字，分上、下篇，上篇载中草药 1060 余种，按功用分为 21 类；下篇收中药成方制剂 2178 种，包括不同剂型品种共 3160 余种，按内、外、骨伤、妇、儿、五官各科病证分类。突出特殊人群用药，开辟妇、儿用药专栏，详细记述妇女、儿童，以及老年人、肝肾功能不全等患者的用药宜忌，收载了众多药物的毒副作用、不良反应与中毒解救措施，更加详尽记述了现代医学临床的引申应用，合理记述了儿童用药的折算量。药物品种多而新，剂型规格齐而全。

7.《临床常用中草药鉴别与应用》，由湖南科学技术出版社于 2015 年 5 月出版。此书为常用中药经验辨识与应用经验总结性著作。全书载常用中草药 800 余种，记附药 72 种，在 258 种药物后，分别记述混淆品 850 余种，配置彩色药图 800 余幅，文字 75 万多字。按药物功效分为 21 章。每药设通用名，并简介常用别名或俗名、收载本草著作、科属品种来源、入药部位、主产地及部分品种引用的演变等。随后列性状鉴别、品规与质量标识、主要成分与药理作用、功效主治、用法用量、使用注意、附药、附记。既有传统野生品种的形状描述，又有重点栽培变异品的简介。在使用注意中，既肯定常规用药的安全性，又详记了相关药物的毒副作用及已见的不良反应和用药禁忌。其文字简洁，药图逼真，内容新颖，实用性强，铜版纸印刷，精装成书。是一本有别于其他鉴别之作的好书，具有应用和收藏价值。

8.《中药药学服务手册》，由人民卫生出版社于 2016 年 4 月出版。全书

23.8万字。按文化承载与内涵特征、用药品种与质量保证、中药调剂与处方应付、特色制剂的研制与生产、合理用药与监督管理、服务拓展与用药关怀等六章写成。并附设：《全国中药炮制规范》1988年（目录）品种；《中华人民共和国药典》2015年版第一部（目录）品种，书前设"引言""前言"。人民卫生出版社肯定其内容新颖，具有科学性、实用性，且连续多次印刷。

9.《常用中药鉴别手册》，由湖南科学技术出版社于2000年1月出版。全书74.6万字。收药395种。每药列品种来源、性状鉴别、显微鉴别、理化鉴别、主要功效，附注（含易混品、伪品及其鉴别要点），按入药部位及类别分为12章。在前言中指出：中药鉴别是中药人员应该具备的基本技能和应做好的基础工作，可列为中药工作中各项工作之首。

10.《中成药购药用药指南》，由湖南科学技术出版社于2007年7月出版。全书29.2万字。按内、妇、骨伤科和外用药等分列药物，以非处方药为主，并介绍了部分常用于急诊的药物，主要为大众市民购药用药所用。

11.《山珍海味鉴别与服食宜忌》，由湖南科学技术出版社于2008年3月出版。全书46万字，收常见的山珍海味及贵稀药111种。有野味20种、飞禽8种、水产17种、海鲜22种、山珍33种、昆虫类4种、菌类7种。重点介绍真伪性状鉴别、主要作用和营养成分、服食宜忌，并列举服食方法725种，且图文并茂，明辨可识。为书市所见首本。

12.《风湿痛证保健药膳》，由深圳海天出版社于2004年1月出版。全书15万字，分7章。第一章，风湿痛证药膳调治纲要，概述风湿痛证的含义、分类、病因、常见证候、治疗原则与方法，以及膳食保健原则；第二章，风邪为主的痛证保健膳食；第三章，寒邪为主的痛证保健膳食；第四章，湿邪为主的痛证保健膳食；第五章，热邪为主的痛证保健膳食；第六章，体虚痹痛证的保健膳食；第七章，骨关节痹痛证的保健膳食。各章下均按药膳、药粥、药茶、药酒四类列出所用原料、制法、功效、服法，有的列有"注意"一项，可供不同类型和证型的患者选用。书末尚附有"痛风的膳食保健"。

13.《药道传真——名老药师刘绍贵妙谈中医药养生》，由湖南科学技术出版社于2020年11月出版。全书39万字，馈集200多篇科普养生文稿。书分贵稀中药多传奇、药食两用看中药、常用中药有故事、厨房中药知多少、中药使用须合理、中药煎煮服用有妙法、药酒药茶有妙用、慢病须调养、居家有妙方、购买中成药有讲究、养生有要义、时节好养生、杂谈杂议话中药等13章。成集文稿虽各自成篇，富有妙谈之说，但结构紧凑，文笔流畅，用语通俗，可读性、实用性较强，"能接地气"。

14.《中华医典·本草方药大全》由湖南电子音像出版社于1998年10月出版。收注128部古代本草方药著作，集为光碟。

15.《食物药用与病后调养》，由湖南电子音像出版社于2006年出版。为电子版光碟，诠释了280余种食物的养生保健作用和80种病的病后调养。

16.《医院中西药学管理讲义》，由原湖南中医学院于2000年8月成印。全书20万字，分16章。在"前言"中特别指出："学习管理既是为了规范别人的行为，营造良好的事业成功的环境，又是为了管好自己，为自己的贡献定位。管理是带有强制性的，但管理者不能再靠权力，而要靠信任，靠学识水平和能力，靠人格魅力。"

17.《基本医疗保险用药指南》，由湖南科学技术出版社于2001年5月出版。此书按省药学会、省中药学会及省劳动和社会保障厅的意愿，由刘绍贵和李焕德担任主编。全书66.6万字。载西药913种（其中甲类药327种，乙类药556种）；中成药575种；民族药47种；以及不予支付的单味药和复方制剂。书分4部分，即：目录、正文、附录、索引。

18.《医疗保险和工伤保险用药指南》，由湖南科学技术出版社于2006年1月出版，全书96.4万字。由刘绍贵和李焕德等3人任主编。收西药和中成药各1000余种，分类记述更为详细，内容更为全面。

19.《全科医生处方手册》，由湖南科学技术出版社于2006年3月出版。全书152万字。由刘绍贵和陈孝治等3人主编。为适应全科医生处方用药，收西药2289种，中药成方制剂2022种，共4721种，真可谓中西药物应用手册之大全，且分类明细、科学合理。

20.《基本药物手册》，由湖南科学技术出版社于2000年8月出版。全书64.8万字，由刘绍贵和许树吾任主编。是首部基本药物手册，印数达万余册，而且两次印刷。西药分31类；中成药分30类，如解表、止咳平喘、清热解毒降火、和解及表里双解、泻下、利尿通淋逐水、祛风湿疗痹痛、抗骨质增生、跌打损伤、温里、理气、理血与心脑血管疾病、祛风活络、开窍、安神、补益、消导、止泻、固涩、耳鼻喉及口腔、眼科、脾胃病、肝胆疾病、男科、妇科、儿科、肿瘤用药、急诊必备中成药，其分类科学，易于查找使用。

21.《临床基本药物手册》，由湖南科学技术出版社于 2014 年 6 月出版，并于 2018 年 1 月再版。全书 118 万字。刘绍贵和李焕德等 3 人任主编。西药分 22 章，收西药 900 余种；中成药亦收 900 余种，分 9 章，即内儿科用药（按功效分 17 节）、外科用药、肿瘤用药、妇科用药、眼科用药、耳鼻咽喉科用药、骨伤科用药、皮肤科用药、民族药，每药下列组成、剂型规格与用法用量、功用、不良反应、病证禁忌与特殊人群用药、使用注意。

22.《中药调剂指南》，由湖南科学技术出版社于 2019 年 2 月出版，2020 年 1 月重印。全书 26 万字。设绪论、中药饮片与中成药房的设置与设施、中药调剂人员的配置与素质要求、中药饮片与中成药调配品种及质量保证、中药饮片及中成药的用名与处方规范、中药处方调剂应付与名录设置、常用中药饮片的用法用量、中药饮片调剂、中成药调剂、中药饮片调剂的自动化、中药汤剂的煎煮、中药处方点评等 12 章，并设附录一、二。

23.《中医临床"三基"训练·中药分册》，由科学技术文献出版社于 2006 年 9 月出版。全书 66.3 万字。设中基、中药、方剂、药植、中药化学、中药药理、鉴别、炮制、药剂、药事管理、药品检验、调剂、储藏保管等 13 章，每章下设问答、自测试题、自测试题答案三部分内容，并设模拟试卷。

24.《中药人员"三基"训练资料》，由省中医药局于 1993 年成印，全书 15 万字，分中基、中药、方剂、鉴别、炮制、制剂及药事管理等部分，为中药从业人员"三基"考试的主要蓝本。

25.《中药初级人员定岗考试复习纲要》，由省中医药局于 1989 年组印，全书 50 万字，内设中基及中药各专业学科内容。

26.《湖南省卫生技术人员考试复习题解·中药分册》，由湖南科学技术出版社于 1999 年出版，全书 42.9 万字。为中药人员晋升高级职称考试时用于复习迎考的主要参阅本。内容覆盖全面。

27.《中医临证处方手册》，由湖南科学技术出版社出版，全书 120 万字。按中医内、妇、儿、外、眼科、耳鼻喉科 6 科分列章节，各科均按病名或病证分类，按证型列出常用方、加减方、供选中成药，并简释方义，是一本真正含义上的中医临床药物治疗学，尤适于全科医生和中药临床药师使用。

二、主审的著作

主审的著作达 10 余部，如：①《常用中药饮片质量检验》，全书 141 万字。②《临床常用中药饮片原色图谱》，全书 80 余万字，1300 多幅药图。③《常用中药炮制品彩色图谱》全书 50 余万字，1000 余幅药图。④《中药与食物的相宜相克》彩图版。⑤《实用中药调剂手册》，全书 49.5 万字，既审且写了部分章节。⑥《药店店员基础训练手册》，全书 85 万字，既审且写了部分内容。⑦《连锁药店店员中药基础训练手册》，全书 49.5 万字，既审又写了部分内容。⑧《当代验方新编》，90 万字。⑨《湖湘地产中草药鉴别与应用》，全书 60 万字。⑩《仁和弘道》《杏林问矩》《岐黄司职》等 4 本丛书，总计 180 余万字。

三、参编和参审的著作

参编和参审的著作达 15 部，如：①《中药基本问题》（18 万字）；②《湖南省中药材炮制规范》1983 年版（30 余万字）；③《中药人员"三基"训练资料》（15 万字）；④《湖南省卫生技术人员考试复习题解·护理分册》（1999 年版）；⑤《湖南省卫生技术人员考试复习题解·中医分册》（1999 年版）；⑥《中医临床"三基"训练·中医分册》（69 万字）（2006 年版）；⑦《中医临床"三基"训练·护理分册》（61.9 万字）（2006 年版）；⑧《国际药师管理法律法规选编》（2013 年版）；⑨《湖南省中药饮片炮制规范》（2010 年版）；⑩《湖南药物志》（2007 年版）；⑪《中医教育革命研究》。

四、主持和参与的科研课题研究

主持和参与的科研课题研究如：①玄麦咽康含片的制备工艺与药效学研究；②中医医疗机构药事管理现代化研究；③中医厥证系列中成药的开发研究；④冠心通络片的临床实验研究；⑤焦三仙口服液的研制；⑥中药减肥方药的研究；⑦厚朴的炮制与质量标准研究。

五、在报刊媒体及学术会议上发表的文章

1. 关于临床药学研究及合理用药管理的文章：46 篇。

2. 关于中药鉴定和品质辨识及管理的文章：20篇。

3. 关于炮制、制剂研究的文章：17篇。

4. 关于中药调剂的文章：9篇。

5. 关于医院药事管理研究与综述性文章：53篇。

6. 关于学会工作总结和报告的文章：12篇。

7. 关于学术经验总结与传承发展方面的文章：20篇。

8. 综合性研究及其他方面的文章：7篇。

9. 报刊传媒介绍文章：11篇。

10. 科普养生文稿：400余篇。

11. 代为主管厅局或学术团体起草的文稿：8篇。

12. 在学术年会与特色传承人才等培训班上的讲课稿：68篇。

图书在版编目（ＣＩＰ）数据

药海探艺 ： 名老药师刘绍贵临床耕耘 60 年经验集成 /

廖建萍, 刘红宇主编. -- 长沙 ： 湖南科学技术出版社, 2025.03

　　ISBN 978-7-5710-2669-1

　　Ⅰ. ①药… Ⅱ. ①廖… ②刘… Ⅲ. ①中药学－临床

药学－经验－中国－现代 Ⅳ. ①R285.6

　　中国国家版本馆 CIP 数据核字(2024)第 014617 号

YAOHAI TANYI——MING LAOYAOSHI LIU SHAOGUI LINCHUANG GENGYUN 60 NIAN JINGYAN JICHENG

药海探艺——名老药师刘绍贵临床耕耘 60 年经验集成

主　　编：廖建萍 刘红宇
出 版 人：潘晓山
责任编辑：李　忠
出版发行：湖南科学技术出版社
社　　址：长沙市芙蓉中路一段 416 号泊富国际金融中心
网　　址：http://www.hnstp.com
湖南科学技术出版社天猫旗舰店网址：
　　　　　http://hnkjcbs.tmall.com
邮购联系：0731-84375808
印　　刷：湖南省汇昌印务有限公司
　　　　（印装质量问题请直接与本厂联系）
厂　　址：长沙市望城区丁字镇街道兴城社区
邮　　编：410299
版　　次：2025 年 3 月第 1 版
印　　次：2025 年 3 月第 1 次印刷
开　　本：710 mm×1000 mm　1/16
印　　张：21.5
插　　页：4
字　　数：362 千字
书　　号：ISBN 978-7-5710-2669-1
定　　价：68.00 元